Berliner Entmündigungsverfahren gegen
Frauen von 1900–1933

Christiane Carri

Berliner Entmündigungs- verfahren gegen Frauen von 1900–1933

„Geisteskrank, lügenhaft und sexuell verwahrlost"

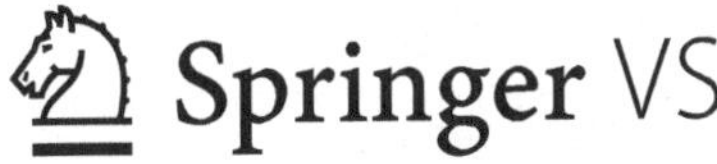

Christiane Carri
Berlin, Deutschland

Dissertation zur Erlangung des akademischen Grades doctor philosophiae (Dr. phil.) Eingereicht an der Kultur-, Sozial- und Bildungswissenschaftlichen Fakultät der Humboldt-Universität zu Berlin.

Gefördert durch das Alice-Salomon-Stipendienprogramm

ISBN 978-3-658-20741-0   ISBN 978-3-658-20742-7   (eBook)
https://doi.org/10.1007/978-3-658-20742-7

Die Deutsche Nationalbibliothek verzeichnet diese Publikation in der Deutschen National-bibliografie; detaillierte bibliografische Daten sind im Internet über http://dnb.d-nb.de abrufbar.

Springer VS
© Springer Fachmedien Wiesbaden GmbH, ein Teil von Springer Nature 2018

Gedruckt auf säurefreiem und chlorfrei gebleichtem Papier

Springer VS ist ein Imprint der eingetragenen Gesellschaft Springer Fachmedien Wiesbaden GmbH und ist Teil von Springer Nature
Die Anschrift der Gesellschaft ist: Abraham-Lincoln-Str. 46, 65189 Wiesbaden, Germany

Inhalt

Zusammenfassung

Die vorliegende Studie befasst sich aus transdisziplinärer Perspektive mit dem Charakter des weiblichen Wahnsinns. Insbesondere wird der Frage nachgegangen, wie sich die Sexualität der bürgerlichen Frau – als bürgerlich –durch ihre Divergente konstituierte. Basierend auf Berliner Gerichtsakten aus Entmündigungsverfahren gegen Frauen aus den Jahren 1900 bis 1933, wird die soziale Ordnungsfunktion der Psychiatrie analysiert. Im Vordergrund stehen hierbei die vergeschlechtlichten Konstruktionsprozesse von Geisteskrankheit als Identität sowie der psychiatrische Einfluss auf die Disziplinierungsmaßnahmen des Gerichts. Die Norm/alisierung von Frauenkörpern und Sexualität und der performative Charakter von Wahnsinn werden durch die von den Gutachten aufgegriffenen ‚Devianzen' betrachtet. So widmen sich die einzelnen Kapitel, unter anderem, der weiblichen Homosexualität, Prostitution, Promiskuität, und der Deutschen Kolonialpsychiatrie. Insgesamt gibt die Studie einen Überblick über die Themen und Schwerpunkte der psychiatrischen Gutachten in Entmündigungsverfahren gegen Frauen und führt die Rolle psychiatrischer Diskurse in einem Teil der Rechtsprechung der Weimarer Republik auf.

1 Einleitung

*„Sind Sie noch heute der
Meinung, dass Sie zu
Unrecht entmündigt
worden sind?"* –
*„Ich bin niemals auch nur
annähernd anderer
Meinung gewesen."*[1]

Die im vornationalsozialistischen Deutschland des 20. Jahrhunderts praktizierte rechtliche Entmündigung setzte die im Gerichtsverfahren als „geisteskrank" deklarierten Personen juristisch und sozial auf die Stufe eines Kleinkindes. In der Regel endete eine Entmündigung in geschlossenen Anstalten oder Erziehungslagern. In der vorliegenden Dissertation befasse ich mich aus kulturwissenschaftlicher und poststrukturalistisch-feministischer Perspektive mit dem Charakter bzw. Konstrukt des weiblichen Wahnsinns. Hierfür untersuche ich die soziale Ordnungsfunktion der Psychiatrie, ihren Einfluss auf die Disziplinierungsmaßnahmen des Gerichts in Form der Entmündigung und deren Funktion für die Identitätsbildung des „weiblichen Wahnsinns".

---

[1] Gerichtsakte Paula Karsten (1929): Protokoll der gutachterlichen Befragung, A Rep 342, 6465. Alle im Folgenden verwendeten Zitate (darunter insb. diejenigen aus den Verfahrensakten/Gutachten) übernehmen die Orthografie, Grammatik und Zeichensetzung der Originale. Aus Gründen des besseren Leseflusses wird dies nicht gesondert gekennzeichnet. Zu den Namen der betroffenen Frauen s. S. 21 dieser Arbeit, der Name Paula Karstens wurde auf Grund ihrer Tätigkeit als Schriftstellerin s. S. 203 nicht anonymisiert·

Während die Figur der geisteskranken Frau in Krankenakten der Weimarer Republik bereits in einer Vielzahl wissenschaftlicher Arbeiten untersucht worden ist, wurden der Begriff der Geisteskrankheit im bürgerlichen Recht und dessen Produktionscharakter für Geschlechter- und Sexualitätsvorstellungen im deutschsprachigen Raum weitestgehend vernachlässigt. Aus diesem Grund wurden für die vorliegende Dissertation alle Berliner Gerichtsakten von Entmündigungsverfahren gegen Frauen aus den Jahren 1900 bis 1933 gelesen, thematisch sortiert und eine Auswahl dieser Akten zur weiteren Analyse transkribiert.

Im Mittelpunkt der Arbeit stehen geschlechtsspezifische Elemente in der Beschreibung und Darstellung des (scheinbaren) Wahnsinns und im Umgang damit. Erfasst werden die *wissenschaftlichen* Vorstellungen über weiblichen Wahnsinn, wie sie sich in den psychiatrischen Gutachten der Entmündigungsakten aus dem Zeitraum von 1900 bis 1933 darstellen. Die Strukturen, durch die zunächst die Geschlechterstereotype erschaffen und abweichendes Verhalten als „krankhaft" deklariert wurde, werden analysiert.

Dafür habe ich die archivierten Berliner Gerichtsakten zu Entmündigungsverfahren aus jenen Jahren untersucht. Diese ermöglichen es, die Handlungsspielräume der AkteurInnen im psychiatrischen Diskurs, die Entwürfe von Weiblichkeit sowie die Macht- und Wissensformationen, die in jenen Räumen gebildet wurden, zu beleuchten. Weitestgehend ist dies vor dem Hintergrund der sozialen Ordnungsfunktion der Psychiatrie und des Rechtssystems zu betrachten. Der Moment des Transfers psychiatrischer Vorstellungen in die Rechtsordnungen und die Infragestellung des „freien Willens" sind hierbei von besonderem Interesse.

Die historisch-historisierende Analyse des Wahnsinns ermöglicht es, die kulturelle Ordnung der Dinge und die damit einhergehende

Institutionalisierung des Verrückten zu hinterfragen und so auch neue Perspektiven auf die gegenwärtige soziale Ordnung zu erhalten. Besonderes Augenmerk wird hierbei neben den Normalisierungspraktiken auf die Entdeckungs- und Erklärungsmodelle des (weiblichen) Wahnsinns sowie die Auswirkungen der psychiatrischen Praktiken auf den diesbezüglichen Rechtsbegriff in den Jahren von 1900 bis 1933 gelegt.

Die zentralen Forschungsfragen der Dissertation lauten demnach wie folgt:
- Welche Bedeutung(en) hat der Begriff der Geisteskrankheit in Entmündigungsverfahren im Zeitraum von 1900 bis 1933?
- Welche Praktiken dienen im bzw. dem psychiatrischen Diskurs des Deutschen Kaiserreichs Anfang des 20. Jahrhunderts sowie während der Weimarer Republik zur Erfassung und Kategorisierung des Wahnsinns?
- Welche Verbindungen bestehen Anfang des 20. Jahrhunderts zwischen dem psychiatrischen Wissen und den Konstruktionen geschlechtlicher Identität?
- Welchen Einfluss hat die psychiatrische Ordnung auf den gesellschaftlichen Status der als „geisteskrank“ deklarierten Frauen, und welche Rolle spielt hierbei die Entmündigung nach § 6 BGB (Bürgerliches Gesetzbuch) ab 1900?

Die Akten jener Frauen, die nach dem damaligen Paragrafen 6 des Bürgerlichen Gesetzbuches[2] entmündigt wurden, sind hierbei von zentralem Interesse. Die Gesetzgebung und die Umsetzung der Entmündigung der „geisteskranken“ Frauen geben in vielerlei Hinsicht die Möglichkeit einer Untersuchung der Verbindungslinien von Geschlecht und psychiatrischem Wissen sowie der Ordnungs-

---

[2] Das BGB galt seit 1900 für alle Länder des Deutschen Kaiserreichs.

funktion der Gerichte. Mithilfe der Analyse medizinischer Werke und von Gerichtsakten aus jener Zeit werden die epistemologischen und sozialen Implikationen der Konstruktionen des (weiblichen) Wahnsinns verdeutlicht.

Im Zuge der vorliegenden Arbeit werden, wie gesagt, Akten aus Entmündigungsverfahren gegen Frauen betrachtet. Jede dieser Akten beinhaltet ihre eine, eigene Geschichte. Hauptsächlich handelt es sich dabei aber um Geschichten, die aus einer pathologisierenden (Retro-)Perspektive von psychiatrischen Gutachtern und Richtern geschrieben wurden:

> *Was ihr verboten war, tat sie erst recht, bis sie bestraft wurde. Wenn sie sah, dass andre Kinder etwas Verbotenes taten, ahmte sie es nach. Sie fälschte in der Schule die Unterschrift ihres Vaters [...]. Die erste Periode habe sie mit 13 Jahren gehabt. Sie könne nicht sagen, dass sie frühzeitig geschlechtlich erregt gewesen wäre. Sie habe auch nicht onaniert, und der Antrieb zu derartigen Beziehungen sei nie von ihr ausgegangen. Im 16. Jahre sei sie auf einem Ausflug zu zweien im Grunewald im Dunkeln von dem besten Freunde ihres verstorbenen Bruders zum ersten geschlechtlichen Verkehr verführt worden. Mit 16 Jahren habe sie eine Freundin gehabt, die Verkehr mit Herren gehabt habe, da sei sie aber selbst nur dabei gewesen. [...] Die Mutter berichtete, dass sie zu jener Zeit viel Geld vergeudete, Kleidungs- und Schmuckstücke kaufte (zum Beispiel seidene Unterwäsche) die weit über ihre Verhältnisse gingen und einen besonderen Aufwand mit Glacehandschuhen und Schuhen trieb. Die Röcke liess sie sich ganz kurz machen, die Ausschnitte in ihren Kleidern so tief, dass sie Auffiel, und wenn*

sie mit der Mutter in ein Café ging, rauchte sie Cigaretten aus recht langen Spitzen.[3]

Diese auf den ersten Blick womöglich anekdotisch, gar erheiternd wirkenden Geschichten endeten meist mit der Entmündigung und der Einweisung in eine psychiatrische Anstalt – in vielen Fällen auch mit dem Tod der Betroffenen.

Um den Rahmen dieser Arbeit nicht zu sprengen oder ihren Fokus zu schwächen, werden im Folgenden nur wenige Berichte von Angehörigen vorgestellt werden, derjenigen also, die in fast allen Fällen den Antrag auf Entmündigung gestellt und somit den Beginn des Verfahrens eingeleitet hatten. Es gab allerdings auch Fälle, dadurch einen Antrag auf Wiederaufhebung der Entmündigung den Frauen wieder grundlegende bürgerliche Rechte ermöglicht wurden:

Ich bin mit ihr als Ehefrau durchaus zufrieden. Sie hält die Wohnung von 2 Zimmern und Küche gut im Stande, kommt mit ihrem Wirtschaftsgeld aus, und macht keine verschwenderischen Ausgaben. Sie kauft ein. Ihr körperlicher Zustand ist ziemlich gut, obwohl sie infolge der geringen Einnahmen wohl kaum im normalen Ernährungszustande sich befindet. [...] Die Entmündigte zeigt Interesse für allgemeine Angelegenheiten und ist im allgemeinen guter Stimmung, zeigt auch keine krankhafte Erregbarkeit. In der Zeit ihrer Periode ist sie etwas verstimmt. Ich glaube aber nicht, in krankhaft gesteigerter Weise.[4]

---

3 Gerichtsakte Charlotte R. (1930): Psychiatrisches Gutachten. A Rep 342, 6450.

4 Gerichtsakte Anna F. (1932): Vernehmungsprotokoll Ehemann. A Rep 342, 6718.

Nur in sehr wenigen Akten finden sich Selbstzeugnisse der Frauen. Sie konnten meist nur in Briefen oder Vernehmungen ihre Position zur (drohenden) Entmündigung artikulieren. In keiner der Akten stimmt eine Frau dem Entmündigungsverfahren zu. Zu lesen ist etwa: „Nein, ich bin nicht damit einverstanden. Ich bin nicht geisteskrank."[5] Briefe oder Vernehmungsprotokolle beziehen sich meist auf die Vorwürfe gegen die Betroffenen, die sich wie Angeklagte in Strafrechtsverfahren wiederfanden:

> *Richter: Sie sollen mal auf die Idee gekommen sein, daß ihr Bruder sie vergewaltigt habe?*
>
> *Frau H.: Diesen Akt möchte ich nicht selbst zur Sprache bringen. Denn ich sehe ja, ich werde nicht für voll gehalten. Ich möchte bitten, daß mein Bruder selbst vernommen wird.*[6]

Selten finden sich Briefe der Angeklagten aus Anstalten in den Akten. Auch diese stehen meist in Bezug zu den in den Entmündigungsverfahren verhandelten Themen:

> *[E]ines Tages bat er mich um geschlechtlichen Verkehr. Ich wurde gezwungen dem Hauptlehrer der Schule, an der ich unterrichtete, davon Mitteilung zu machen. Vor dem Landgericht Oldenburg legte der Kreisschulinspektor einen Eid ab, daß meine Aussage auf Unwahrheit beruhe. Der Staatsanwalt verurteilte mich zu einem Monat Gefängnis und zur Erstattung der Gerichtskosten.*[7]

---

[5] Gerichtsakte Anna K. (1928). A Rep 342, 6454.

[6] Gerichtsakte Ida H. (1934): Vernehmungsprotokoll. A Rep 345, 16617.

[7] Gerichtsakte Frieda H (1929): Brief an das Gericht von Frieda H. A Rep 345, 18579.

Der Fokus dieser Arbeit liegt trotz jener Dokumente allerdings vornehmlich auf den psychiatrischen Gutachten und deren Aussagen, bezieht sich ihre Fragestellung ja primär auf das psychiatrisch-medizinische Wissen, das Frauen als „geisteskrank" positionierte und jene Entmündigungsverfahren legitimierte. An manchen Stellen werden auch biografische Details aus den Leben einiger Frauen wiedererzählt, jedoch nicht, um diese zu rekonstruieren, sondern vielmehr, um die Argumentation der Gutachten zu kontextualisieren.

Nachdem ich in den Forschungsstand eingeführt und methodische Fragen geklärt habe, werde ich zunächst die Gesetzesgrundlage der rechtlichen Entmündigung vorstellen. Hierfür werde ich die Diskurse um die Entstehung eines einheitlichen bürgerlichen Rechts veranschaulichen und im Speziellen auf die Hintergründe der rechtlichen Entmündigung eingehen. Die Einführung des Begriffs der „Geisteskrankheit" ins juristische System war durchaus nicht unumstritten, daher wird hier die Idee der Geisteskrankheit im Entmündigungsverfahren besonders fokussiert, und ich stelle verschiedene Ideenformationen von Geisteskrankheit innerhalb der Entmündigungsakten vor. Die Unterteilung der verschiedenen Kapitel orientiert sich dabei nicht an den vergebenen psychiatrischen Diagnosen, sondern an den Argumentationslinien und Themen innerhalb der Gutachten.

Ich beginne mit einem Kapitel zu Nymphomanie. Hierbei wird der Blick speziell auf die Störung der gesellschaftlichen Ordnung durch ein angebliches „Zuviel"– an Sexualität der bürgerlichen Frau gelegt werden. Es wird der Frage nachgegangen, wie sich die Sexualität der bürgerlichen Frau – *als bürgerlich* –durch ihr Divergentes, die Nymphomanin, konstituierte. Außerdem wird untersucht, inwiefern die Figuration der Nymphomanin in die Gutachten eingeschrieben wurde.

Eng verknüpft mit der Vorstellung der Nymphomanie war die im folgenden Kapitel behandelte Idee der Homosexualität. Dieses Kapitel untersucht auch, in welchem Ausmaß weibliche Homosexualität überhaupt benennbar war. Insbesondere wird dort der Frage nach dem Zusammenhang zwischen der ausbleibenden strafrechtlichen Verfolgung und der Pathologisierung weiblicher Homosexualität nachgegangen. Ich beschäftige mich dabei vor allem mit den diskursiven Hintergründen, vor denen sowohl die ausbleibende strafrechtliche Verfolgung als auch die einigermaßen parallel einsetzenden Entmündigungsverfahren zu verstehen sind.

Auch das darauffolgende Kapitel zur Prostitution ist diskursiv eng verwoben mit den Ideen der Homosexualität und der Nymphomanie. Ich führe darin zunächst wiederum in die rechtlichen Grundlagen ein, um anschließend eine Analyse der Akten derjenigen Frauen anzustellen, die mit der Begründung, sie würden als Prostituierte arbeiten, entmündigt wurden.

Ein weiteres Kapitel zum Ideenkreis der Sexualität ist das zu sexueller/sexualisierter Gewalt. Hierin führe ich auf, inwiefern sexuelle Übergriffe als Alltagspraxis verstanden werden können und wie die Benennung des Übergriffs *als Übergriff* zur Pathologisierung und auch Entmündigung von Frauen führen konnte.

Die daran anschließenden beiden Kapitel behandeln die Themen der Mutterschaft und der Ehe und damit zwei umstrittene soziale Positionen bürgerlicher Frauen in der Weimarer Republik. So befasse ich mich unter Einbeziehung unterschiedlicher Perspektiven mit dem Thema der Mutterschaft und werde durch das Besprechen dreier Akten den Fragen nachgehen, welche Mutterschaften staatlich verhindert werden sollten bzw. unerwünscht waren und was es bedeutete, eine Mutterschaft durch Kindstötung zu beenden.

Im Kapitel über die bürgerliche Ehe werde ich vor allem die Ehescheidung fokussieren. Hierbei führe ich in die rechtlichen Möglichkeiten und Begriffe ein, um somit Entmündigungsverfahren im Zusammenhang mit anstehenden Ehescheidungen erklärbar zu machen.

Anschließend werde ich auf die Bedeutung und Rolle kolonialer Diskurse innerhalb der Entmündigungsgutachten eingehen. Ich werde dafür mit zwei sehr unterschiedlichen Perspektiven auf den kolonialen Raum und den/die/das kolonialisierte/n Andere/n arbeiten und insb. die Verknüpfungen kolonialrassistischer Diskurse mit psychiatrischem Wissen betrachten sowie die Rolle der Frauen im kolonialen Raum und in Zusammenhang mit psychiatrischen Pathologisierungen untersuchen.

Das letzte Kapitel schließlich befasst sich mit dem Alter/n als medizinisch/psychiatrischer Kategorie. Hierbei werde ich das Alter als das Andere der Jugend situieren und anhand der Aktenlage aufführen, wie die Idee des Alters vor allem durch ein Narrativ des Mangels und des Verlusts geprägt wurde und sich als solches auch innerhalb der Entmündigungsverfahren wiederfand.

Am Ende meiner Arbeit werden nochmals die Forschungsfragen betrachtet und die Ergebnisse der einzelnen Kapitel zusammengefasst. Ich gebe zudem einen Ausblick hinsichtlich möglicher weiterer Forschungsfelder bzw. -aufgaben.

1.2 Stand der Forschung

Eine Auseinandersetzung mit dem Bereich der Psychiatriegeschichte, vor allem in Bezug auf moderne kapitalistische Arbeitsethik und die kulturelle Bedingtheit von Wahnsinnsauffassungen, fand in der entsprechenden Literatur bereits ausführlich statt.[8] Die Figuration des Wahnsinns in Geschlechterstereotypen, die sich in der sich durch die Epochen ziehenden Produktion von Texten und Bildern wilder und wahnsinniger Frauen verdeutlicht, bildet die Grundlage vieler feministischer Analysen. Insbesondere Vorstellungen von männlicher Vernunft und weiblicher Hysterie trugen zu einem interdisziplinären Austausch zwischen den Sozial- und Kulturwissenschaften und der Psychiatriegeschichte bei.[9]

In den 1960er- und 1970er-Jahren etablierte sich eine antipsychiatrische Bewegung, vertreten u.a. durch David Cooper, Ronald D. Laing, Thomas Szasz und Michel Foucault.[10] In ihrer theoretischen und praktischen Auseinandersetzung mit der Psychiatrie befassten diese sich jedoch nur wenig mit der Produktion von Geschlechterstereotypen in deren Rahmen. Insbesondere die Ablehnung biologischer Erklärungsmodelle sowie die Kritik am institutionellen/institutionalisierten Umgang mit dem „Wahnsinn" bildeten die

---

[8] Vgl. zum Beispiel Gofman, Erving (1973): Asyle. Über die soziale Situation psychiatrischer Patienten und anderer Insassen. Frankfurt/M.; Castel, Robert (1982): Die psychiatrische Ordnung. Das goldene Zeitalter des Irrenwesens. Berlin; Dörner, Klaus (1984): Bürger und Irre. Frankfurt/M.; Shorter, Edward (1999): Geschichte der Psychiatrie. Berlin.

[9] Vgl. etwa Ankele, Monika (2009): Alltag und Aneignung in Psychiatrien um 1900 – Selbstzeugnisse von Frauen aus der Sammlung Prinzhorn. Wien; Braun, Christina von (1994): Nicht Ich – Logik Lüge Libido. Frankfurt/M.; Nolte, Karen (2003): Gelebte Hysterie. Erfahrung, Eigensinn und psychiatrische Diskurse im Anstaltsalltag um 1900. Frankfurt/M., New York.

[10] Zum Beispiel Cooper, David Graham (1980): Psychiatrie und Anti-Psychiatrie. Frankfurt/M.; Foucault, Michel (1969):Wahnsinn und Gesellschaft: Eine Geschichte des Wahns im Zeitalter der Vernunft. Frankfurt/M.; Laing, Ronald D. (1987): Das geteilte Selbst: Eine existenzielle Studie über geistige Gesundheit und Wahnsinn. München; Szasz, Thomas (2013): Geisteskrankheit – ein moderner Mythos: Grundlagen einer Theorie des persönlichen Verhaltens. Heidelberg.

gemeinsame Grundlage ihrer Analysen. Im Zuge jener psychiatriekritischen Bewegung fand zunächst außerdem aber auch eine Reihe popkultureller Auseinandersetzungen mit der Figur der verrückten Frau statt.[11] In Literatur und Kunst sowie auch im Film wurde der Wahnsinn als „fundamentales Geschlechterstereotyp" der „Kultur der Moderne" thematisiert.[12] Im Zusammenhang mit der „Sexuellen Revolution" und feministischen Bewegungen der 1960/70er und 1980er-Jahre entfaltete sich dann eine ausführliche Auseinandersetzung mit und Kritik an der vergeschlechtlichten und vergeschlechtlichenden psychologisch-psychiatrischen Logik.[13]

Ausgehend von zahlreichen Bildern und Figuren des weiblichen Wahnsinns stand zunächst die Hysterie als Gegenpol zur männlichen Vernunft im Zentrum geschlechterspezifischer Analysen. Zahlreiche psychoanalytisch orientierte Untersuchungen präge/t/n hierbei die Forschung. Insbesondere in den 1980er- und frühen 1990er-Jahren erschienen eine Reihe differenzfeministischer Analysen der Pathologisierung „des Weiblichen" durch eine als männlich gedachte Psychiatrie.[14]

Die Soziologin Phyllis Chesler analysierte bereits 1972 in einer grundlegenden Arbeit zum Thema Wahnsinn und Weiblichkeit, *Frauen – das verrückte Geschlecht?*, den weiblichen Wahnsinn anhand autobiografischer Darstellungen von Psychiatrieaufenthal-

---

[11]Vgl. Schlichter, Anette (2000): Die Figur der verrückten Frau – Weiblicher Wahnsinn als Kategorie der feministischen Repräsentationskritik. Tübingen, S. 15f.

[12] Ebd., S. 16.

[13] Vgl. Schlichter, Anette (2003): Critical Madness, Enunciative Excess: The Figure of the Madwoman in Postmodern Feminist Texts. In: Cultural Studies <=> Critical Methodologies, Jg. 3, Nr. 3, S. 308–329.

[14] Zum Beispiel Chesler, Phyllis (1972): Frauen – das verrückte Geschlecht? Wien; Irigaray, Luce (1985): Speculum of the Other Woman. Ithaca; Russel, Denise (1995): Women, Madness and Medicine. London.

ten.[15] Zentral sind darin die Thesen, dass „Verhaltensauffälligkeiten" bei Frauen schnell in psychiatrische Kliniken führten, bei Männern hingegen eher in Gefängnisse, und dass der Wahnsinn als Diagnose an geschlechterstereotypen Verhaltensnormen festgemacht worden sei und werde. Frauen müssten sich demnach „ihrem Geschlecht entsprechend" verhalten, um einen gesellschaftlich tolerablen Habitus zu entwickeln und Psychiatrieeinweisungen zu entgehen.

Im deutschsprachigen Raum befasste sich Christina von Braun in dem 1994 erstmals veröffentlichten Band *NICHT ICH – Logik Lüge Libido* mit einer vor allem an psychoanalytische Theorien angelehnten Untersuchungsmethode mit der Hysterie.[16] In ihrer Betrachtung der medizinischen und intellektuellen Diskurse von der Antike bis in die 1980er-Jahre begreift sie die Hysterie – spezifisch in ihrer Körperlichkeit – als das „Andere" des Logos der abendländischen Kultur. Auch Luise Pusch und Sybille Duda veröffentlichten in den Jahren 1992 bis 1998 ihre Bücher *WahnsinnsFrauen*.[17] Anhand biografischer Portraits „wahnsinniger" Frauen analysieren sie darin die Umstände, Ursachen und Bedingungen des weiblichen Wahnsinns. Dabei arbeiten sie einen Unterschied zwischen (scheinbar) „tatsächlich" pathologischen und politischen sowie sozialen Missständen heraus.

Elaine Showalter veröffentlichte im Jahr 1985 mit *The Female Malady – Women, Madness, and English Culture, 1830–1980* eine ausführliche Kulturanalyse des weiblichen Wahnsinns in England

---

[15] Chesler: Frauen, a.a.O.

[16] Braun: Nicht Ich, a.a.O.

[17] Duda, Sibylle/Pusch, Luise (Hg.) (1992–1998): WahnsinnsFrauen I–III. Frankfurt/M.

vom 19. Jahrhundert bis 1980.[18] Sie betont hierin insb. die Kontextbezogenheit der Kategorien des Verrückten und der Weiblichkeit und grenzt sich auf diesem Weg von essentialisierenden Frauen- und Wahnsinnsbildern in bis dato vorliegenden feministischen Auseinandersetzungen ab.

Auch Anette Schlichter verfasste im Jahr 2000 mit *Die Figur der verrückten Frau* eine dezidierte Kritik an der bisherigen feministischen Auseinandersetzung mit dem Wahnsinn.[19] Sie hebt vor allem eine politisch instrumentalisierte Auslegung des weiblichen Wahnsinns hervor, dessen Ausprägungen sich auffällig an den jeweils aktuellen Debatten bürgerlicher Feministinnen orientierten. Sie fordert dementsprechend eine intersektionale Erweiterung der Analysen ein, die die Kontextgebundenheit auch feministischer Debatten verdeutlicht. Außerdem betont sie den produktiven Charakter der *Critical Madness Studies* für künftige feministische Analysen der Kategorie Wahnsinn.[20]

Der Frage nach der Verknüpfung juristischer und psychiatrischer Debatten und deren Auswirkungen auf Geschlechterdiskurse ist bislang jedoch noch keine Arbeit nachgegangen, obzwar ausführliche geschlechterbezogene Auseinandersetzungen mit psychiatri-

---

[18] Showalter, Elaine (1985): The Female Malady – Women, Madness, and English Culture, 1830–1980. New York.

[19] Schlichter: Die Figur der verrückten Frau, a.a.O.

[20] Die *Madness Studies* bezeichnen in diesem Zusammenhang eine Forschungsmethode, die Psychiatrie und Psychiatriegeschichte unter poststrukturalistischer Perspektive analysiert und die Produktivität der psychiatrischen Macht sowie die Konstruiertheit psychiatrischen Wissens in den Fokus der Analysen rückt. Die *Madness Studies* selbst sind ein Netzwerk verschiedener WissenschaftlerInnen, derzeit bekannt insb. durch den von Brenda LeFrançois u.a. 2013 herausgegebenen Reader *Mad Matters*. Vgl. LeFrançois, Brenda A./Menzies, Robert/Reaume, Geoffrey (2013): Mad Matters. A Critical Reader in Canadian Mad Studies. Lancaster.

schen Aktenbeständen durchaus stattfanden.[21] Die diskursanalytisch angelehnten Arbeiten von Karen Nolte und Monika Ankele etwa legen den Fokus auf die darin aufspürbaren Handlungsspielräume der betroffenen Frauen. Nolte untersuchte 2003 in ihrer Analyse *gelebter Hysterie* die Aneignungsprozesse hysterischer Konzepte auf den Lebensalltag und die Selbstwahrnehmung „hysterischer" Patientinnen um 1900.[22] Als Grundlage dafür dienten ihr Krankenakten aus der Landesheilanstalt Marburg. Ankele analysierte 2009 in ihrer kulturwissenschaftlichen Studie Selbstzeugnisse von Patientinnen auf *Alltag und Aneignung in Psychiatrien um 1900.*[23]

Durch die von mir gewählte Methode der Untersuchung der Aktenbestände und die daraus resultierende Unterteilung in verschiedene sich aus den Akten ergebende Themen variiert der Forschungsstand stark je nach dem Fokus der jeweiligen Kapitel der Arbeit. Daher werde ich in den einzelnen Kapiteln nochmals auf den spezifischen Forschungsstand zu den jeweiligen Themen eingehen.

---

[21] Mit den Charité-PatientInnenakten und im Speziellen auch dem Zusammenspiel der Großstadt Berlin und des Wahnsinns in den Jahren 1870 bis 1930 befassen sich Gabriele Dietze und Dorothea Dornhof in ihrem aus dem Projekt „Kulturen des Wahnsinns" entstandenen Sammelband: Dietze, Gabriele/Dornhof, Dorothea (Hg.) (2014): Metropolenzauber. Sexuelle Moderne und urbaner Wahn. Kulturen des Wahnsinns (1870–1930). Band 2. Wien, Köln, Weimar.

[22] Nolte: Gelebte Hysterie, a.a.O.

[23] Ankele: Alltag und Aneignung, a.a.O.

2 Methodische Einführung

2.1 Entmündigungsakten als Gegenstand der Analyse

Das Landesarchiv Berlin begann mit seinen Aufgaben als Stadtarchiv Berlins. Das älteste Dokument seiner Sammlung ist eine um 1391 verfasste Schrift aus dem Berliner Stadtbuch.[24] Bis zum Beginn des vorletzten Jahrhunderts wurde dem Archivieren von Verwaltungsunterlagen kaum Beachtung geschenkt. Im Zuge des aufkommenden Nationalismus und des Nationalstaats als identitätsstiftendem Modell des 19. Jahrhunderts sollten die Stadtchroniken zum „Aufbewahren des Andenkens"[25] professionell archiviert werden und es wurde entsprechendes Personal für die Betreuung eines städtischen Archivs eingesetzt. Der dienstliche Betrieb begann im September 1909 im städtischen Archiv Berlins und dessen Gemeinden.[26] Erst in den 1920er-Jahren situierte sich das Stadtarchiv als „Zentralstelle für alle Akten von gerichtlichem Wert".[27] Ab dann konnte das Berliner Städtearchiv durch gezielte Übernahmen bezirklicher Archivalien und eine Professionalisierung, also Systematisierung der Archivarbeit zu einem der bedeutendsten Städtearchive Europas heranwachsen.[28]

---

[24] Vgl. Wetzel, Jürgen (Hg.) (2003): Das Landesarchiv Berlin und seine Bestände. Schriftenreihe des Landesarchivs Berlin, Band 1, Teil 1–3. Grundlegend überarbeitete Auflage. Berlin, S. 11.

[25] Amtsblatt der Kgl. Kurmärkischen Regierung Nr. 34 vom 13. August 1831, zit. n. Wetzel: Das Landesarchiv Berlin, a.a.O., S. 12.

[26] Die ersten archivierten Akten von Entmündigungsverfahren gegen Frauen stammen aus dem Jahr 1907.

[27] Kaeber, Ernst (1913): Das Archiv der Stadt Berlin. In: Vossische Zeitung vom 13. April 1913, Nr. 578, zit. n. Wetzel: Das Landesarchiv Berlin, a.a.O., S. 15.

[28] Vgl. Wetzel: Das Landesarchiv Berlin, a.a.O., S. 16.

Zum Ende des Zweiten Weltkriegs wurden die Akten des Archivs in verschiedene Provinzen evakuiert. Hierbei kam es zu erheblichen Beschädigungen und Verlusten. Nachdem die Archivalien nach dem Ende des Krieges wieder nach Berlin zurückgebracht worden waren, kam es 1947 zu einer Spaltung des städtischen Archivs in West- und Ost-Berliner Teile.

Die Akten zu Entmündigungsverfahren im Westteil der Stadt wurden zunächst im West-Berliner Stadtarchiv gesammelt. Dieses erhielt im Jahr 1951 den Status eines Staatsarchivs, konnte jedoch aufgrund beschränkter Räumlichkeiten kaum Akten übernehmen.[29] Nach Auskunft des Landesarchivs wurden in den 1950er-Jahren nicht mehr als 1% der Überlieferungen der Amtsgerichte zur weiteren Archivierung ausgewählt. Das damalige Auswahlverfahren bleibt jedoch unklar. So wurde vermutlich ein „Buchstaben Sample" gebildet, das per Zufallsprinzip auswählen ließ – dies lässt sich jedoch nicht mehr eindeutig rekonstruieren. Grundsätzlich sollten die Bezirke die Bandbreite zwischen bürgerlichem, ländlichem und Arbeiter[Innen]anteil innerhalb Berlins widerspiegeln. Ob Geschlecht bei der Auswahl der zu vernichtenden Akten eine Rolle spielte, wie dies beispielsweise in der damaligen Archivierungspraxis psychiatrischer Krankenhäuser der Fall war, lässt sich auch nicht mehr genau nachvollziehen.[30] In den 1990er-Jahren, also nach der sogenannten „Wiedervereinigung", versuchten die ArchivarInnen zwar, den Bestand der ostdeutschen Archive zu sichern, konnten jedoch größere Aktenverluste nicht verhindern.[31]

Das Berliner Landesarchiv verfügt heute für den Zeitraum von 1900 bis inklusive 1933 über insgesamt 1645 Entmündigungsakten.

---

[29] Vgl. ebd., S. 20.
[30] Vgl. Nolte: Gelebte Hysterie, a.a.O., S. 23.
[31] Vgl. Wetzel: Das Landesarchiv Berlin, a.a.O., S. 20f.

Diese stammen aus den Amtsgerichten Charlottenburg (A Rep. 342), Lichterfelde (A Rep. 345), Spandau (A Rep. 349) und Wedding (A Rep. 352). Ost-Berliner Stadtteile sind nicht repräsentiert. Hiervon sind circa 412 Akten diejenigen entmündigter Frauen.[32] Die Mehrzahl der Akten stammt entsprechend der Archivgeschichte aus den 1920er- und 1930er-Jahren.

Die Inhalte der archivierten Entmündigungsakten variieren stark. Die Dokumente bestehen sowohl aus Akten zur Einrichtung einer Entmündigung als auch aus solchen zur Aufhebungen derselben. In manchen Akten befinden sich außer dem Gerichtsurteil keine weiteren Unterlagen. In den ausführlicheren Akten ist der Antrag auf Entmündigung enthalten, der meist von einer Person aus dem Umfeld der zu entmündigenden Frau gestellt wurde, außerdem eines oder mehrere fachärztliche (psychiatrische) Gutachten, Stellungnahmen/ZeugInnenaussagen der Familienmitglieder und Bekannter der betroffenen Frau, Anwaltsschreiben, Briefe der betroffenen Frauen, Dokumentationen von Hausbesuchen durch MitarbeiterInnen des Gerichts sowie der Gerichtsbeschluss über die Einsetzung oder Aufhebung einer Entmündigung.

Die Dokumente sind teils handschriftlich, teils maschinell geschrieben und variieren in ihrer Ausführlichkeit. Von besonderem Interesse waren die fachärztlichen Gutachten und die hierfür erstellten Befragungen der betroffenen Frauen. Befragt wurden diese nach ihrer Selbsteinschätzung in Bezug auf ihre Mündigkeit, nach ihrer beruflichen Tätigkeit, ihrem Sexualleben, ihrer politischen, geografischen sowie mathematischen Bildung und nach ihren kulturellen Interessen.

---

[32] Die Akten wurden im Landesarchiv nicht nach Geschlecht separiert, sodass für diese Arbeit eine Auszählung nach Vornamen durch das Landesarchiv vorgenommen wurde.

Der Inhalt der psychiatrischen Gutachten hängt stark von der Begründung des jeweiligen Antrags ab. Die meisten Gutachten beginnen mit einer Beschreibung des physischen Zustands der Frauen, der ausführliche körperliche Begutachtungen vorausgegangen sein müssen. Der Ernährungszustand, der Zustand der Haut, des Herzens, das (Nicht-)Vorliegen von Geschlechtskrankheiten bis hin zur Menstruation sowie die Körperbehaarung wurden erfasst. Die Krankengeschichte verschiedenster Verwandter wurde in Erfahrung gebracht und in Zusammenhang mit dem Entmündigungsverfahren gestellt. Die Erzählstruktur der Gutachten ist in der Regel biografisch und konzentriert sich vornehmlich auf moralische Argumente. Die gerichtlichen Urteile folgten meist dem Urteil der psychiatrischen Gutachten und stützten sich auf deren Argumente.

Die Antragsschreiben, meist von Familienmitgliedern verfasst, konzentrieren sich insb. auf Störungen des Alltags durch die Devianz der zu Entmündigenden. Begleitet werden sie von einer (haus-)ärztlichen Bescheinigung über die Berechtigung des Antrags. Die Selbstzeugnisse der Frauen sind in Form teils ausführlicher Briefe und in den Protokollen der Gerichtsverhandlungen zu finden. Die meisten Akten enthalten jedoch keine Stellungsnahmen der betroffenen Frauen.

2.2 Untersuchungsmethode

Das Verlangen, diese Geschichten des Lebens nicht zu vergessen und sie mitzuteilen, ist sicher kein schwerer Fehler. Es liegt soviel Glück darin, unendlich viel Genaues über die Tausende von Anonymen zu versammeln, die seit langem verschwunden sind, dass man fast vergisst, wie sehr sich das Schreiben von Geschichte einer anderen intellektuellen Übung verdankt, für die ein noch so überzeugendes Wiederherstellen nicht ausreicht.[33]

Die Entmündigungsakten von 412 Frauen bilden die Grundlage dieser Dissertation. Akten, die bislang weder qualitativ noch quantitativ erfasst worden sind. Akten und damit verbundene Geschichten und Leben, die „seit langem verschwunden" waren. Zunächst war vollkommen unklar, ob der Inhalt jener Akten überhaupt für die Analyse nutzbar gemacht werden könnte: Es gab weder entsprechende Daten, noch war der Inhalt der Akten jemals genauer betrachtet worden. Nach dem Lesen einzelner Stichproben zeigte sich eine ungeahnte Vielfalt an Dokumenten in Form von Anträgen, Briefen, Gutachten, Protokollen, Bildern und Urteilen, die sich in der vorliegenden Arbeit widerspiegelt.

---

[33] Farge, Arlette (2011): Der Geschmack des Archivs. Göttingen, S. 56f.

Die Wahl einer quantitativen Methode zur Analyse der Entmündigungsakten versprach, wenig aussagekräftig zu werden. Wie bereits erläutert, war spätestens in den 1950er-Jahren ein Großteil der bereits vorher unvollständigen Bestände der Amtsgerichte unter unklaren Auswahlkriterien vernichtet worden. Grundsätzliche Aussagen über die Quantität der Verfahren und deren Ergebnisse lassen sich daher nicht treffen.

Bereits durch die Auswahl des Quellenkorpus (der archivierten Entmündigungsakten) bewegt sich die Arbeit an der Schnittstelle zweier Institutionen, nämlich der des Gerichts und der der Psychiatrie, als eine deren Grundlagen sich die Exklusion durch Sanktionierungen und Internierungen darstellt, während sie ihre Normalisierungsfunktion durch die Androhung oder auch den Vollzug besagter Internierungen und Sanktionen erreicht.

Methodisch orientiert sich die Arbeit an Achim Landwehrs „historischer Diskusanalyse"[34] und schließt sich poststrukturalistischen Perspektiven an, die eine außergesellschaftliche Wahrheit bzw. Erkenntnismöglichkeit ausschließen.[35] Stattdessen wird die Kontextgebundenheit auch psychiatrischen Wissens und der dichotomen Zweigeschlechtlichkeit als Produkt politischer und sozialer Gegebenheiten betont. Die medizinischen/psychiatrischen und juristischen Diskurse werden hierbei, Foucault folgend, „als Praktiken [betrachtet], die systematisch die Gegenstände bilden, von denen sie sprechen".[36] Die untersuchten Praktiken sowie deren institutioneller Rahmen, das „Gesagte" wie auch das „Ungesagte", werden als Bestandteile eines Dispositivs analysiert.[37]

---

[34] Landwehr, Achim (2008): Historische Diskursanalyse. Frankfurt/M.
[35] Vgl. ebd.
[36] Foucault, Michel (1988): Archäologie des Wissens. Frankfurt/M., S. 74.
[37] Ein Dispositiv bezeichnet nach Foucault ein „heterogenes Ensemble, das Diskurse, Institutionen, architekturale Einrichtungen, reglementierende

Somit ist der Begriff des „Wahnsinns" auch im Folgenden nicht in einem medizinischen Begriffszusammenhang, sondern vielmehr als soziale Kategorie zu verstehen.[38] Vorstellungen über den Wahnsinn werden in ihrer Korrelation zu gesellschaftlichen Umständen betrachtet. Damit ist die Entwicklung hin zu der Vorstellung der „Geisteskrankheit" im 19. Jahrhundert auch als Konstruktionsprozess zu verstehen, und die Verwendung des Begriffs der „Krankheit" wird wegen dieser Kontextgebundenheit für die Analyse als hinderlich betrachtet.

Für die konkrete Analyse der Akten bedeutet dies vor allem, dass sie nicht – der psychiatrischen Logik folgend – nach Diagnosen unterteilt wurden, sondern dass ich sie vielmehr thematisch nach den moralischen und wissenschaftlichen Ideenformationen innerhalb der Argumentationsstruktur der Gutachten sortiert habe. Hierbei wurden insb. „die Möglichkeiten von Aussagen zu einem bestimmten Gegenstand"[39] erfasst, in diesem Fall zur Frage der Mündigkeit, also der geistigen Gesundheit, bzw. zur Unmündigkeit, also geistiger „Krankheit".

Die Sprachhandelnden der Texte in den Entmündigungsakten sind die PsychiaterInnen und Richter, die an den Verfahren beteiligt waren. Das Wort der zu Entmündigenden spielte keine Rolle bezüglich des Ausgangs des Prozesses. Keine der zu entmündigenden

---

Entscheidungen, Gesetze, administrative Maßnahmen, wissenschaftliche Aussagen […], kurz: Gesagtes ebensowohl wie Ungesagtes umfaßt. […] Das Dispositiv selbst ist das Netz, das zwischen diesen Elementen geknüpft werden kann." Foucault, Michel (1978): Ein Spiel um die Psychoanalyse. Gespräch mit Angehörigen des Departement de Psychoanalyse der Universität Paris/Vincennes. In: ders.: Dispositive der Macht. Über Sexualität, Wissen und Wahrheit. Berlin, S. 118–175, S. 119f.

[38] Vgl. Goffman: Asyle, a.a.O.

[39] Landwehr, Achim (2001): Geschichte des Sagbaren. Einführung in die Historische Diskursanalyse. Tübingen, S. 7.

Frauen hatte den Wunsch geäußert, entmündigt zu werden, oder den Verdacht ausgesprochen, geisteskrank zu sein. Urteilsfähigkeit und Expertise lagen klar in den Worten und Schriften der MedizinerInnen und Juristen. Die weiteren AkteurInnen in den Verhandlungen, etwa ZeugInnen und AntragstellerInnen, dienten prinzipiell der bloßen Untermauerung der aber bereits recht stabil situierten Thesen der Verfahrensleiter.

Zu Beginn der Arbeit an dieser Dissertation habe ich alle vorhandenen Entmündigungsakten gelesen und nach Lesbarkeit und Thematik katalogisiert. Aus den 412 Entmündigungsakten der Frauen traf ich somit zunächst eine Vorauswahl, die sich am Umfang der jeweiligen Akte sowie deren Lesbarkeit orientierte.[40] In den ausgewählten Akten ist mindestens das psychiatrische Gutachten erhalten. Transkribiert habe ich letztendlich 26 der Entmündigungsakten. (Die weiteren Akten dienten als Vergleich.) Zwar stammen alle dieser 26 Akten aus der Zeit der Weimarer Republik, jedoch begannen viele der Entmündigungsprozesse bereits im Kaiserreich, sodass ich weiterhin von Entmündigungsverfahren im Kaiserreich und der Weimarer Republik spreche.

Durch die Vielfältigkeit der archivierten und bearbeiteten Gerichtsakten lässt sich ein entsprechend komplexer Einblick in die Identitäten des Wahnsinns gewinnen. Die Situiertheit der Akten in einem Feld, das sowohl das Gericht bzw. juristische Prozesse als auch die psychiatrische Wissenschaft umfasst, bietet zudem, auch im Zusammenhang mit zeitgenössischen Studien, anderen psychiatrisch-medizinischen Schriften, literarischen Texten und Publikationen,

---

[40] Einige Akten enthalten stark verblasste, in Sütterlin-Handschrift verfasste Dokumente, die sich im Zeitrahmen einer Dissertation nicht rekonstruieren ließen.

einen Einblick in die Verknüpfungen jener Institutionen, ihre Funktionsweisen und die darin statthabende Wissensbildung.

2.3 Die Kategorie Geschlecht in der historischen Forschung

Die Analyse der Akten ist angesiedelt in einer poststrukturalistisch informierten feministischen Forschungstradition. [41] Die Historisierung der scheinbar naturgegebenen Geschlechterdifferenz sowie die Analyse der Herrschaftsmechanismen, die den Akten zugrunde liegen, sind stetiger Bestandteil der Analysen. Die Arbeit fokussiert hierbei insb. die Produktivität der psychiatrischen Wissenschaft und deren Interaktion mit der juristischen Praxis.

Frauen- bzw. Geschlechterstudien agier/t/en seit den 1970er-Jahren als politisch-akademische Stütze der Frauenrechtsbewegung/en. Sie kritisierten neben den Forschungsmethoden auch die grundsätzliche Dominanz von Männern in der Wissenschaft.[42] Die Frauenforschung der letzten Jahrzehnte hat dabei insb. die Bedeutung der Kategorie der Erfahrung und des Erfahrungswissens gestärkt und den Fokus auf qualitative Forschung gelegt. Dies ist auch im Kontext einer als binär strukturiert betrachteten Wissensordnung zu verstehen, in der den quantitativen Methoden (männlich-rationale) wissenschaftliche Aussagekraft zugesprochen wurde, während qua-

---

[41] Vgl. zum Beispiel Griesebner, Andrea (2003): Geschlecht als soziale und als analytische Kategorie. Debatten der letzten drei Jahrzehnte. In: Gehmacher, Johanna/Mesner, Maria (Hg.): Frauen- und Geschlechtergeschichte. Positionen/Perspektiven. (Querschnitte 14) Innsbruck, Wien, München, Bozen, S. 37–52; Scott, Joan (2001): Die Zukunft von gender. Fantasien zur Jahrtausendwende. In: Honegger, Claudia/Arni, Caroline (Hg.): Gender – die Tücken einer Kategorie: Joan Scott. Geschichte und Politik. Zürich, S. 39–63.

[42] Vgl. Hausen, Karin (1990): Wie männlich ist die Wissenschaft? Frankfurt/M.

litative Methoden als effeminiert und unwissenschaftlich deklariert wurden.[43]

Die Dominanz bestimmter Themenfelder, die vornehmlich männlichen Historiker und deren (oftmals herrschaftsblinde) Auslegung der Geschichte sowie die Ausblendung von Geschlecht als Analysekategorie standen in der Kritik der feministischen Geschichtsforschung der 1980/90er-Jahre. Die Argumentation, dass ein Quellenproblem der Unterrepräsentation von Frauen in der Geschichtsschreibung voranginge, wurde aus dieser Perspektive scharf kritisiert. So bildeten einen ersten Schwerpunkt feministischer HistorikerInnen zunächst Studien, die vornehmlich und ganz im Rahmen der geschichtswissenschaftlichen Tradition Repräsentationsgeschichte betrieben: Es wurden die Biografien „einflussreicher Frauen" denen von Männern gegenübergestellt.[44] Das Erschließen neuer Quellen und auch das Lesen unter anderen Fragestellungen erweiterten die Perspektiven der Geschichtswissenschaft.

„Welche Kategorien HistorikerInnen zu zentralen Analysekategorien erheben, ist oft nicht nur eine erkenntnistheoretische, sondern gleichermaßen eine wissenschaftspolitische Entscheidung."[45] Eine Vielzahl feministischer HistorikerInnen begann in den 1970er-Jahren damit, „Frauengeschichte/n" zu schreiben, um die Sichtbarkeit von Frauen in Wissenschaft und Geschichte zu erhöhen.[46] Die-

---

[43] Vgl. Westmarland, Nicole (2001): The Quantitative/Qualitative Debate and Feminist Research: A Subjective View of Objectivity. In: Forum Qualitative Social Research. Sozialforschung, Jg. 2, Nr. 1.

[44] Vgl. Lundt, Bea (2001): Frauen- und Geschlechtergeschichte. In: Goertz, Hans-Jürgen (Hg.): Geschichte. Hamburg, S. 579–597, S. 581.

[45] Griesebner: Geschlecht als soziale und als analytische Kategorie, a.a.O., S. 37.

[46] Vgl. etwa Rowbotham, Sheila (1973): Hidden from History. London; Scott, Joan (1988): Gender and the Politics of History. New York. Zur Repräsentationsgeschichte des Wahnsinns und der Weiblichkeit s. Duda/Pusch: WahnsinnsFrauen, a.a.O.

sen wurde in den folgenden Jahren jedoch häufig ein universalistisch-universalisierender Zugang zu Frauengeschichte vorgeworfen. So sollte die Erfahrung bestimmter Personengruppen für *alle* Frauen repräsentativ sein, wobei die Kategorie „Frau" häufig ontologisch gedacht wurde.[47] Die Entscheidung, Geschlecht in der historischen Forschung als Kategorie einer Analyse zu unterziehen, ist damit zunächst schnell im Verdacht, Geschlecht als solches eher zu (re-)produzieren als zu dekonstruieren.

Postmoderne feministische Theorie und Forschung konzeptualisierten das Entstehen sowie die Erarbeitung von Wissen innerhalb sozialer Systeme und fokussierten somit den Blick auch auf die AkteurInnen der Wissenschaft. Die Vorstellung einer „neutralen" Wissenschaft und einer damit einhergehenden „Objektivität" derjenigen, die Wissen schaffen, wurde spätestens seit den 1980er-Jahren als solche angezweifelt, und die epistemologischen Prämissen jener Vorstellung rückten ins Zentrum.[48] Die etwa von Karin Hausen betonte „Nicht-Einheitlichkeit"[49] der Geschichte eröffnet/e die Möglichkeit, den produktiven Charakter der Wissensbildung

---

[47] Allgemeine Kritik an dieser Auslegung findet man etwa bei Bock, Gisela (1988): Geschichte, Frauengeschichte, Geschlechtergeschichte. In: Geschichte und Gesellschaft, Jg. 14, Nr. 3, S. 364–391.
Zur Kritik an Repräsentationsontologien im Zusammenhang feministischer Forschung zum Thema Wahnsinn s. Schlichter: Die Figur der verrückten Frau, a.a.O.

[48] Vgl. zum Beispiel Fee, Elizabeth (1986): Critiques of Modern Science: The Relationship of Feminism to Other Radical Epistemologies. In: Bleier, Ruth (Hg.): Feminist Approaches to Science. New York, S. 42–56; Haraway, Donna J. (1988): Situated Knowledges: The Science Question in Feminism and the Privilege of Partial Perspective. In: Feminist Studies, Jg. 14, Nr. 3, S. 575–599; Harding, Sandra (1986): The Science Question in Feminism. Ithaca.

[49] Hausen, Karin (2012): Geschlechtergeschichte als Gesellschaftsgeschichte. (Kritische Studien zur Geschichtswissenschaft Band 202) Göttingen, S. 380.

innerhalb der analysierten Systeme zu betonen. Generell eröffnen Absagen an „Meister-Erzählungen" die Möglichkeit, den Blick auf die Unterschiedlichkeit von Lebenssituationen zu richten.

Gleichzeitig wurde in den 1990er-Jahren außerdem die Bedeutung von Erfahrung als prominenter Bezugspunkt der Frauenforschung in der feministischen Theorie zunehmend infrage gestellt.[50] Auch die Kategorie „Frau" geriet in die Kritik. So analysierte bzw. entnaturalisierte Judith Butler vor einem poststrukturalistischen Hintergrund Geschlecht als eine u.a. innerhalb bestimmter Wissensformationen und Diskurse performativ hervorgebrachte Kategorie.[51]

Die Geschichtsforschung nahm, trotz vehementer standpunkttheorietischer Kritik aus den eigenen Reihen[52], die diskursive und damit auch sprachliche Konstruiertheit von Geschlecht zur Kenntnis. Dies sollte, entgegen Befürchtungen wie jener der Medizin- und Körperhistorikerin Barbara Duden, man bekäme es jetzt mit „Frau[en] ohne Unterleib"[53] zu tun, jedoch nicht die Geschlechterstudien als solche abschaffen oder obsolet machen. Vielmehr wurde dadurch der produktive Charakter von Geschlechtlichkeit betont, und die bisherigen Fragen der Geschlechterforschung wurden auf der Folie postmoderner Auffassungen von Herrschaft und Macht neu gestellt und verhandelt.[54]

---

[50] Vgl. Scott, Joan W. (1991): The Evidence of Experience. In: Critical Inquiry, Jg. 17, Nr. 4, S. 773–797.

[51] Vgl. Butler, Judith (1990): Gender Trouble. Feminism and the Subversion of Identity. London, New York.

[52] Vgl. Duden, Barbara (1993): Die Frau ohne Unterleib: Zu Judith Butlers Entkörperung. Ein Zeitdokument. In: Feministische Studien, Jg. 11, Nr. 2, S. 24–33.

[53] Ebd.

[54] Vgl. Opitz-Belakhal, Claudia (2010): Von der Frauengeschichte zur Geschlechtergeschichte. In: dies.: Geschlechtergeschichte. Frankfurt/M., S. 10–38.

Innerhalb der vorliegenden Arbeit werden die psychiatrische und die juristische Wissenschaft und Praxis sowie weitere damit vernetzte Felder wissenschaftlicher Forschung als Systeme analysiert, innerhalb derer das Wissen um und die Figur der verrückten Frau anhand ihrer verschiedenen Devianzen gezeichnet wurde. Die zentrale Frage ist nicht die nach dem „Charakter" der „geisteskranken Frau", sondern diejenige nach den zugrunde liegenden Vorstellungen von Sexualität, Geschlecht und Wahnsinn, die den machtvollen Rahmen für die Etablierung dieser Normkategorien samt den mit ihnen verknüpften Devianzen bildeten.

Die Arbeit verzichtet in großen Teilen auf das Nacherzählen einzelner Biografien, da die entmündigten Frauen nicht als Repräsentantinnen des weiblichen Wahnsinns dienen sollen, sondern anhand ihrer Beispiele die Aussagen innerhalb der Akten in ihrer produktiven Funktion analysiert werden. Der Blick richtet sich weniger auf das (Er-)Leben der Frauen, sondern vielmehr auf das Wissensarchiv psychiatrischer Gutachten. Da jedoch gerade die Unsichtbarmachung nicht-normativer Verhaltens- und Lebensweisen von Frauen ein sich durchziehendes Moment der Entmündigungsverfahren darstellt, werde ich an einige Stellen biografische Verortungen vornehmen und daher auch die Vornamen sowie den ersten Buchstaben des Nachnamens verwenden, wenn ich die Akten der Frauen zitiere.

2.4 Verortung der Arbeit

Im Zuge der Bearbeitung der Entmündigungsakten bildeten sich unterschiedlichste Arbeitsschwerpunkte heraus. Einige dieser Schwerpunkte ergaben sich durch die beschriebene Quellensituation, andere durch die gewählte Fragestellung und Methode.

Gerade der starke Fokus auf die Situation bzw. Stellung der bürgerlichen Frau in der Weimarer Republik kam als solcher unerwartet. So stellte sich erst beim Bearbeiten der Akten und während der Beschäftigung mit den damaligen Auseinandersetzungen um den Entmündigungs-Paragrafen (§ 6 BGB) heraus, dass ein Großteil der entmündigten Frauen aus bürgerlichen Familien stammte. (Die Gründe hierfür werden in dem Teil dieser Arbeit, der mit der Entstehungsgeschichte des BGB befasst ist, erläutert und in den folgenden Kapiteln genauer erklärt.)

Die überproportionale Repräsentation der Weimarer Republik ist hauptsächlich durch den Aktenbestand selbst begründet, da der große Teil der bearbeiteten Akten – ebenso wie diejenigen, die als Vergleich dienten – aus dieser Zeit datiert. Ob nun tatsächlich mehr Entmündigungen während der Weimarer Republik stattfanden als im Kaiserreich, lässt sich nachträglich nicht mehr rekonstruieren. Manche der sich anschließenden Analysen erfolgen unter Bezugnahme auf verschiedene Akten, andere werden sich auf eine vertiefte Analyse einzelner konzentrieren. Dies soll jedoch keine quantitative Aussage hinsichtlich des Quellenbestands darstellen.

Ein selbstgelegter Schwerpunkt meiner Analysen liegt auf der als „deviant" markierten Sexualität der Frauen. Butler dahingehend folgend, dass keine Analyse der Kategorie Geschlecht ohne die Einbeziehung von Sexualität stattfinden kann, wird bei der Frage nach der Vergeschlechtlichung psychiatrischer Diagnosen im Folgenden auch immer wieder der Rolle der Sexualität nachgegangen.[55] In der Konstruktion sexueller Devianz und ihrer Sanktionierung durch Entmündigung zeigte sich das machtvolle Zusammenspiel von Geschlecht, Sexualität und Geisteskrankheit.

---

[55] Vgl. Butler, Judith (1994): Against Proper Objects. In: Differences: A Journal of Feminist Cultural Studies, Jg. 6, Nr. 2/3, S. 1–26.

3 Einführung in die Gesetzesgrundlagen

Während umfassende wissenschaftliche Auseinandersetzungen mit der Geschichte der Entmündigung auf Englisch (wie z.B. aus dem britischen Kontext) vorliegen[56], ist die Zahl der Arbeiten hierzu im deutschsprachigen Raum eher gering. Bis auf wenige juristische Werke zur Einführung der Entmündigung und ihrer Umbenennung und Neuregelung als „Rechtliche Betreuung" findet man kaum etwas. Aus diesem Grund beginne ich mit einer grundsätzlichen Einführung in die rechtlichen Rahmenbedingungen, unter denen der entsprechende Paragraf (§ 6 BGB) eingeführt wurde, nach dessen Maßgabe dann die Verfahren durchgeführt wurden.

Im Rahmen dieser Einführung in die Gesetzesgrundlagen werde ich im Folgenden einen Überblick über verschiedene Diskursformationen um das Bürgerliche Gesetzbuch im Allgemeinen und die Entmündigung im Speziellen geben. So war bereits die Einführung eines einheitlichen deutschen bürgerlichen Rechts ein heftig debattierter Prozess, welcher sich jahrzehntelang hinzog. Der sehr vage formulierte Begriff der „Geisteskrankheit" in § 6 des schließlich neu entstandenen BGB löste, wie sich zeigen wird, zusätzliche Debatten aus – und eröffnete das Spielfeld für weitere Akteure in Gestalt der psychiatrischen WissenschaftlerInnen mit sich.

---

[56] Zum Beispiel Barham, Peter (1997): Closing the Asylum: The Mental Patient in Modern Society. London; Bartlett, Peter (2008): Blackstone's Guide to The Mental Capacity Act 2005. Oxford; Bartlett, Peter/Sandland, Ralph (2013): Mental Health Law: Policy and Practice. Oxford; Fennell, Phil (2011): Mental Health: Law and Practice. Bristol; Gostin, Lawrence O./McHale, Jean/Fennell, Philip/McKay, Ronald D./ Bartlett, Peter (Hg.) (2010): Principles of Mental Health Law and Policy. Oxford; Hale, Brenda (Hg.) (2011): Mental Health Law. London; Jacob, Rebecca/Gunn, Michael/Holland, Anthony (2013): Mental Capacity Legislation: Principles and Practice. London.

3.1 Juristische Diskursformationen um die Entstehung des Bürgerlichen Gesetzbuchs

Erlasse und Gesetze der Französischen Revolution waren Anfang des 19. Jahrhunderts im *Code Napoléon* (*Code civil*) systematisiert und festgehalten worden. Dieser bildete die Grundlage des zivilen bzw. bürgerlichen Rechts in großen Teilen Europas – so auch in vielen Gebieten Deutschlands.[57] Der deutsche Raum war zu diesem Zeitpunkt unterteilt in drei größere Rechtsgebiete: das des Allgemeinen Landrechts für die Preußischen Staaten, das des *Code civil* und das des gemeinen (römisch-kanonischen) Rechts. Letzteres fand jedoch nur subsidiär Anwendung, sodass in seinen Gebieten lokale Rechte vorherrschten.[58]

In den Debatten deutscher Juristen am Beginn jenes Jahrhunderts zeigte sich eine deutliche Uneinigkeit hinsichtlich der Gesetzgebung. Die juristische Praxis war außerdem durch die damalige Vielzahl deutscher Staaten erheblichen Schwierigkeiten ausgesetzt. Im Kontext des erstarkenden Nationalismus unter dem Eindruck der „Freiheitskriege" von 1813 bis 1815 erwuchs zunehmend auch in juristischen Kreisen ein Bedürfnis nach nationaler Einheit, die sich insb. durch ein gemeinschaftliches Recht auszeichnen sollte.

Außerdem wurde in diesem Zusammenhang versucht, sich gegenüber Frankreich und dessen Rechtssystem abzugrenzen. Der sogenannte „Kodifikationsstreit" zwischen den Rechtswissenschaftlern Friedrich Carl von Savigny und Anton Friedrich Justus Thibaut ist hierbei eine der prominentesten öffentlich geführten Auseinander-

---

[57] Vgl. Hattenhauer, Hans (2002): Thibaut und Savigny. Ihre programmatischen Schriften. München, S. 24f.

[58] Vgl. Riedel, Tanja-Carina (2008): Gleiches Recht für Frau und Mann – die bürgerliche Frauenbewegung und die Entstehung des BGB. Köln, Weimar, Wien, S. 48f.

setzungen um eine Vereinheitlichung des deutschen bürgerlichen Rechts.

Savigny stand dem *Code civil* durchaus kritisch gegenüber und stellte im Jahr 1814 fest: „Als der Code in Deutschland eindrang und krebsartig immer weiter fraß, war von inneren Gründen nicht die Rede [...]."[59] Durch die imaginierte Bedrohung des (de iure und de facto nicht existierenden einheitlichen) deutschen Staates verweiblichte dieser in den Augen Savignys, der sich in diesem Zitat einer Symbolik des eindringenden (gewalttätigen/vergewaltigenden) Fremden bediente, um jene juristische Situation zu beschreiben. Neben dieser Verweiblichung der Nation wurde ihr quasi komplementär ein krankhafter, stetig weiter anwachsender Tumor diagnostiziert, der sein Auftretendem Einzug des französischen Rechts in deutsches Gebiet verdanke.

Angelehnt an romantische Vorstellungen von einem organischen und homogenen deutschen Volk und einer einheitlichen Nation argumentierte Savigny weiter:

Wo wir zuerst urkundliche Geschichte finden, hat das bürgerliche Recht schon einen bestimmten Character, dem Volk eigenthümlich, so wie seine Sprache, Sitte, Verfassung. Ja diese Erscheinungen haben kein abgesondertes Daseyn, es sind nur einzelne Kräfte und Thätigkeiten des einen Volkes, in der Natur untrennbar verbunden, und nur unserer Betrachtung als besondere Eigenschaften erscheinend.[60]

Legitimiert sah Savigny seine Position durch die Idee der naturgeschichtlichen Entstehung eines einheitlichen Volkes und folgte

---

[59] Savigny, Carl Friedrich von (1814): Vom Beruf unserer Zeit für Gesetzgebung und Rechtswissenschaft. Heidelberg, S. 2.
[60] Ebd., S. 8.

damit während der Aufklärung und der Romantik entstanden Entwicklungsgedanken. Er berief sich außerdem auf das römische Recht als mögliche Grundsäule eines zu etablierenden bürgerlichen Rechts und warnte in romantischer Manier vor einer weiteren „Entkörperung" und Denaturalisierung des von ihm als einheitlich und organisch gedachten Volkes:

> *In jedem organischen Wesen, also auch im Staate, beruht die Gesundheit darauf, daß beides das Ganze und jeder Theil, im Gleichgewicht stehe, daß jedem sein Recht widerfahre. Daß ein Bürger, eine Stadt, eine Provinz den Staat vergesse, dem sie angehören, ist eine sehr gewöhnliche Erscheinung, und jeder wird diesen Zustand für unnatürlich und krankhaft erkennen.[61]*

Anton Friedrich Justus Thibaut erhoffte sich zuallererst eine einheitliche Gesetzgebung:

> *So ist also unser ganzes einheimisches Recht ein endloser Wust einander widerstreitender, vernichtender, buntschäckiger Bestimmungen, ganz dazu geartet, die Deutschen voneinander zu trennen, und den Richtern und Anwälden die gründliche Kenntnis des Rechts unmöglich zu machen.[62]*

Thibaut unterschied sich von Savigny insb. in der Beurteilung des römischen Rechts, das er als „fragmentarisch" und „feindlich" bezeichnete.[63] Er ging hierbei von einer gesellschaftsbildenden Rolle juristischer Praxis und Gesetzgebung aus und grenzte sich damit

---

[61] Ebd., S. 42.

[62] Thibaut, Anton Friedrich Justus (1814): Über die Nothwendigkeit eines allgemeinen Bürgerlichen Rechts für Deutschland. Heidelberg, S. 16

[63] Vgl. ebd., S. 19f.

von den völkischen Gedanken Savignys deutlich ab, der seinerseits die Naturgebundenheit des Rechts betonte.

Mit dem Aufkommen des modernen Nationalismus trat das bürgerliche Subjekt, das sich neben der Identifikation mit der Nation auch durch seine *Rasse*- und Klassenpositionierung als auch durch Geschlechtlichkeit und Sexualität auszeichnete, in den Mittelpunkt juristischer Debatten.[64] So argumentierte Thibaut:

> *[E]ine gute Gesetzgebung ist das schwerste unter allen Geschäften. Es gehört dazu ein reiner, großer, männlicher, edler Sinn; eine unbedingte Festigkeit, damit man sich nicht durch falsches Erbarmen und kleinliche Nebenrücksichten überraschen lasse, und eine unendliche Umsicht und Mannigfaltigkeit der Kenntnisse.*[65]

Die Frage der Nationenbildung wurde von Thibaut eng verknüpft mit einer hegemonial-bürgerlichen Männlichkeitsauffassung.[66] Diese „edle Männlichkeit" sollte durch eine den Prozess untermauernde Gesetzgebung die Etablierung Deutschlands als Nation möglich machen. „Edle Männlichkeit" definierte Thibaut im Zuge einer deutschen Identitätsbildung anhand von Abgrenzungen zum „tückischen" Anderen:

---

[64] Vgl. Mosse, Georg L. (1985): Nationalismus und Sexualität – Bürgerliche Moral und Sexuelle Normen. München, Wien, S. 9f.

[65] Thibaut: Über die Nothwendigkeit, a.a.O., S. 37.

[66] Unter hegemonialer Männlichkeit ist keine homogenen erfassbare Gruppe, sondern vielmehr ein Konzept zur strukturellen Analyse historisch spezifischer Machtformen zu verstehen. Vgl. Connell, Raewyn [Robert W.] (1999): Der gemachte Mann: Konstruktion und Krise von Männlichkeiten. Opladen; Bruns, Claudia (2008): Politik des Eros – der Männerbund in Wissenschaft, Politik und Jugendkultur (1880–1934). Köln, Weimar, S. 23ff.

*Die Stimme einheimischer Vernunft kann also jetzt wenigs-
tens so viel Achtung und Folgsamkeit verlangen, als die
fremde Unverschämtheit, und es würde unserem Volke zur
ewigen Schande gereichten, wenn der verständige, wohlwollende Vaterlandsfreund nicht durchsetzen konnte, was
dem, bloß listigem, tückischen Ausländer ohne große Mühe
gelang.*[67]

In seinen Ausführungen erscheint der Nationalismus vor allem als
eine eng ans Bürgertum gebundene Vorstellung, die mit der Betonung einer „moralischen Höherwertigkeit" männlich-deutscher
Bürger einhergeht. In der beschriebenen juristischen Auseinandersetzung sollte sich nichtsdestotrotz letztendlich Savigny mit seinem
Glauben an ein Recht, das sich an die „Natur" der Gesellschaft an-
passen sollte, durchsetzen.

Im Jahr 1842 griff der Jurist Anton Christ in die Debatte über die
Vereinheitlichung des nach wie vor zersplitterten deutschen bürgerlichen Rechts ein. Unter dem Eindruck der Märzrevolution und des
stark erblühten deutschen Nationalismus forderte er, angelehnt an
die Argumentationen seiner Vorgänger:

*Alle großen Völker der Vorzeit und Mitwelt haben den Sinn
für Vaterland zu einer Grundbedingung der öffentlichen
Wohlfahrt und jedem Staatsbürger zu einer förmlichen
Pflicht gemacht, ja das Altertum in seiner Blütezeit ging
selbst soweit, die Verbindlichkeiten und die Pflichten für
den Staat über die persönliche Freiheit des Einzelnen und
über die Rechte der Familie zu setzen und die letzteren
Rücksichten den ersteren schlechthin unterzuordnen. Daher
treten uns aber auch in der alten Geschichte Männer entge-*

---

[67] Thibaut: Über die Nothwendigkeit, a.a.O., S. 65.

gen, wie wir ihnen in dieser Reinheit, in dieser Hingebung und Aufopferung für das Allgemeine in neuerer Zeit nicht begegnen [...].[68]

Die ständische Gesellschaftsordnung verlor im 19. Jahrhundert zunehmend an Bedeutung. Damit setzten sich auch die bürgerlichen Vorstellungen von Geschlecht und Sexualität und die bürgerliche Familienordnung durch. Der Vater als „Kopf" der Familie und die „häusliche" Mutter galten als idealtypische Elemente.[69] Diese prominente Positionierung der bürgerlichen Männlichkeit schlug sich auch in den Debatten der Juristen, hier vor allem in den Auffassungen Christs, nieder und wurde als fundamentales Element der Nationenbildung verhandelt. Christs Programmatik basierte hauptsächlich auf einer durch den Nationalismus beförderten deutlichen Abgrenzung vom römisch-kanonischen wie auch dem französischen Recht.[70] Seine Schriften und die anderer Juristen enthalten dabei bereits konkret ausgearbeitete Pläne für eine Kodifikation.

Neben Anton Christ sprach sich vor allem der Rechtswissenschaftler Georg Beseler für eine Vereinheitlichung des bürgerlichen Rechts aus. Auch er argumentierte mit zeitgenössischen Fortschrittsgedanken und betonte die Dringlichkeit einer schnellen Kodifizierung des deutschen Rechts:

Wie die Sachen jetzt stehen, ist zu nächst nur zu wünschen, daß die Gesetzgebung der einzelnen deutschen Staaten sich möglichst gleichförmig und im Sinne des nationalen Fort-

---

[68] Christ, Anton (1842): Über deutsche Nationalgesetzgebung. Leipzig, S. 5f.

[69] Vgl. Lengwiler, Martin (2008): In kleinen Schritten. Der Wandel von Männlichkeiten im 20. Jahrhundert. In: L'Homme. Europäische Zeitschrift für feministische Geschichtswissenschaft, Jg. 19, Nr. 2, S. 75–94.

[70] Vgl. Christ: Über deutsche Nationalgesetzgebung, a.a.O.

schritts ausbilde. Dazu wird es aber vor Allem der kräftigeren Entfaltung eines gemeinsamen Volkslebens und der Wissenschaft des gemeinsamen Rechts in ihrer höheren Entwicklung bedürfen; das sind die beiden Mächte, in denen auch jede spätere, tiefer greifende Reform des deutschen Rechtswesens ihre besten Stützen finden wird.[71]

Beseler erhoffte sich durch die schnelle Reformierung des deutschen Rechts vor allem ein „Wiedererwachen einer kräftigen vaterländischen Gesinnung" sowie wirtschaftliche Entwicklungen. Die Forderungen Christs, Beselers und anderer fanden ihren Nachhall in ähnlich bis gleich lautenden Appellen seitens Politik und Wirtschaft, da vor allem der Handel unter der rechtlichen Zersplitterung Deutschlands litt und mit wachsenden Beeinträchtigungen zu kämpfen hatte.[72]

Eine Vereinheitlichung durch die einfache Übernahme des *Code civil* oder des römischen Rechts konnte sich jedoch aufgrund der ideologisch aufgeladenen Debatte nicht durchsetzen:

Wenn die Gesetze nicht auf der Oberfläche des Lebens schwimmen, sondern einen wirklichen Bestandtheil davon bilden, und ein tief in alle unsere Familien- und Vermögensverhältnisse eingreifender Bestandtheil sein sollen, wenn eine wirkliche Verwandtschaft zwischen ihnen und uns bestehen, wenn wir den Gesetzen nicht bloß gehorchen, sondern ihnen auch mit Liebe und Anhänglichkeit zugethan sein sollen, so müssen die Gesetze vaterländische Gesetze sein.[73]

---

[71] Beseler, Georg (1843): Volksrecht und Juristenrecht. Leipzig, S. 57.
[72] Vgl. Christ: Über deutsche Nationalgesetzgebung, a.a.O., S. 2.
[73] Ebd., S. 107f.

Im Jahre 1860 wurde zum Zweck einer Vereinheitlichung des deutschen Rechts ein Juristentag gehalten. Zu diesem erschienen alle führenden deutschsprachigen Juristen, die bereits in der ersten Sitzung ihr Verlangen nach einer einheitlichen Gesetzgebung artikulierten und dieses auch durchzusetzen gedachten.[74]

Dennoch sollte es noch mehr als zehn Jahre dauern, bis sich nach der Gründung des Deutschen Reiches 1871 auch politisch die Überzeugung durchsetzte, dass man ein gemeinsames Gesetz benötige. Der Bundesrat beschloss am 04.12.1873, eine Kommission zur Ausarbeitung eines Bürgerlichen Gesetzbuchs einzusetzen, um weitere Zersplitterungen zu verhindern.[75] Diese erste Kommission arbeitete von 1881 bis 1889 am Entwurf eines Bürgerlichen Gesetzbuchs. Nach der Veröffentlichung erster Entwürfe kam es jedoch zu einer Vielzahl kritischer Einwände, weswegen eine zweite Kommission tagen musste, um diese nochmals zu überarbeiten.[76] Diese zweite Kommission bestand aus Juristen und Wirtschaftsvertretern.[77] Im Lauf ihrer Arbeit änderte sie die Gesetzesgrundlagen in erster Linie inhaltlich. Nach einem Jahrhundert lang dauernden Debatten um ein einheitliches deutsches Recht trat das Bürgerliche Gesetzbuch letztendlich am symbolträchtigen 01.01.1900 in Kraft.

---

[74] Vgl. Schubert, Werner (1966): Vorschriften des BGB über Besitz und Eigentumsübertragung. Berlin, S. 7.

[75] Vgl. ebd., S. 13.

[76] Vgl. ebd., S. 30ff.

[77] Vgl. Protokolle der Kommission für die zweite Lesung des Entwurfs des Bürgerlichen Gesetzbuchs (1897): Band I: Allgemeiner Theil und Recht der Schuldverhältnisse, Abschn. I, Abschn. II, Tit. I, S. IV.

3.2 Entmündigung wegen Geisteskrankheit und Geistesschwäche

Mit Inkrafttreten des BGB kam es auch zu einer einheitlichen Regelung der Entmündigung. Die Entmündigung stellte einen erwachsenen Menschen auf die rechtliche Stufe einer/s Minderjährigen und ordnete der/m Entmündigten einen Vormund – seltener eine Vormünderin – zu. Zunächst sollten nur diejenigen entmündigt werden, die ihres „Vernunftgebrauchs" beraubt waren und unter „Geistesschwäche" litten. Dies wurde jedoch auf Wunsch der Psychiater jener Zeit erweitert um die sogenannten „Geisteskrankheiten", da, so deren Argumentation, die Betroffenen von sogenannten „Geisteskrankheiten" nicht immer auch unter Geistesschwäche leiden würden, jedoch ähnlicher „Fürsorge" bedürften.[78] „Geisteskrankheit" war dabei kein rechtlicher Begriff, sodass die Macht über die Bestimmung von Mündigkeit bzw. Unmündigkeit bei der Psychiatrie und den behandelnden Psychiatern lag. „Trinker" und „Trinkerinnen" wurden den „Geisteskranken" gleichgestellt.[79] So kam es 1900 in § 6 BGB zu folgender Formulierung, die bis in das Jahr 1975 Gültigkeit behalten sollte:

[1] Entmündigt kann werden:
- *1. wer in Folge von Geisteskrankheit oder von Geistesschwäche seine Angelegenheiten nicht zu besorgen vermag;*

---

[78] Crefeld, Wolf (2006): Vom bürgerlichen Tod der Entmündigung und der Rechtsfürsorge psychisch beeinträchtigter Menschen. Die wechselvolle Geschichte eines Rechtsinstituts. In: Soziale Arbeit, Jg. 25, Nr. 7/8, S. 246–253.

[79] Vgl. ebd., S. 249.

- *2. wer durch Verschwendung sich oder seine Familie der Gefahr des Nothstandes aussetzt;*

- *3. wer in Folge von Trunksucht seine Angelegenheiten nicht zu besorgen vermag oder sich oder seine Familie der Gefahr des Nothstandes aussetzt oder die Sicherheit Anderer gefährdet.[80]*

Der § 6 BGB und die daraus resultierende Entmündigung der „Geisteskranken" zeigt in besonderer Deutlichkeit die erstarkte gesellschaftliche Position der psychiatrischen Wissenschaft. Insbesondere der Bereich der weiblichen Sexualität fand so auch im rechtlichen Rahmen (neben der Institution Ehe) seinen Raum – was bedeutet: seine Kontrolle und Beschränkung. Die Möglichkeit der Entmündigung konnte, wie sich zeigen wird, genutzt werden, um Frauen, die sich sozial und vornehmlich sexuell „unangemessen" verhielten, als „verwahrlost", „hemmungslos" oder „beschränkt" zu bezeichnen und sie auf die rechtliche Stufe eines Kindes zu setzen, da man sie geistig ebenda positionierte.[81]

Im Unterschied zum Bayerischen, Badischen oder Preußischen Recht, worin ausdifferenzierte Formen sogenannter „Geisteskrankheiten" aufgelistet worden waren, die zu einer Entmündigung führen konnten, blieb der Rechtsbegriff im § 6 BGB offen. Den Psychiatern gelang es somit, im Rahmen ihrer Gutachtertätigkeit die Definitionshoheit über den Begriff der „Geisteskrankheit" auch im Recht zu erlangen. Neben der Rolle der Psychiatrie innerhalb der neuen rechtlichen Ordnung spielten auch verstärkt familienpolitische Änderungen, also auch die allgemeine Stellung der Frau, wie

---

[80] § 6 BGB (in dieser Fassung gültig von 1900–1975).
[81] Vgl. Freund-Widder, Michaela (2000): Frauen unter Kontrolle – Prostitution und ihre staatliche Bekämpfung in Hamburg vom Ende des Kaiserreichs bis zu den Anfängen der Bundesrepublik. Münster, S. 139.

sie das BGB vorsah, eine verstärkte Rolle in den Entmündigungsverfahren.[82]

Die Entmündigungsverfahren wurden durch das Vormundschaftsgericht auf Antrag durchgeführt. Der Antrag auf Entmündigung konnte durch verwandte Personen gestellt werden; Mediziner konnten über die Staatsanwaltschaft einen Antrag auf Entmündigung ihrer PatientInnen stellen. In der Regel stellten nahe Angehörige (Väter, Mütter, Ehemänner) oder Psychiater im Rahmen der (irren-)anstaltlichen Versorgung die Anträge.[83] Um ein gerichtliches Entmündigungsverfahren einzuleiten, benötigte es lediglich ein Gutachten eines beliebigen Mediziners, der die geistigen Fähigkeiten einer Person infrage stellte. Im Laufe des Verfahrens wurden weitere ärztliche Gutachten eingefordert, und die betreffende Person wurde (mit Einverständnis des behandelnden Arztes) nochmals vernommen. Eine provisorische Vormundschaft konnte angeordnet werden. Diese sollte bis zum Abschluss des Verfahrens beibehalten werden.[84] Auch wenn die betreffende Person sich diesem Vorgang verweigerte, wurden Gutachten erstellt und Ärzte gehört. Diese sollten dem Gericht Vorschläge über das weitere Verfahren unterbreiten.[85]

Die psychiatrischen Gutachten sollten Klarheit darüber schaffen, ob bei der zu entmündigenden Person eine Geisteskrankheit oder -schwäche vorläge und ob sie die *gesamten* Angelegenheiten ihres

---

[82] Vgl. Schmidt, Torsten (1998): Die Entmündigung von den Anfängen des BGB bis zu ihrer Ablösung durch das Institut der Betreuung. Frankfurt/M., Berlin, Bern, New York, Paris, Wien, S. 120.

[83] Vgl. Stolper, Paul (1900): Guder's Gerichtliche Medizin. Zweite Auflage. Leipzig, S. 230.

[84] Vgl. ebd., S. 231.

[85] Vgl. ebd., S. 232f.

Alltags nicht mehr bewältigen können würde.[86] Hierunter sollten explizit nicht nur finanzielle Angelegenheiten fallen:

Dem Untersuchten geht also infolge seiner geistigen Krankheit die Fähigkeit ab, seine eigenen Interessen wahrzunehmen und seine Rechte selbst zu vertreten. Er ist ausser stande, seine Angelegenheiten zu besorgen. Er ist deshalb im Sinne des § 6 des B.G.B. als „geisteskrank" angesehen (oder: er kann daher im Sinne des § 6 infolge von „Geisteskrankheit" seine Angelegenheiten nicht besorgen.[87]

In der juristischen Praxis folgten die Gerichte den Gutachten der Psychiater. Diese passten sich an, und damit lag ihr inhaltlicher Schwerpunkt weniger auf einem medizinischen Befund, sondern vielmehr wurde der Frage des Gerichts nachgegangen, ob die zu entmündigende Person noch im Stande sei, ihren „Angelegenheiten" nachzugehen.

Die nach Einführung des BGB erstarkte Stellung der psychiatrischen Gutachten (und der Psychiater) führte zu vermehrten Debatten um die Hoheitsfrage bei Gerichtsverfahren. Die Juristen fürchteten nämlich durchaus um ihre autonome Entscheidungsfähigkeit und Vorrangstellung, die Psychiater hingegen suchten ihre neu entstandene Rolle als Bewahrer der gesellschaftlichen Ordnung beizubehalten, wenn nicht noch weiter auszubauen.[88] Wie Foucault bereits angesichts von Verfahren aus der strafrechtlichten Praxis kon-

---

[86] Vgl. Dr. Jahrmärker (1908): Zur Praxis der Entmündigung wegen Geisteskrankheit und Geistesschwäche. Nach einem am 26. November 1907 in der forensisch-medizinischen Vereinigung gehaltenen Vortrage der Privatdozenten Gerichtsassessor Dr. Wedemeyer und Oberarzt Dr. Jahrmärker. Marburg, S. 4f.

[87] Stolper: Guder's Gerichtliche Medizin, a.a.O., S. 234f.

[88] Vgl. hierzu Dr. Jahrmärker: Zur Praxis der Entmündigung, a.a.O.

statierte, steht das Gericht vor folgender Schwierigkeit: Es müsse nämlich

> *[d]ie medizinische Institution [...] im Fall des Wahnsinns die Oberhand über die Gerichtsinstitution bekommen. Die Justiz kann den Verrückten nicht packen oder besser den Wahnsinn [richtiger: die Justiz] muß den Verrückten laufenlassen, sobald sie ihn als verrückt anerkannt hat: Prinzip der Freilassung, im juridischen Sinn des Begriffs.[89]*

Für die Entmündigungspraxis bedeutete jene Oberhand der medizinischen Institution, dass auch hier das Gericht die Entscheidungsgewalt abgab und letztlich den psychiatrischen Gutachten überließ. Dies brachte viele Juristen in Bedrängnis. Der Oberarzt Dr. Jahrmärker argumentierte in seinem Vortrag zur Praxis der Entmündigung aus dem Jahr 1907:

> *Zweifellose Pflicht des Sachverständigen ist es m.E., zu sagen: Es liegt eine geistige Erkrankung vor, dieser oder jener Art. [...] Es ist möglich, daß ein Mensch ganz so erscheint, wie Gesunde sein können, und daß erst eine Krankheit den Menschen zu dem gemacht hat, oder richtiger gesagt, macht, was er ist. Dieses Nachweises bedarf der Jurist, um den gegebenen Zustand zutreffend bewerten zu können.[90]*

Die Entscheidung über die geistige Verfassung und damit auch das kommende Urteil soll nun in der Hand und Autorität jener Sachverständigen liegen, die über Gesundheit und Krankheit zu urteilen wüssten. In der Praxis scheint die Argumentation, dass es in vielen

---

[89] Foucault, Michel (2007): Die Anormalen – Vorlesungen am Collège de France 1974/1975. Frankfurt/M., S. 48.

[90] Dr. Jahrmärker: Zur Praxis der Entmündigung, a.a.O., S. 5.

Lebensbereichen zu erheblichen Einschränkungen komme müsse, jedoch deutlich ausgehebelt. Denn es kommt nun dazu, dass auch scheinbar „Gesunde" in den Fokus der Beobachtung geraten und dann auch ohne vorherige Vorkommnisse, die auf spezifische Alltagsschwierigkeiten aufmerksam gemacht hätten, als geisteskrank „erkannt" und in entsprechenden Verfahren entmündigt werden können.

In juristischen Kreisen wurde/n diese/s Verfahren mit dementsprechender Skepsis aufgenommen. Gerade das Wegfallen der im Gesetz und nicht über die Gutachterpraxis festgelegten Geisteskrankheiten störte die bisherige Prozesspraxis. Der Gerichtsassessor Dr. Wedemeyer stellt in diesem Zusammenhang fest, dass

> *Geisteskranke im medizinischen Sinne in häufigen Fällen dem Gesunden ungleich näher stehen, als Individuen, die der Psychiater für geistesschwach erklärt. Wenn das B.G.B. sich wirklich hier medizinische Begriffe angeeignet hat, so ergibt sich eine Inkongruenz, die wir unserem Gesetzbuche doch nur im äußersten Notfalle zutrauen dürfen. So widerspruchsvoll auch die Geschichte der einschlägigen gesetzlichen Bestimmungen ist: aus der Äußerungen der II. Kommission können wir deutlich entnehmen, daß man die medizinische Unterscheidung nicht dachte.[91]*

Doch die Kritik Wedemeyers konnte sich weder in Gesetzgebung noch Praxis durchsetzen. Die „Geisteskrankheit" erhielt im Rahmen der Entmündigung nicht nur durch ihre Benennung im Paragrafen, sondern auch durch die Schwere der Konsequenzen ihrer Diagnose Vorrang gegenüber den weiteren Entmündigungsgründen wie „Geistesschwäche" oder „Trunksucht". Während die Feststel-

---

[91] Dr. Wedemeyer in Dr. Jahrmärker: Zur Praxis der Entmündigung, a.a.O., S. 32.

lung einer „Geistesschwäche" der betroffenen Person zumindest die Handlungsrechte eines über siebenjährigen Kindes ließ und damit etwa die Möglichkeit, in geringfügigen Bereichen Einkäufe zu tätigen, führte die Diagnose „Geisteskrankheit" zum Status eines unter siebenjährigen Kindes. In der gesellschaftlichen Praxis bedeutete dies für die entmündigte Person, dass sie ohne die Zustimmung ihres Vormundes keinerlei Art sozialen Lebens mehr nachgehen konnte.[92] Wedemeyer sah in diesem Zusammenhang insb. die Sorge des Gerichts im Vordergrund:

Der Geisteszustand der Schutzbedürftigen ist daher vom Entmündigungsrichter mit dem des Gesunden zu vergleichen und dementsprechend zu klassifizieren. Ob die geistige Einbuße vom Psychiater unter den Begriff der Geisteskrankheit oder Geistesschwäche im medizinischen Sinne zu bringen ist, und ebenso ob der Laie sie als ungenügende Entwicklung oder als Krankheit auffaßt, bleibt unerheblich.[93]

Die Stellung der Psychiater und deren Gutachtertätigkeit waren in der Argumentation Wedemeyers zweitrangig. Das Gutachten solle neben den Äußerungen der Betroffenen und solchen aus ihrem Umfeld gleichrangig gegenüber der Hoheit des Gerichts stehen. Dem entgegnete jedoch Jahrmärker:

Bei anderer Auffassung erscheint mit die Befragung des Kranken als eine Farce: will man auch bei ablehnender Antwort einen Pfleger bestellen, so ruft man den Eindruck eines Scheinmanövers hervor; will man der Willenserklärung des Unzurechnungsfähigen Bedeutung beimessen, so

---

[92] Vgl. ebd., S. 36f.
[93] Ebd., S. 37.

*entscheidet nicht mehr die wirkliche Rechtslage, sondern
etwas ganz Zufälliges und Unberechenbares darüber, ob
eine Entmündigung statthaft [ist] oder die Anordnung einer
Pflegschaft [...]; dieses zu beurteilen kann aber, da krankhafte Momente in Betracht kommen, nur Sache sein des Arztes.*[94]

Jahrmärker hielt dabei fest, dass ausschließlich die Psychiatrie
selbst über den Geisteszustand von Menschen urteilen könne. So
solle in der Frage, ob eine Entmündigung stattfinde, weder das Urteil der Richter, das der Familienmitglieder noch anderer Beteilig-
ter als gleichrangig neben dem endgültigen medizinischen Gutachten betrachtet werden. (Die Befragung der Betroffenen überhaupt
hielt Jahrmärker nicht bloß für sinnlos, sondern auch für gefährlich.
Er empfahl, dass zunächst der jeweilig behandelnde Arzt in der
Frage zu Rate gezogen werden solle, ob die betreffende Person je
gerichtlich zum Entmündigungsverfahren befragt werden könne.)
Die Konsequenz aus seinen Forderungen wäre gewesen, dass bis
auf den Psychiater gar keine anderen Personen mehr Entscheidungen hätten treffen können über den Begriff der Geisteskrankheit
und die Stellung und das Schicksal derer, die unter ihn fielen. Mit
dieser Haltung vertrat Jahrmärker tatsächlich einen Großteil seiner
Kollegen, die so den Machtbereich ihrer Wissenschaft erweitern
und ihre Disziplin als etabliert situieren wollten.

Bei der Feststellung „devianten" Verhaltens gab es in der psychiatrischen und juristischen Praxis drei Sanktionierungsformen: die der
„amtlich angeordneten Fürsorge", die der Entmündigung wegen
„Geisteskrankheit" bzw. „Geistesschwäche" und schließlich die
einer „Pflegschaftsbestellung". Die Begriffe der Geisteskrankheit
und der Geistesschwäche wurden im Zusammenhang des BGB als

---

[94] Ebd., S. 17.

nicht-medizinische Kategorien ausschließlich zur juristischen Einteilung verwendet:

> *Die Geisteskrankheit und die Geistesschwäche des B.G.B. sind nicht Ausdrücke für natürliche Krankheitsformen, sondern für den verschiedenen Grad, in dem Jemand wegen psychischer Störung seine Handlungen nicht zu besorgen vermag. [...] So ist nur der Grad der Beeinflussung der Geschäftsfähigkeit der Massstab für die Entscheidung, ob jemand wegen Geisteskrankheit oder wegen Geistesschwäche im gesetzlichen Sinne zu entmündigen ist.*[95]

Die Entmündigung wegen Geisteskrankheit hob, wie bereits erwähnt wurde, die Geschäftsfähigkeit der betroffenen Person gänzlich auf, während die Entmündigung wegen Geistesschwäche noch Erwerbsgeschäfte zuließ. Das Abschließen von Verträgen war in beiden Fällen nur noch mit der Zustimmung des bestellten Vormunds möglich. Die Bestellung des Vormundes und die dieser voran gehende Gerichtsverhandlung zur Entmündigung einer Person fanden ohne deren Willenserklärung bzw. Einwilligung statt.[96] Eine Pflegschaft sollte dem gegenüber einzelne Lebensbereiche der zu pflegenden Person unterstützend (kontrollierend) abdecken und mit deren Einwilligung festgelegt werden. Aber auch hier galt, dass nur der Arzt über die schiere Möglichkeit einer Willensbekundung (bzw. ihr Gehört-Werden) zu bestimmen hatte:

---

[95] Dr. Moeli (1903): Die Geisteskrankheit in zivilrechtlicher Hinsicht. In: Gerichtliche Medizin. Zwölf Vorträge. Abdrucke aus dem Klinischen Jahrbuch 1903. Jena, S.117–198, S. 181f.

[96] Vgl. Rümelin, Max (1912): Die Geisteskrankheit im Rechtsgeschäftsverkehr – Rede gehalten bei der akademischen Preisverleihung am 28. November 1912 von Prof. Dr. Max Rümelin. Tübingen, S. 7ff.

> *Alle die verschiedenen Wendungen, durch die unsere Geset-*
> *ze die rechtlich bedeutsamen Störungen zu bestimmen su-*
> *chen, wie: Ausschluß der freien Willensbestimmung, Unfä-*
> *higkeit vernünftig zu handeln, oder wie sie sonst lauten mö-*
> *gen, enthalten nichts anderes als eine Anweisung, die*
> *durchaus nicht überflüssig ist, wie uns einzelne Psychiater*
> *glauben machen wollen.*[97]

Hinter dieser Praxis stand die Idee, dass geisteskranke/geistesschwache Menschen nicht dazu in der Lage seien, eine „freie Willensäußerung" zu verfassen.

Hieran zeigt sich eine Problematik der Entmündigungsverfahren. So war nach der Antragsstellung (durch eine beliebige Person) die/der zu Entmündigende zunächst in der Situation, unter Beobachtung seinen/ihren geistig „gesunden" Zustand beweisen zu müssen. Dies allerdings ggf. vor einem Gutachter, der die oben beschriebene Idee vertrat, dass sich eine Geisteskrankheit auch hinter scheinbar „gesundem Verhalten" verstecken könne. Somit wurde jede erdenkliche Reaktion, sei sie verweigernd oder kooperativ, als pathologisch lesbar und damit für die gutachterliche Begründung der Entmündigung verwendbar. Welche Konsequenzen dies im Einzelnen konkret mit sich brachte, wird im Folgenden noch an Beispielen erläutert werden.

Legitimiert wurde dieses Verfahren mit dem Verweis auf die mögliche Bedrohlichkeit der „Geisteskranken", die u.a. durch eine Entmündigung abgeschwächt werden sollte. Von Geisteskranken sollte nämlich eine ganz besondere Gefahr ausgehen, die aus Sicht einiger Juristen und Psychiater insb. im Zusammenhang mit der

---

[97] Ebd., S. 35.

lange erkämpften Nationengründung und der daraus entstandenen wirtschaftlichen Freiheit wirksam werden könnte. Denn,

> *[...] grundsätzlich ist die Frage früher nicht aufgeworfen worden, ob denn nicht überhaupt in ganz anderem Maß ein Schutz des Publikums in Fällen geboten sei, in denen die Geisteskrankheit für den Geschäftsgegner nicht erkennbar ist. [...] [D]ie geistigen Störungen der Einzelnen [werden] zu Störungen des ganzen Rechtsverkehrs [...], wie [soll] das ganze Volk einen Bogen um den einen machen [...], ohne etwas von seinem Defekt zu wissen.*[98]

So erkannte der Rechtswissenschaftler Max Rümelin in der/dem Geisteskranken eine unsichtbare Bedrohung. Sie/er könne sich unerkannt und unmarkiert innerhalb der Gesellschaft bewegen und durch ihre/seine Handlungen konkreten Schaden an dieser verüben. Insbesondere der mögliche wirtschaftliche Schaden stand hierbei aus juristischer Perspektive im Zentrum.

Dieser Schwerpunkt der Argumentation auf wirtschaftlichen Schäden könnte auch ein Erklärungsansatz sein, weshalb fast ausschließlich bürgerliche Familien zur Disziplinierung ihrer Töchter, Mütter oder Ehefrauen auf das Mittel der Entmündigung zurückgriffen. Auch scheint der Paragraf, mit seinem Fokus auf die Einschränkungen im Geschäftsverkehr, grundsätzlich auf das Bürgertum ausgerichtet gewesen zu sein.

Der durch die Entmündigung hervorgebrachte Zustand der rechtlichen Gleichsetzung einer erwachsenen Person mit einem Kind führte in juristischer Hinsicht dazu, dass die Schuldfähigkeit der Person sich entsprechend ihrer attestierten Handlungs/un/fähigkeit

---

[98] Ebd., S. 54.

einschränkte. Sie konnte also juristisch nicht mehr für Delikte verantwortlich gemacht werden. Dass den als „geisteskrank“ diagnostizierten Menschen die Möglichkeit einer freien Willensbekundung abgesprochen wurde, wurde kaum problematisiert. Zentraler war die Befürchtung, dass sich „Geisteskranke“ in ihrer scheinbaren *Freiheit* (also durch die Entmündigung losgelöst von aller Verantwortlichkeit) in aktivistischer bzw. aufständischer Weise mit anderen zusammentun würden und dem „gesunden“ Volk mit der Haltung entgegenträten „Uns kann keiner, wir sind geisteskrank“.[99]

Die imaginierte, von unmarkierten Geisteskranken ausgehende Gefahr würde, das schien damit klar, allein juristisch kaum abzudecken sein. Die diskursive und juristische Gleichsetzung ihrer/seiner mit einem Kind zeigte sich als alleinige Maßnahme in diesem Bedrohungsszenario als wenig effektiv und unausreichend. Die/der Geisteskranke wurde zum Symbol einer wilden und hemmungslosen Bedrohung der neuen liberalen Gesellschaftsordnung:

> *Vergleicht man die Sachlage mit derjenigen beim Tierhalterparagraphen, [...] so ist ja wohl anzuerkennen, daß die Fälle der Schadenstiftung durch Unzurechnungsfähige entfernt nicht so häufig sind wie die Tierbeschädigungen [...]. Allein mit vereinzelten seltenen Erscheinungen, die man als quantité négligeable behandeln könnte, hat man es in unserem nervösen Zeitalter bei dem heutigen Stand der Psychiatrie im vorliegenden Fall auch nicht zu tun. [...] Die strenge Tierhaftung mochte hart erscheinen, aber sie wäre, wenn man sie nicht in ganz fehlerhafter Weise gehandhabt hätte, nicht als eine Ungerechtigkeit empfunden worden. Die Ersatzlosigkeit in den beschriebenen Fällen der Schä-*

---

[99] Ebd.

*diggung durch Geisteskranke verletzt dagegen in hohem Ma-
ße das Rechtsgefühl.*[100]

Es wurde befürchtet, dass unter diesen juristischen Gegebenheiten sicherlich auch einige „gesunde" Menschen gerne das „Privileg" einer psychiatrischen Diagnose hätten, um damit auch in den Genuss jener romantisierten (Narren-)„Freiheit" durch Geisteskrankheit zu kommen. Dieses Bedrohungsszenario allerdings hielten die Mediziner der Psychiatrie, hier exemplarisch Paul Stolper , aufgrund ihrer Expertise für unwahrscheinlich: „Die Unvollkommenheit und Unzusammengehörigkeit der Symptome, der Mangel aller Remissionen und Exacerbationen, wird den Gerichtsarzt stutzig machen."[101]

Ein wesentlich größeres Gefahrenpotenzial wurde angesichts derjenigen ausgemacht, die als „geheilt" aus Anstalten entlassen worden waren bzw. bei denen die geistige Erkrankung noch nicht entdeckt worden sei. Diese sogenannte „Dissimulation geistiger Störungen" vereinte dabei zumindest Juristen und Mediziner in der Idee einer gesamtgesellschaftlichen Bedrohung durch Geisteskranke.[102]

In praktischer Konsequenz gab dieser diskursive Hintergrund den Angehörigen die moralische Grundlage für Anstalts- und Heimunterbringungen der Betroffenen. Denn solange diese noch unter ihrer nicht-professionellen Obhut standen, würde von ihnen auch weiterhin jene Bedrohung ausgehen.

---

[100] Ebd., S. 64f.
[101] Stolper: Guder's Gerichtliche Medizin, a.a.O., S. 244.
[102] Ebd., S. 245.

3.3 Zur Rolle der psychiatrischen Gutachten

Psychiatrische Gutachten fanden und finden in vielerlei gerichtlichen Prozessen Anwendung. Den prominentesten Bereich stellt hierbei bislang das Strafrecht dar. In Strafverfahren beurteil/t/en psychiatrische GutachterInnen die Verfahrensfähigkeit sowie das Gefahrenpotenzial der Angeklagten. Des Weiteren wurden/werden für ZeugInnenaussagen vor Gericht sowie bei Ehescheidungsprozessen (bei denen es häufig auch um die Frage der Erziehungsberechtigung geht) psychiatrische GutachterInnen nach dem Geisteszustand der jeweils Beteiligten befragt.

Die Terminologie der „Geisteskrankheit" fand sich innerhalb verschiedenster juristischer Fragestellungen wieder. Der Begriff zeigte sich dabei in der juristischen Praxis als durchaus fluid. So lagen, je nach der Fragestellung an die Gutachtenden, verschiedene Kriterien der Erfassung der Geisteskrankheit zugrunde.[103]

Das psychiatrische Gutachten im Rahmen der Entmündigungsverfahren ist unter verschiedenen Gesichtspunkten zu betrachten. Im Prozessverlauf sollten die Gutachten als Teil der ZeugInnenvernehmung dienen und die juristischen Entscheidungen nicht vorwegnehmen.[104] Doch wie bereits die zuvor aufgeführten Diskussionen zeigten, stand die Frage nach der Möglichkeit einer unabhängigen Urteilsfindung durchaus zur Debatte. Bei Betrachtung der Akten zeigt sich zudem, dass in der juristischen Praxis – zum Beispiel in den Urteilen – dem psychiatrischen Gutachten nicht bloß Folge geleistet, sondern dass es in weiten Teilen sogar wörtlich zitiert

---

[103] Vgl. dazu ausführlich Kapitel 9, S.178ff. der vorliegenden Arbeit.
[104] Vgl. Hess, Volker (2015): Die Buchhaltung des Wahnsinns. In: Borck, Cornelius/Schäfer, Armin (Hg.): Das Psychiatrische Aufschreibesystem. Paderborn, S. 55–76, S. 63.

wurde. In keiner der gelesenen Akten widersprach das gerichtliche Urteil den psychiatrischen Gutachten.

Die Verbindungslinien zwischen Psychiatrie und Rechtssystem, deren Materialisierung die erstellten Gutachten darstellen, zeigen die (Wissens-)Macht psychiatrischer Sachverständiger im Kontext der juristischen Praxis auf. Auch gerade die unkonkrete juristische Definition der Geisteskrankheit oder Geistesschwäche bestärkte hierbei die Rolle psychiatrischen Wissens innerhalb der juristischen Systeme. So gab es trotz der aufgeführten Kritik keine grundlegende juristische Bestimmung, zu welchem Zeitpunkt oder ab welchem Grad bürgerlichen Fehlverhaltens eine Entmündigung stattzufinden habe. Der Fokus lag also insgesamt weniger auf einer Abwägung verschiedener Rechtsgüter, sondern vielmehr auf der Erweiterung der psychiatrischen Disziplinierung auf den juristischen Rahmen.

Foucault betrachtete in seiner Vorlesungsreihe über *die Anormalen* die Rolle psychiatrischer Diskurse innerhalb des Strafrechts und arbeitete grundlegende Funktionen des psychiatrischen Gutachtens aus. Dieses trägt zwar zu keinerlei neuen Erkenntnis über die Tat bei, erfüllt jedoch seit dem 19. Jahrhundert dennoch eine bedeutsame Rolle im Justizsystem. So ermöglicht die psychiatrische Beurteilung der/des Angeklagte/n eine Ausdehnung der juristischen Sanktionierung über die einzelne Straftat hinaus. Es stehen nicht mehr bloß die einzelnen Taten im Zentrum (der Gerichtsverfahren), sondern die Person, welche diese mutmaßlich begangen hat. Durch die Perspektive auf dieses Individuum wurde bzw. wird es „zum Objekt einer Technologie und eines Wissens der Widergutmachung, der Wiederanpassung, der Wiedereingliederung und der Züchtigung."[105] Dieser Perspektivwechsel führt/e letztendlich auch

---

[105] Foucault: Die Anormalen, a.a.O., S.40.

zur nachhaltigen Etablierung der Rolle der/des PsychiaterIn als ZeugIn und RichterIn gleichermaßen.[106]

Um das psychiatrische Wissen hegemonial werden zu lassen, lag der Fokus der gerichtlichen Gutachten insb. auch darauf, seine (scheinbare) Objektivität zu betonen bzw. herzustellen. Psychiatrische Klassifikationsmodelle, Statistiken und systematisierte psychiatrische Berichterstattungen (sei es in Form von psychiatrischen Gutachten und/oder Psychiatrieakten) dienten der Verwissenschaftlichung der psychiatrischen Perspektive.[107] Diese Auseinandersetzungen um die beste psychiatrisch-objektive Methode spiegeln sich auch in den Akten der Entmündigungsprozesse wieder. Die darin verwandten psychiatrischen Berichte beinhalten etwa detaillierte Zusammenfassungen unterschiedlichster vorheriger Begegnungen mit dem psychiatrischen System. Im Zusammenhang ihrer Ätiologie bzw. Ätiopathogenese wurden u.a. bereits vorhandene Krankenakten, zurückliegende Gerichtsverfahren und anlässlich deren erstellte Gutachten, Arztbesuche generell sowie fachärztliche Befragungen der begutachteten Person ausführlich aufgearbeitet. Des Weiteren zeichnet sich in vielen Berichten in Anlehnung an gängige Konzepte aus der Naturwissenschaft ein Rekurs auf die Degenerationslehre in Form der Erfassung familiärer Krankheitsgeschichten ab.[108]

Die psychiatrischen Gutachten folgen somit auch in ihrer Form und inhaltlichen Gestaltung einem einheitlichen Muster. Der Mediziner und Psychiater Dr. Walter Cimbal fasste diese 1913 in seinem *Taschenbuch zur Untersuchung nervöser und psychischer Krankhei-*

---

[106] Vgl. ebd., S. 41.
[107] Vgl. Borck, Cornelius/Schäfer, Armin (2015): Das Psychiatrische Aufschreibesystem. In: dies. (Hg.): Das Psychiatrische Aufschreibesystem. Paderborn, S. 7–28, S. 14ff.
[108] Zur Degenerationslehre vgl. S. 177ff. sowie S.143ff.

ten zusammen. Entmündigungsgutachten sollten demnach aus einer Einleitung, einer „Geschichtserzählung", einem Befund sowie einem abschließendem Gutachten bestehen. Die Einleitung sollte das Aktenzeichen, die Fragestellung des Gerichts sowie die Aufzählung vorangegangener eigener Untersuchungen und weiteren Materials (dies waren in der Regel PatientInnenakten, medizinisch/psychiatrische Gutachten etc.) enthalten. Die Geschichtserzählung sollte sich neben den Personalien auch mit der Biografie der zu entmündigenden Person und der Familiengeschichte befassen. Der Befund sollte die „wissenschaftliche Diagnose" und deren Herleitung verdeutlichen. Im abschließenden Gutachten sollte dann nochmals auf die gerichtliche Fragestellung eingegangen und eine Empfehlung bezüglich der Entmündigung aufgrund von Geisteskrankheit oder Geistesschwäche ausgesprochen werden.[109]

---

[109] Vgl. Cimbal, Walter (1913): Taschenbuch zur Untersuchung nervöser und psychischer Krankheiten. Eine Anleitung für Mediziner und Juristen insbesondere für beamtete Ärzte. Zweite Auflage. Berlin, S. 189f.

4 „Perverse Gelüste": Nymphomanie als Diagnose der bürgerlichen Frau

Ihr Schwachsinn zeigt sich darin, dass sie ihren allerdings stark entwickelten sinnlichen und zum Teil perversen Gelüsten, unter Missachtung von Scham und Sitte, nachgibt, ohne die Empfindung und Erkenntnis der unheilvollen Folgen zu besitzen, die diese Lebensführung für sie haben muss, und darin, dass sie für die Aufgaben und Notwendigkeiten des praktischen Lebens keinen rechten Sinn, keine ernste Selbstkritik, keine rechte Empfindung für entwürdigende Verhältnisse hat.[110]

Bemerkenswert bei der Betrachtung der Entmündigungsverfahren der Berliner Gerichte ist, dass die betroffenen, vornehmlich bürgerlichen Frauen am Ende einer Vielzahl dieser Verfahren mit Rekurs auf ihre „deviante" Sexualität entmündigt wurden. Insbesondere die Verknüpfung der Geschlechter- und Sexualitätsdiskurse der Weimarer Republik und des Kaiserreichs mit den Aussagen innerhalb der Entmündigungsakten zeigen hierbei eindrucksvoll die konkrete Materialisierung jener Vorstellungen im Rahmen der psychiatrischen Beurteilungen.

---

[110] Gerichtsakte Charlotte R. (1930): Psychiatrisches Gutachten, A Rep 342, 6450.

Die Entmündigungsverfahren wurden zum Austragungsort und Referenzpunkt der Erfassung und Kategorisierung einer bürgerlichen („Normal"-)Sexualität. Dafür wurde in den im Folgenden aufgeführten Verfahren auch das Symbol eines Zuviels an Sexualität, nämlich die Figur der Nymphomanin, herangezogen. Das ihr komplementäre Konzept war dabei keineswegs die „frigide" Frau, sondern das der bürgerlichen Ehefrau. Der Mediziner Reinhard Gerling argumentierte im Jahr 1920: „Andere Frauen leiden an der sexuellen Unlust der Männer, andere wiederum an perversen Männern: alles führt zur Nymphomanie."[111]

Die bürgerliche Ehefrau hatte dieser Auffassung nach ihre sexuellen Bedürfnisse grundsätzlich an jene ihres Ehemannes anzupassen. Wollte sie mehr oder weniger sexuelle Interaktion, so sei dies bereits als Devianz zu verstehen, welche zu Nymphomanie führe. Eigenständige Wünsche oder Entscheidungen der Frauen betreffend das Maß und die Ausprägung der weiblichen Sexualität sind in einem solchen Verständnis bereits grundsätzlich pathologisch.

Die „normale"/normalisierte Sexualität der verheirateter Frauen bleibt innerhalb der Gerichtsakten daher auch weitestgehend unbenannt. Dies liegt vermutlich auch daran, dass sich mit dem Sexualleben innerhalb ihrer Ehe zufriedene Ehemänner selten oder gar nicht an Gerichte und Psychiater wandten. Jedoch finden sich selbstredend detaillierte Beschreibungen sexueller Devianz , die, wie sich zeigen wird, ebenfalls als grundsätzlich bedrohlich wahrgenommen wurde – bedrohlich insb. im Hinblick auf die bürgerliche (Geschlechter-)Ordnung.

---

[111] Gerling, Reinhard (1921): Satyriasis, Nymphomanie und sexuelle Hyperästhesie. Weibtolle Männer – Mannstolle Weiber. Ein Beitrag zur richtigen Beurteilung unverständlicher Zustände. II. Auflage. Oranienburg, S. 68f.

Im Folgenden wird der Blick speziell auf die Elemente der *Störung und Verunsicherung* der gesellschaftlichen Ordnung durch ein „Zuviel" an (hetero-)sexueller Praxis, wie sie sich innerhalb der Akten darstellen, gelegt. Diese Analyse wird in den kommenden Kapiteln anhand weiterer Formen sexueller bzw. geschlechtlicher Devianz ergänzt werden.

Das aktuelle Kapitel befasst sich mit den Entmündigungen von acht Frauen, die mit der Begründung eines Zuviels an Sexualität entmündigt wurden. Charlotte R. (nach ihrer Eheschließung Charlotte M.) sollte durch „dirnenhaftes" Verhalten den Ruf ihrer Familie geschädigt haben und wurde daher in den 1920er-Jahren entmündigt. Im Jahr 1929 stellte ihre Vormünderin den vorliegenden Antrag auf Aufhebung der Vormundschaft, da Charlotte M. inzwischen seit zwei Jahren verheiratet und „ordentlich" geworden sei.[112] Außerdem geht es um Anna F., die zur Verhütung „sittlichen Verderbens" entmündigt worden war und nach ihrer Verehelichung im Jahr 1932 in der vorliegenden Akte den Antrag auf deren Wiederaufhebung stellte.[113] Melitta von H., die sich aufgrund ihrer „mangelnden geistigen Fähigkeiten" sexuell habe ausnutzen lassen, erschien im Jahr 1930 vor Gericht.[114] Ilse H., die zunächst im Jahr 1918 wegen ihrer „Haltlosigkeit in geschlechtlicher Beziehung" entmündigt worden war, wollte im vorliegenden Verfahren aus dem Jahr 1929/30 die Entmündigung wieder aufheben lassen.[115] Lina F. sollte im Jahr 1930 zunächst zwar entmündigt werden, das Verfahren gegen sie wurde jedoch nach ihrer Hochzeit im Jahr

---

[112] Vgl. Gerichtsakte Charlotte R. (1930), A Rep 342, 6450. (Ich bleibe im Folgenden bei ihrem abgekürzten Mädchennamen, da sie zum Zeitpunkt der Entmündigung selbst und als die diese betreffenden Schriftstücke verfasst wurden, noch unverheiratet war.)

[113] Vgl. Gerichtsakte Anna F. (1932), A Rep 342, 6718.

[114] Vgl. Gerichtsakte Melitta von der H. (1930), A Rep 342, 6372.

[115] Vgl. Gerichtsakte Ilse H. (1930), A Rep 342, 6373.

1932 wieder eingestellt.[116] Schließlich geht es um Anna K., die sich „zu leicht verleiten" habe lassen und im Jahr 1929 vor Gericht stand.[117] Die letzten beiden Akten behandeln Martha K., die über Sittlichkeitsverbrechen gegen sich berichtet hatte, und Martha S., die sich „zu gerne" über das „erotische Gebiet" unterhalten würde und bereits im Jahr 1915 vor Gericht stand.[118]

4.1 Zur Diagnose/er/findung der Nymphomanie

Die Nymphomanie bildete und bildet nach wie vor eines der zentralen Motive des weiblichen Wahnsinns. In ihr verbinden sich Vorstellungen wilder, erotischer Weiblichkeit mit solchen einer scheinbaren körperlichen und intellektuellen Minderwertigkeit der Frau. Diese verknüpften sich Ende des 19. Jahrhunderts mit den Ideen der *Degenerationslehre* und der *Rassentheorie*.

Das Konstrukt der Nymphomanie, deren weniger bekanntes und seltener diagnostiziertes männliches Gegenstück die Satyriasis bildet[119], versteckt sich hinter einer Vielzahl medizinischer Begrifflichkeiten. *Andromanie, Clitorimania, Erotomania, Furor uterinus, Hysteromania, Machlosyne, Mannstollheit, Melancholia uterina, Mutterwuth* und viele weitere Bezeichnungen dienen derselben Idee: der eines angeblich übermäßig erhöhten Geschlechtstriebes der Frau.[120] Doch trotz Begrifflichkeiten wie Andromanie oder

---

[116] Vgl. Gerichtsakte Lina F. (1930), A Rep 349, 9471.

[117] Vgl. Gerichtsakte Anna K. (1928), A Rep 342, 6454.

[118] Vgl. Gerichtsakte Martha K. (1920), A Rep 345, 1046, und Gerichtsakte Martha S. (1915), A Rep 345, 968.

[119] Vgl. Groneman, Carol (2001): Nymphomanie: die Geschichte einer Obsession. Frankfurt/M., S. 4.

[120] Vgl. Busch, Dietrich Wilhelm Heinrich (1843): Das Geschlechtsleben des Weibes in physiologischer, pathologischer und therapeutischer Hinsicht, 4. Band: Von den Geschlechtskrankheiten des Weibes und deren Behandlung,

Mannstollheit war die Diagnose der Nymphomanie keine, die ausschließlich in einem heterosexuellen Kontext gestellt wurde. Allerdings ging man in den sexualwissenschaftlichen/psychiatrischen Beschreibungen meist von einer heterosexuellen, bürgerlichen Frau aus, obzwar insb. zur Pathologisierung der Homosexualität stark auf das Konzept der Nymphomanie zurückgegriffen wurde.[121]

Die dichotomen Zuschreibungen einer weiblichen Emotionalität und einer männlichen Rationalität bestimmten die medizinischen Diskurse des beginnenden 19. Jahrhunderts und schufen damit u.a. auch die Grundlagen für eine medizinische Ausdifferenzierung der Geschlechter und die daraus entstehende „weibliche Sonderanthropologie".[122]

Vorstellungen über die Sexualität bürgerlicher Frauen knüpften Anfang des 19. Jahrhunderts an christliche Ideale der Reinheit und Tugend an. Die Figur der bürgerlichen, reinen, *weißen* Frau samt ihrer Charakterisierung als frei von jeglichem Sexualtrieb stellte daher für die (Psycho-)Pathologisierung der Nymphomanie eine größere Herausforderung dar. Der Mediziner Dietrich Wilhelm Heinrich Busch charakterisierte im Jahr 1843 die Nymphomanie als einen niemals zu befriedigenden Geschlechtstrieb:

Die Abhängigkeit des Geschlechtstriebes von den Affecten und der geistigen Thätigkeit erweist auf das Bestimmteste,

---

Specielle Pathologie und Therapie der Krankheiten der weiblichen Geburtsorgane. Von den Krankheiten der Geschlechtsverrichtung des Weibes. Leipzig, S. 699.

[121]Vgl. Kapitel 5, S. 69ff. dieser Arbeit.

[122] Vgl. etwa Honegger, Claudia (1992): Die Ordnung der Geschlechter: die Wissenschaften vom Menschen und das Weib 1750–1850. Frankfurt/M.; Laqueur, Thomas (1990): Making Sex: Body and Gender from the Greeks to Freud. Harvard.

dass er auch aus psychischen Ursachen auf krankhafte Weise gesteigert werden kann, und hier ist es vorzüglich die Liebe, die Beschäftigung mit wollüstigen Phantasien, zu starke Kinderliebe bei unfruchtbaren Frauen u.s.w., welche die Nymphomanie zu erzeugen im Stande sind.[123]

Die Ursachen dieses „krankhaft gesteigerten" Geschlechtstriebes sah Busch vornehmlich in der ausgeprägten Fantasie der Frauen, verstärkt noch durch ein unerfülltes Bedürfnis nach Mutterschaft. Dies sowie ihre Emotionalität trieben sie hin zur Nymphomanie. Busch offerierte hier eine Erklärung des Geschlechtstriebes, die durch ihre enge Verbindung mit der Idee der Mutterschaft autonome sexuelle Bedürfnisse negiert, und bot somit die Grundlage der Diagnose an der bürgerlichen Frau.[124]

Auch der Schweizer Psychiater August Forel definierte den Geschlechtstrieb der „normalen" Frau im Jahr 1923 als prinzipiell passiv-empfänglich und wenn überhaupt, dann höchstens vermindert vorhanden. Das Auftreten eines dieser Konzeption widersprechenden, „erhöhten" Geschlechtstriebes bei Frauen wurde auch von ihm mit einem unerfüllten oder unerfüllbaren Kinderwunsch verbunden. In seinen entsprechenden Beschreibungen rekurrierte Forel zudem auf die Degenerationslehre.[125]

Die Degenerationslehre (oder Degenerationshypothese) entstand in der psychiatrischen Wissenschaft Mitte des 19. Jahrhunderts. In ihrem Rahmen verbanden sich koloniale Fantasien in Form anthro-

---

[123] Busch: Das Geschlechtsleben des Weibes, a.a.O., S. 677.

[124] Vgl. ebd., S. 677ff.

[125] Vgl. Forel, August (1923): Die sexuelle Frage. Eine naturwissenschaftliche, psychologische und hygienische Studie nebst Lösungsversuchen wichtiger sozialer Aufgaben der Zukunft. Fünfzehnte, unveränderte Auflage. München, S. 99ff.

pologischer Studien mit (sozial-)darwinistischen Ideen zu Entwicklung und Vererbung. Insbesondere der Bereich der Geisteskrankheit wurde zu einem Referenzpunkt innerhalb dieser Lehre. Von Generation zu Generation sollte es demnach zu einer zunehmenden Verstärkung ihrer Symptome kommen, die schließlich im Ausstreben der betroffenen Familie kulminieren würde.[126] Mit Richard Freiherr von Krafft-Ebing (als ihrem prominentesten Vertreter neben anderen) fand die Degenerationslehre Einzug in die deutschsprachige Sexual- und psychiatrische Wissenschaft. Zwar verlor sie ab dem 20. Jahrhundert zunehmend an Bedeutung, bildete jedoch weiterhin die Grundlage für die daran anschließende, nachhaltige Vorstellung der Vererbung von Geisteskrankheiten.[127]

Die Verflochtenheit von Sexualität, kolonialrassistischen Fantasien und Wahnsinn zeigt sich auch in der Erfassung und den dazugehörigen Erklärungsmodellen der Nymphomanie. Der Mediziner Reinhard Gerling stellte im Jahr 1921 im Zuge seiner Studien zu Nymphomanie und Satyriasis fest:

> *Die Polygamie ist eben eine Entwicklungsstufe, aus der die Monogamie sich zu entwickeln vermag. Wie der Jüngling zunächst polygam empfindet, um endlich, nach vollendeter Reife von wahrer Liebe erfaßt, monogam zu werden, so hatte eben auch die Menschheit verschiedene Stufen der Erotik durchzumachen, von der Promiskuität bis zur Gruppenehe und schließlich zur höchsten Form, der Monogamie. Wie es noch heute viele Völker gibt, die diese höchste Stufe nicht zu erreichen vermochten und in Vielweiberei leben, so gibt es auch zahlreiche Individuen die sich sexuell nicht bis zur*

---

[126] Ausführlicheres zur Degenerationslehre und ihren Auswirkungen auf Entmündigungsverfahren findet sich in Kapitel 8 dieser Arbeit ab S. 143.

[127] Vgl. Ackerknecht, Erwin (1985): Kurze Geschichte der Psychiatrie. Stuttgart, S. 53ff.

höchsten Stufe entwickeln, d.h. lebenslang monogam bleiben können, wie gelegentlich Rückfällige.[128]

Gerling verbindet in diesem Abschnitt koloniale Fantasien von evolutionärem Fortschritt und rassisch-rassistischer Überlegenheit mit Gedanken aus der psychiatrischen Wissenschaft und der Individualpsychologie, die sich außerdem schließlich in einem Bild der Degeneration, des – wenn auch bloß „gelegentlichen" – Rückfalls, auflösen.[129] Er imaginierte das abendländische Konzept der Monogamie als höchste Stufe der Entwicklung in einem Modell, das, angelehnt an die damalige anthropologische Forschung, davon ausging, dass sich der Entwicklungsstand einer Gesellschaft an ihrem Sexualverhalten ablesen ließe. Die Nymphomanie erschien ihm als einzelne und vereinzelte Abweichung innerhalb eines monogam angelegten Feldes. Sie wurde somit zum Synonym der Rückentwicklung bzw. Degeneration der/des Einzelnen und als solche pathologisiert.

In den Gerichtsakten zeigt sich diese Vorstellung insb. in dem Bereich, der mit der Heilung der Nymphomanie befasst ist. Diese findet hauptsächlich durch das Eingehen monogamer Eheverhältnisse statt und/oder durch die Aneignung abendländischer Ideale. Dies veranschaulicht etwa das Gutachten über Melitta von H. deutlich:

> *Sie habe sich in der Schneiderei und Weißnäherei ausgebildet, sodaß sie sich damit vielleicht ernähren könnte. Sie beschäftigt sich hauptsächlich in der Küche. Auch ihre frühere Oberflächlichkeit sei geschwunden. Sie interessiere sich für Kunst, Wissenschaft und öffentliche Angelegenheiten und lese ernste und gediegene Bücher. Sie lebe sehr zurück ge-*

---

[128] Gerling: Satyriasis, a.a.O., S. 75.
[129] Ausführlicher zu kolonialen Diskursen s. Kapitel 10 ab S. 201 der vorliegenden Arbeit.

zogen und habe ihre frühere Neigung zu geschlechtlichen Ausschreitungen völlig unterdrückt. Es bestehe die Aussicht, daß sie sich mit einem Kunsttischler gut verheirate.[130]

Melitta von H., der es laut dem ersten sie betreffenden Gerichtsbeschluss bisweilen an jeglichem „sittlichen Halt" fehlte, wurde im Zuge der Verhandlung zur Aufhebung der Entmündigung ein weiteres Mal begutachtet. Ihre Zivilisierbarkeit ist das zentrale Argument dieses neuen Gutachtens. Die Idee einer Heilung bzw. die ihrer (An-)Erkennung liegt in hier vor allem innerhalb von Narrativen der abendländischen Vernunft. Kunst und Wissenschaft sowie das Interesse (nicht die aktive Teilnahme) von H.s an öffentlichen Angelegenheiten lassen sie, gepaart mit dem häuslichen Schwerpunkt ihrer Tätigkeiten, namentlich Näherei und Kochen, zur idealen bürgerlichen Frauenfigur werden. Ihre Neigung zu „geschlechtlichen Ausschreitungen" wird jedoch nichtsdestotrotz nicht als überwunden, sondern vielmehr als bloß unterdrückt beschrieben. Die nymphomanische Sexualität wurde nämlich als eine sich zwar intrinsisch im Körper befindliche, jedoch durch Vernunft kontrollierbare Devianz verstanden, die durch einen prozesshaften Akt des Zivilisierens regierbar gemacht werden sollte und konnte.

4.2 Der Sexualtrieb als Pathologie

Der „Sexualtrieb" samt Vorstellungen von seiner Beeinflussung sexueller Aktivitäten von (bürgerlichen) Frauen war eines der prominentesten Felder der psychiatrischen Wissenschaft am Anfang des 20. Jahrhunderts. Aus diesem Zusammenhang lässt sich auch die beschriebene Fantasie gesellschaftlichen Fortschritts durch die moralische Kontrolle der Sexualität ableiten. So findet sich gerade

---

[130] Gerichtsakte Melitta von der H. (1930): Medizinisches Gutachten, A Rep 342, 6372.

in den Sexualtheorien zum Beispiel Sigmund Freuds wie auch in der *Psychopathia sexualis* Richard von Krafft-Ebings jene Vorstellung der entwickelten Sexualmoral des Abendlandes wieder.[131] Freud, so wie auch andere psychoanalytische TheoretikerInnen, versuchte anhand von Beobachtungen der *Entwicklung von Kindern* Rückschlüsse auf *gesellschaftliche Entwicklungen* und Strukturen zu treffen. Dabei wurde der/die/das kolonialisierte Andere grundsätzlich als das zu zivilisierende Kindliche gelesen, wobei insb. die gesellschaftlichen *Sexualentwicklung*en im Fokus der psychoanalytischen Aufmerksamkeit standen (und manchmal noch stehen).

Die von Freud in einer berüchtigten Formulierung als *dark continent* beschriebene und „als minderwertig empfunden[e]“[132] Sexualität der Frau zeigt als mehr als nur ein diskursives Fragment die deutliche Verbindungslinie der Etablierung der psychoanalytischen Theorie zur weiblichen Sexualität zu kolonialrassistischen Ideen. Der von Freud genutzte – und nach wie vor populäre – Begriff des „dunklen Kontinents“, der durch das aufgeklärte und buchstäblich aufklärende Licht europäischer ZivilisatorInnen aufgehellt werden sollte, geht auf eine Publikation des britischen Journalisten Henry Stanley aus dem Jahr 1878 zurück: *Through the dark continent, or*

---

[131] Der postkoloniale Theoretiker Edward Said untersuchte in seinem 1978 erstmalig publizierten Werk *Orientalismus* die Verknüpfung von europäischem Kolonialismus, Sexualität und der Etablierung des kolonialen Anderen. Homi Bhabha erweiterte diese Analyse in einer kritischen Untersuchung der Psychoanalyse und ihrer Rolle innerhalb der kolonialen Wissensbildung. Eine grundsätzliche Infragestellung der Psychoanalyse als Theorie blieb hier jedoch aus. Vgl. Said, Edward (1981): Orientalismus. Frankfurt/M.; Bhabha, Homi (1983): The Other Question: Stereotype and Colonial Discourse. In: Screen, Jg. 24, Nr. 6, S. 18–36.

[132] Vgl. Freud, Sigmund (2009): Die Frage der Laienanalyse. Unterredung mit einem Unparteiischen. In: ders.: Abriss der Psychoanalyse. Frankfurt/M., S. 195–277.

the sources of the Nile, around the great lakes of Equatorial Africa and down the Livingstone river to the Atlantic Ocean.[133]

Die feministische Theoretikerin Mary Ann Doane verband als erste diese Schrift mit den Analysen Freuds. Sie betonte vor allem die Blindheit feministischer Kritik gegenüber kolonialen Überlegenheitsfantasien in Freuds Werk und konzentrierte sich selbst vielmehr auf die Analogien von Feminität und „Fremde/r" als Gegensatz zum zivilisatorisch-zivilisierenden *weißen* Mann in seinen Arbeiten.[134] In unschöner Wechselwirkung wurde die weiblichen Sexualität spätestens mit Freuds Theorien zu einer weiteren Legitimationsstrategie kolonialer Handlungen gegenüber einem als effeminiert dargestellten südlichen Raum, den es zu entdecken und zivilisieren galt – ganz genauso wie die Sexualität der einheimischen bürgerliche Frau.[135] Die Interpretationen des Verhaltens der entmündigten Frauen als *triebhaft* und häufig auch *kindlich* oder *kindisch* zeigt sich als Synonym für „weniger entwickelt" bzw. „zu zivilisierend". Dies spiegelt sich letztlich auch in den Akten derjenigen Frauen wieder, die aufgrund des Narrativs der Nymphomanie entmündigt wurden.[136]

---

[133] Stanley, Henry Morton (1878): Through the dark continent, or the sources of the Nile, around the great lakes of Equatorial Africa and down the Livingstone river to the Atlantic Ocean. London.

[134] Vgl. Doane, Mary Ann (1999): Dark Continents: Epistemologies of Racial and Sexual Difference in Psychoanalysis and the Cinema. In: Evans, Jessica/Hall, Stuart (Hg.): Visual Culture: The Reader. London, S. 448–456.

[135] Vgl. Kossek, Brigitte (2012): Begehren, Fantasie, Fetisch: postkoloniale Theorie und die Psychoanalyse (Sigmund Freund und Jacques Lacan). In: Reuter, Julia/Karentzos, Alexandra (Hg.): Schlüsselwerke der Postcolonial Studies. Wiesbaden, S. 51–67.

[136] Allerdings möchte ich an dieser Stelle auch auf die koloniale Mission nicht allein deutscher weißer Frauen verweisen und betonen, dass die Auswirkungen der jeweiligen Ausgrenzungen sowie auch deren diskursiver Rahmen neben den aufgeführten Parallelen auch deutliche Unterschiede

Einen weiteren wichtigen Aspekt in diesem Zusammenhang bildete auch die Idee einer Bedrohung durch die sexuelle Devianz der bürgerlichen Frau. Eindrucksvoll beschrieb der Mediziner Busch 1843 jenes von der Nymphomanin ausgehende Bedrohungsszenario:

> *Die Kranken laufen wie wüthend Männern nach, wollen sie zwingen, mit ihnen den Coitus auszuführen, sie reissen sich gewaltsam alle Kleider vom Leibe, wenn sie zur Masturbation schreiten, und wenn man sie hieran verhindern will, so schreien, kratzen, schlagen sie, und suchen gewaltsam ihre Begierde auszuführen.*[137]

Die Nymphomaninnen werden als unersättliche, ihrer sexuellen Gier ausgelieferte Kranke dargestellt. Sie werden innerhalb dieser Beschreibung gänzlich entmenschlicht, als bloß noch ihren *Trieben* folgend, sexuell aggressiv und gewalttätig gegenüber Männern dargestellt. Auch der Sexualwissenschaftler Hermann Rohleder beschrieb später, im Jahr 1923, die seiner Ansicht nach in der Nymphomanie bzw. direkt im Körper der Nymphomanin liegende Gefahr:

> *Die Ovarialgien beruhen sehr oft auf übernatürlich gesteigertem nicht befriedigtem Sexualtrieb, bzw. sind mit der Nymphomanie verwandt, andererseits schlummert die Nymphomanie oft unbewußt, sich äußernd in einem unklaren Sehnen nach etwas Dunklem, Unbekannten und kommt erst durch den ersten Sexualverkehr zum Ausbruch.*[138]

---

zeigen. Zur Verbindung des deutschen Kolonialismus mit der Frage der Entmündigung siehe außerdem Kapitel 10, S.201ff.

[137] Busch: Das Geschlechtsleben des Weibes, a.a.O., S. 675.

[138] Rohleder, Hermann (1923): Vorlesungen über das gesamte Geschlechtsleben des Menschen, 1. Band: Das normale, anormale und paradoxe Geschlechtsleben. Berlin, S. 326.

Hier zeigt sich außerdem wiederum speziell die durch koloniale Diskurse geprägte Begriffsverschiebung vom „Wüthenden" hin zum „Dunklen, Unbekannten". Rohleder bezog sich auf das Unbewusste der Frau und wies an dieser Stelle somit bloß indirekt auf die Nymphomanie als ein in der Frau offenbar „schlummerndes Unbekanntes" hin, das er – vermutlich in Anlehnung an Freuds Beschreibungen des weiblichen Sexualtriebs und in der Annahme, seine LeserInnen seien mit den entsprechenden Quellen vertraut – nicht weiter ausführte.[139] Es bleibt festzuhalten der Verweis auf koloniale Fortschritts‾ und Reifefantasien unter *weiß*‾männlicher Vorherrschaft gegenüber dem als das Unbekannte und bedrohlich inszenierten *Triebleben* der (bürgerlichen) Frau.

4.3 Mangelnde Sexualmoral und körperliche Krankheit

Die kolonialen Fantasien und die dazugehörige Idee einer linearen (nach abendländischen Maßstäben) fortschrittslogischen Entwicklung zeigen sich in den medizinischen Gutachten der Entmündigungsakten durch eine Situierung der Frauen als kindlich-kindisch („frech und bockig, trotzig"[140]) und/oder angesichts des Laufs der Evolution „Zurückgebliebene" („starke Schwäche der Intelligenz"[141]; „schwachsinnig"[142]) in einer als fortschrittlich imaginierten Gesellschaft. Diese Situierung allein führte jedoch noch nicht zur Konsequenz einer Entmündigung, denn der Blick auf zeitgenössische Debatten zeigt gerade, dass diese Eigenschaften durchaus auch als grundsätzlich bzw. genuin weibliche platziert wurden. Der Mediziner Otto Weininger zum Beispiel, dessen 1903 erstmalig publiziertes antifeministisches und antisemitisches Buch *Ge-*

---

[139] Vgl. Freud: Die Frage der Laienanalyse, a.a.O.
[140] Gerichtsakte Anna K. (1928), A Rep 342, 6454.
[141] Gerichtsakte Martha S. (1915), A Rep 345, 968.
[142] Gerichtsakte Charlotte R. (1930), A Rep 342, 6450.

schlecht und Charakter insb. auch in den 1920ern und 1930er-Jahren große Anerkennung fand und als Standardwerk rezipiert wurde[143], betonte, dass die „unkontrollierte Triebhaftigkeit" nicht bloß ein Phänomen einzelner *geisteskranker* Frauen, sondern prinzipiell das Problem des *Frau Seins* an sich sei:

> *Wie amoralisch das Weib ist, kann man daraus ersehen, daß ihm sofort entschwindet, was es Unsittliches getan hat [...]. Daß das Weib sich seine Gemeinheit nicht verübelt, kommt damit überein, daß es sich ihrer nie wirklich bewußt wird – hat es doch kein Verhältnis zur sittlichen Idee – und vergißt sie... Man hält die Frauen [...] für unschuldig, ja man hält sie für sittlicher als den Mann: es kommt aber nur daher, daß sie noch gar nicht wissen, was unsittlich ist. Denn auch die Unschuld des Kindes kann kein Verdienst sein.*[144]

Im Falle der entmündigten Frauen stand daher auch selten bloß eine Verhaltensweise vor Gericht. Meist wurde die sexuelle Devianz in einen engen Zusammenhang mit einer Reihe weiterer als Symptome betrachteter Verhaltensweisen gestellt. Der Blick der Gutachter wurde biografisch. Die Kindheit und die *Geschlechtsreife* der Frauen rückten ins Zentrum der Untersuchungen betreffend ihre Mündigkeit. Die Argumente der Gutachter bezogen sich innerhalb der Verfahren weniger auf eine mögliche körperliche Erkrankung der Frauen, stattdessen stand ihre moralische Devianz im Vordergrund. Während der psychiatrische Diskurs vornehmlich körperliche Ursachen ins Zentrum stellte, war in der Frage der Mündigkeit der „moralische Schaden", der durch die Nymphomaninnen ausgelöst

---

[143] Vgl. Mosse, George L. (2006): The Image of Man: The Creation of Modern Masculinity. New York, S. 103ff.

[144] Weininger, Otto (1932): Geschlecht und Charakter. Eine prinzipielle Untersuchung. Berlin, S. 245.

werde bzw. von ihnen ausginge, die zentrale Fragestellung, mit der sich beschäftigt wurde. Die starke diskursive Verknüpfung von Moral, Sexualität und Entwicklung wird zum Beispiel in den Gutachten über Charlotte R. und Melitta von der H. deutlich:

> *Hieraus geht hervor, dass Frau R. schon in ihrer Jugend Auffälligkeiten bot. Sie neigte zu betrügerischen Handlungen und zeigte sehr frühzeitig eine abnorme Neigung in sexuellen Beziehungen zu Männern. Aus dieser Neigung heraus beging sie zahlreiche asoziale Handlungen oder zeigte zumindest Haltungsweisen, die jeden moralischen Halt vermissen lassen mussten.*[145]

> *Der geistige Mangel sei bis in ihre Schulzeit nachweisbar, wie sich aus der schweren Erziehbarkeit und dem schweren Lernen ergebe.*[146]

Während Charlotte R.s moralische Devianz mit dem Begriff der „Neigung" beschrieben wird, wird in Melitta von der H.s Gutachten auf einen „Mangel" rekurriert. Die Figuration Charlotte R. wird in den Gutachten assoziiert mit einem Übermaß. Charlotte R. war, hatte und wollte *zu viel*. Melitta von der H. erscheint hingegen als eine Figur des Mangels. Dennoch führten beide Wege zur Entdeckung einer scheinbaren moralischen Haltlosigkeit, die sich zunächst (bei Charlotte R.) in einer unbestimmten Vielzahl „asozialer Handlungen" äußerte, bei Melitta H. anhand ihres schulischen Versagens lesbar wurde. Auch hier zeigt sich nochmals deutlich, dass der Charakter einer *geistig gesunden* bürgerlichen Frau gänzlich unbenannt bleibt. Vermutlich bewegte er sich in den zeitgenössischen Vorstellungen in der nicht näher definierten, dennoch aber

---

[145] Gerichtsakte Charlotte R. (1930): Ärztliches Gutachten,, A Rep 342, 6450.
[146] Gerichtsakte Melitta von der H. (1930): Medizinisches Gutachten, A Rep 342, 6372.

sehr eng gedachten Grenzzone irgendwo zwischen Mangel und Überfluss.

Jegliche Verhaltensweisen der betroffenen Frauen, von ihrer Geburt an, wurden vor Gericht verhandelt. Die Frauen waren somit nicht mehr losgelöst von den ihnen zugeschriebenen Störungen zu betrachten, sondern sie wurden vielmehr selbst zu einer Störung: „Eine Frau litt nicht mehr unter Nymphomanie, sie *war* Nymphomanin und damit gefährlich, abnorm und sexuell unberechenbar."[147] Der Rekurs auf die frühe Kindheit und Schulzeit findet sich in der Mehrheit der Gutachten. Er diente der Etablierung einer abweichenden Identität. Die Gutachter veranschaulichten anhand verschiedenster Beispiele die (von ihnen dadurch eingeschriebenen) *Störungen* jener Frauen, die sie in dem bzw. den Ideenkreis der Nymphomanie situierten. Der *sexuell abweichende Akt* als solcher lag dabei gar nicht so sehr im Interesse ihrer Argumentation. Vielmehr ging es um die *moralische Abweichung* der Frauen. So besprach auch der psychiatrische Gutachter von Lina F. in seiner Einleitung ihre frühe Kindheit und Jugend folgendermaßen:

> *Machte früh Erziehungsschwierigkeiten. Wird als dickköpfig und störrisch geschildert, verschenkte als Kind kritiklos alles, was sie besass, war von Kind an verlogen, vernascht, fing früh an, Geld fortzunehmen, neigte dann dazu, andere zu beschuldigen. Zur Aufnahme einer Arbeit war sie nur vorübergehend fähig. [...] Es handelt sich um eine erheblich schwachsinnige Person, völlig haltlos, hemmungslos, speziell auf sexuellem Gebiet.[148]*

---

[147] Groneman: Nymphomanie, a.a.O., S. 4.
[148] Gerichtsakte Lina F. (1930): Medizinisches Gutachten, A Rep 349, 9471.

Lina F. „litt“ damit nicht bloß an einer abweichenden Sexualität oder einem starken sexuellen Drang, den es zu behandeln gelten sollte. Ihre gesamte Persönlichkeit wurde problematisiert und als Abweichung (neu-)geschaffen. In all ihre Handlungen wurde der unvermeidbare Werdegang hin zur sexuellen Devianz hineininterpretiert. Die Nymphomanie galt als biografische Feste und wurde zu einem intrinsischen Teil der Identitätsbildung der Frauen.

Die Figur der sexuell ge*triebenen* Frau findet sich in verschiedenen Varianten innerhalb der Gutachten aus den Entmündigungsverfahren wieder. In dem der Entmündigten Charlotte R. wird explizit auf das Verhalten gegenüber ihrem Verlobten eingegangen. Zur Einleitung wird dieser als sexuell erfahren und durchaus nicht unproblematisch eingeführt: „Er selbst hatte eine Gefängnisstrafe wegen Beihilfe zur Abtreibung verbüsst“.[149] Dennoch stand trotz seiner moralischen Defizite und ganz im Gegensatz zu Charlotte R. nicht *sein* geistiger Zustand auf dem Prüfstand. Als „geschädigter Zeuge“ berichtete er von den Erfahrungen mit der als sexuell deviant markierten Charlotte R. Hierbei wirkt diese sexuelle/moralische Devianz zunächst durchaus als seine Lust intensivierend:

Nach seiner Angabe war sie sehr sinnlich veranlagt und zu jeder, auch zu perverser geschlechtlicher Betätigung, bereit. Sie erzählte ihm, dass sie mit anderen Damen bei Dr. Stein nackt Orgien gefeiert habe. Trotzdem er teilweise ihren Lebenswandel bereits kannte, verlobte er sich Weihnachten 18 mit ihr, da sie, wie er sagte, sehr hübsch und geistreich war, und aus einer angesehenen Familie stammte. [...] Er hält sie für geistig sehr regsam, aber ihr sinnli-

---

[149] Gerichtsakte Charlotte R. (1930): Ärztliches Gutachten, A Rep 342, 6450.

*cher Trieb durchbreche jede Schranke. Im Juli 1919 wurde
die Verlobung aufgelöst.[150]*

Charlotte R. wird im Gutachten wiederholt als bürgerliche, gebildete ("geistig regsame") Frau situiert. Die scheinbare bzw. angebliche Unvereinbarkeit zwischen Charlotte R.s Sexualität und ihrer gesellschaftlichen Stellung bildete das Wirkungsfeld der psychiatrischen Diagnose: Ihr *sinnlicher Trieb* wird ungegenständlich und losgelöst von ihrer Person beschrieben. Er erscheint entsprechend Rohleders und auch Freuds (und anderer) Beschreibungen als etwas Unbekanntes, (Be-)Ängstigendes, das unabhängig von allen anderen Lebensumständen in Erscheinung tritt und Charlotte R. sowie ihr gesamtes Umfeld gefährde. Auch Krafft-Ebing warnte in der bereits 1886 erstmalig erschienenen *Psychopathia Sexualis* vor der Gefahr, die vom Triebleben solcher Frauen ausginge:

" Wehe auch dem Manne, der in die Netze einer solchen unersättlichen weil nicht zu befriedigenden Messaline gerät. Schwere Neurasthenie und Impotenz kann die Folge sein.[151]

Die Figur der Nymphomanin transformiert sich hier in die der *Schwarzen Witwe*, die ihre Netze spannt, um ihre Partner einzufangen, sie zum Sexualverkehr zu bringen oder zu zwingen und später zu verzehren bzw. wenigstens ihrer Potenz zu berauben. Dieser scheinbar *fremde, animalische Trieb* manifestierte sich in einer Reihe weiterer Entmündigungsverfahren.[152] Die nicht-eheliche,

---

[150] Ebd.

[151] Krafft-Ebing, Richard Freiherr von (1898): Psychopathia Sexualis mit besonderer Berücksichtigung der conträren Sexualempfindung. 10. Auflage. Stuttgart, S. 363.

[152] Zur Verknüpfung von Zoologie, Psychiatrie und Geschlechterdiskursen vgl. Kappeler, Florian (2011): Das fremde Geschlecht der Irren und der Tiere. Ethnologie, Psychiatrie, Zoologie und Texte Robert Musils. In: Könemann,

autonome Sexualität bürgerlicher Frauen wurde als etwas von ihnen Losgelöstes und dennoch sie machtvoll Kontrollierendes in verschiedensten Variationen vorgestellt.

> *Nach kurzer Erholung in Heringsdorf, wo sie [Ilse H., C.C.] auch auffällig wurde, erklärte sie dem Hausarzt Geheimrat Lewy, sie bekomme schon, wenn ein Mann sie fixiere, sexuelle Erregungszustände und müsse willenlos tun, was er verlange.*[153]

Die sexuelle Devianz Ilse H.s erscheint zunächst passiver als jene von Charlotte R. Das Gutachten beschreibt sie als *willenlos* und *verführbar*: „Sie habe mit einer ganzen Reihe von Männern Verhältnisse gehabt, habe mit jedem mitgehen müssen, der sie ansprach."[154] Dennoch wird Ilse H. als eine bürgerliche Frau figuriert, deren Leben gänzlich einem auch von ihrer Persönlichkeit vollkommen abgekoppelten Trieb unterliegt, denn diesem sei sie, laut Gutachten, gänzlich ausgeliefert. Das für die bürgerliche Geschlechter- und Sexualitätsordnung Bedrohliche liegt hier also nicht in der sexuell devianten bürgerlichen Frau als solcher, sondern vielmehr außerhalb ihrer Konstitution und Macht. Durch die Vorstellung des sexuellen Triebes als etwas Außenstehendem, wie sie sich bei Rohleder, Krafft-Ebing und anderen und auch in den Berichten aus den Entmündigungsakten zeigt, wird die Bedrohung von der Figuration bürgerlicher Weiblichkeit abgekoppelt, während der *Trieb* sich gleichermaßen viral übertrage, die Frauen erfasse und jene mit ohnehin vorhandenen moralischen Defiziten zu Nymphomaninnen werden lasse.

Sophia/Stähr, Anne (Hg.): Das Geschlecht der Anderen. Figuren der Alterität: Kriminologie, Psychiatrie, Ethnologie und Zoologie. Bielefeld, S. 187–208, S.188.

[153] Gerichtsakte Ilse H. (1930): Ärztliches Gutachten, A Rep 342, 6373.

[154] Ebd..

Zum beginnenden 20. Jahrhundert gab es also zum einen eine Idee „der Frau", in deren Rahmen sie als gänzlich von Emotionalität und Sexualität bestimmte Figur erschien; andererseits sollte sich diese selbe Figuration jedoch insb. durch eine starke *Frigidität*, also sexuelle Unlust, auszeichnen.[155] Um diesen grundlegenden Widerspruch aufzulösen, etablierte sich jene Vorstellung eines von der bürgerlichen Frau losgelösten Triebes, den es im Laufe der Entmündigungsverfahren zu pathologisieren galt. Als einzig möglicher, nicht oder jedenfalls nicht gänzlich pathologischer Ausweg aus diesem Szenario wurde der (defizitären) bürgerlichen Frau die Ehe in Aussicht gestellt: „Solange eine degenerierte Frau als junge Gattin an der Seite eines gesunden, kraftvollen Ehemannes lebt, mag es noch leidlich gehen."[156]

Folglich wurde auch während der Entmündigungsverfahren die Ehe zu einem entscheidenden Faktor in den Anträgen und Gutachten und schließlich den Gerichtsurteilen. Während die Auflösung der Verlobung Charlotte R.s noch in die Argumentation um ihre Entmündigung einfloss, wurde das Eingehen der bürgerlichen Ehe zum zentralen Aspekt für die Aufhebung der Entmündigung.

Herr R. gab eingehende Auskunft über das Verhalten seiner Frau. Abgesehen von einem Fall, in dem sie den Versuch gemacht hatte, selbstständig geschäftliche Handlungen gegen seinen ausdrücklichen Willen vorzunehmen bestätigte Herr R., dass seine Frau ein in jeder Weise normales Verhalten an den Tag lege. Ausdrücklich befragt betont er, dass auch in geschlechtlicher Beziehung keine abnormen Züge vorhanden seien. Einen kurz nach der Ehe erfolgten Versuch freundschaftliche Beziehungen zu einer Frau aufrecht

---

[155] Vgl. Braun: Nicht Ich, a.a.O., S. 56.
[156] Gerling: Satyriasis, a.a.O., S. 68.

zuerhalten habe er schnell unterbinden können. Sowohl ge-
schäftlich wie im Haushalt komme Frau R. ihren Verpflich-
tungen nach.[157]

Der Ehemann Charlotte R.s wurde zu einem zentralen, wahr-
heitssprechenden Referenzpunkt für den psychiatrischen Gutachter.
Zum gesellschaftlich angemessenen und akzeptierten Verhalten
gehörten dabei die vollkommene soziale Isolation Charlotte R.s in
ihrer Ehe und die absolute Abhängigkeit von ihrem Ehemann.
Selbstständige geschäftliche Handlungen oder Freundschaften
wurden psychiatrisch bedeutsam. Für die Beurteilung der *Normalität* ihres geschlechtlichen Verhaltens wurde der Ehemann zum Experten erklärt.

4.4 Die bürgerliche Familie als Kontrollinstanz

Besonders hervorgehoben wird in den Entmündigungsgutachten
anlässlich „Nymphomanie" neben den verschiedensten und mannigfaltig ausgeschmückten sexuellen Eskapaden der Frauen die
Feststellung bzw. Anklage, dass sie sich trotz bürgerlicher Erziehung auf sexuell deviante Weise verhielten:

> *Das Hervorstechendste in dem Lebensbild dieses Mädchens
> ist die Tatsache, dass sie, eine Tochter aus gutem Hause,
> sich von jung auf rückhaltslos und ohne ihre Neigung be-
> sonders zu verbergen, geschlechtlichen Ausschweifungen
> hingegeben hat, die immer unzweifelhafter dem Verhalten
> einer, auch perversen Gelüsten gern entgegenkommenden
> Strassendirne entsprachen.*[158]

---

[157] Gerichtsakte Charlotte R. (1930): Ärztliches Gutachten, A Rep 342, 6450.
[158] Ebd.

Die ZeugInnenaussagen sowie die Gutachten und richterlichen Urteile in u.a diesem Verfahren nehmen immer wieder Bezug auf den scheinbar großen Widerspruch zwischen der gesellschaftlichen Stellung der betroffenen Frau, ihrer Erziehung und ihrem Sexualleben. Charlotte R.s Verfahren fand, ebenso wie die weiteren hier thematisierten Entmündigungen bürgerlicher Frauen, in der zweiten Phase der Weimarer Republik statt, also während der sogenannten „goldenen Zwanziger Jahre". Einer Zeit, der, vor allem bezogen auf Großstädte, ein Umbruch der bisherigen Geschlechter- und Sexualitätsordnung zugeschrieben wird.[159] In Abgrenzung zur bürgerlichen wilhelminischen Tradition wurde, vor allem medial, ein gelassener Umgang mit dem Thema Sexualität inszeniert. Die berufstätige, selbstständige Frau in der Großstadt wurde zum Leitbild moderner Medien; das bekannteste Beispiel dafür stellte Marlene Dietrich dar.[160] Begleitet wurden jene Ideen einer neuen Freiheit jedoch durchgehend auch von vehementer Kritik.[161] So sollte doch gerade die bürgerlich-traditionelle Ordnung die Nation als solche zusammenhalten. Die *Töchter aus gutem Hause*, deren sexuelle Eskapaden den gesamten Ruf der Familie zu bedrohen schienen, wurden damit zum Symbol für die Konsequenzen, die eine *zu freie*, egozentrische Frau mit sich brächte, eine Fantasie, die als warnendes Menetekel auch im späteren Nationalsozialismus herangezogen wurde.[162]

---

[159] Vgl. Alter, Peter (1993): Einleitung. In: ders. (Hg.): Im Banne der Metropolen. Berlin und London in den zwanziger Jahren. Göttingen, S. 7–20, S. 8.

[160] Vgl. Buchen, Sylvia (2005): Neue Geschlechterkonstruktionen und (queere) subkulturelle Strömungen in der Weimarer Republik. In: Degele, Nina/Penkwitt, Meike (Hg.): Queering Gender – Queering Society. Freiburger FrauenStudien, Band 17. Freiburg, S. 203–224.

[161] Mehr zur *neuen Frau* s. ab S. 77.

[162] Vgl. Herzog, Dagmar (2005): Die Politisierung der Lust: Sexualität in der deutschen Geschichte des 20. Jahrhunderts. München, S. 15ff.

Charlotte R. wird hierbei eine bemerkenswert einflussreiche Position zugeschrieben. Als jüngste Schwester mehrerer Brüder habe allein ihr Sexualverhalten einen starken Einfluss auf das gesamte Familiengefüge ausgeübt und dessen gesellschaftliche Stellung gefährdet:

> *Auf Vorhalt, wie sie den Ruf ihrer Familie schädige, hat sie erklärt: „Das werde schon niemand merken!"*[163]

Ähnlich wie hier findet sich die Vorstellung einer Rufschädigung durch die sexuelle Öffentlichkeit der Töchter als durchgehende Argumentation zur Legitimierung der Entmündigungen in den Akten wieder. Die entmündigten Frauen, die *eigentlich* aus bürgerlichen, privilegierten Haushalten kamen, in deren Stammbäumen sich nur selten Zeichen *familiärer Degeneration* ausmachen ließen, entzogen sich familiären Disziplinierungsstrategien und widerstanden durch ihre autonome Sexualität. Dieser Form des Widerstandes wurde in den psychiatrischen Gutachten entgegengetreten. Dabei formierten sich Bedrohungsszenarien und Sicherheitsvorstellungen sowohl in Bezug auf den Körper der Frauen selbst als auch in Bezug auf den gesamten „Volkskörper".

Die (potenzielle) Schädigung der bürgerlichen Familie durch die abweichende Sexualität eines ihrer weiblichen Mitglieder wurde hierbei diskursiv aufgeladen und mit der Idee einer grundsätzlichen Bedrohung der gesamten gesellschaftlichen Ordnung gleichgesetzt. Das als „sexuell deviant" markierte Verhalten einzelner Frauen wurde zu einer bedrohlichen Erkrankung des gesamten *Volkskörpers* aufgebauscht, die fortgesetzt drohte, andere Frauen anzustecken. Die deutsche Nation, deren Grundpfeiler ja u.a. jene bürgerliche Familie bildete, werde, so die Angst, durch diese einzelnen

---

[163] Gerichtsakte Charlotte R. (1930): Ärztliches Gutachten, A Rep 342, 6450.

Frauen in ihrem Heil bedroht. Damit konnten Entmündigungen oder auch sonstige Sanktionierungen als unausweichliche Notwendigkeit, wenn nicht gar Not*wehr* deklariert werden. Krafft-Ebing hatte bereits vor der Jahrhundertwende dieses Bedrohungsszenario ausführlich ausgemalt, auf das auch seine Nachfolger in den Gutachten mehrfach verwiesen:

> *Die chronischen Zustände der Nymphomanie sind geeignet, die öffentliche Moral schwer zu schädigen und selbst zu Sittlichkeitsdelikten zu führen. [...] Solche Unglückliche sind Verbreiterinnen der Unzucht, demoralisieren ihre Umgebung, werden selbst Knaben gefährlich, und da es auch homosexuale nymphomanische Weiber gibt, können sie auch Mädchen korrumpieren.*[164]

Der infektiöse Charakter der Nymphomaninnen lässt sich insb. anhand der diskursiven Verknüpfung von sexueller Devianz und Geschlechtskrankheiten in den Entmündigungsverfahren veranschaulichen. Martha S.s Ehemann, der zuvor als ihrer gesellschaftlichen Stellung nicht entsprechend und somit bereits als ein Symptom ihrer *erotischen Manie* situiert worden war, hatte sie mit Syphilis angesteckt. Die Syphilis formte sich innerhalb der Argumentation allerdings zu einem weiteren Symptom des Kontrollverlustes über ihre, Martha S.s, Triebe aus und fand so ihren Raum innerhalb des Gerichtsverfahrens:

> *Derselbe habe sie nach einigen Wochen betrogen, sie mit einer schweren Geschlechtskrankheit infiziert, an der sie lange schwer krank zu Bett gelegen habe.*[165]

---

[164] Krafft-Ebing: Psychopathia Sexualis, a.a.O., S. 363.
[165] Gerichtsakte Martha S. (1915): Gerichtsgutachten, A Rep 345, 968.

Auch bei Ilse H., die laut Gutachten wahllos mit Männern sexuell verkehrt haben sollte, wurde der „syphilitische Ausschlag" symptomatisch ihrer Nymphomanie zugeordnet:

> *Am 24.08. bescheinigte Dr. Schmidt, sie habe syphilitischen Ausschlag, ausser auf absoluten Zwang sei sie unbeeinflussbar, sie sei sensationslustig, verleumderisch und träge. [...] Psychisch war sie dem Gutachter gegenüber zeitweise ablehnend, erklärte denn die sie schädigende Lebensweise als belanglos.[166]*

Das Gefüge aus angeblicher sexueller Verwahrlosung, Syphilis und auch der spürbaren Aussichtslosigkeit der psychiatrisch-ärztlichen Macht, dem auf kognitivem Gebiet entgegenarbeiten zu können, bestimmt in diesem Gutachten die Vorstellung der moralschädigenden, nymphomanischen bürgerlichen Frau. Zugleich bietet das Gutachten Ilse H.s auch die Legitimationsgrundlage für jegliches Eingreifen in ihr Leben.[167]

4.5 Der bürgerliche Frauenkörper als sexueller Körper

Die Präsentation des bürgerlichen Frauenkörpers als sexueller Körper wird in den psychiatrischen Gutachten als Teil einer Pathologie gewertet. Insb. bei Charlotte R. ist dies mehrfach der Fall. Als „deviant" wahrgenommen wurde ihr Auftreten dabei zunächst von ihren Familienmitgliedern; später wurde es im Entmündigungsver-

---

[166] Gerichtsakte Ilse H. (1930): Ärztliches Gutachten, A Rep 342, 6373.
[167] Zum Zusammenhang von Geschlechtskrankheiten und devianter Sexualität s. Kapitel 6, S. 111ff. dieser Arbeit.

fahren vom psychiatrischen Gutachter als belastendes Element für relevant befunden:

Nach Aussagen der Mutter äußerte sich das Benehmen ihrer Tochter Männern gegenüber schon darin, dass sie zum Beispiel zu laut lachte oder sich so hinsetzte, dass man ihre Beine sehen konnte, und dass sie sich schminkte und puderte. [...] Die Röcke liess sie sich ganz kurz machen, die Ausschnitte in ihren Kleidern so tief, dass sie Auffiel, und wenn sie mit der Mutter in ein Café ging, rauchte sie Cigaretten aus recht langen Spitzen.[168]

Charlotte R. kann mit ihren kurzen Röcken, den langen Zigaretten und ihrem lauten Lachen als Verkörperung der Figur der *neuen Frau* in der Weimarer Republik gelesen werden. Diese Figuration ist vor allem aufgeladen mit der Fantasie einer neu entstandenen Freiheit für Frauen in der Nachkriegszeit. (Diese Freiheit hatte sich zwar in Form des Wahl- und weiterer bürgerlicher Rechte durchaus ergeben, blieb aber in ihrer Auswirkung auf gesamtgesellschaftliche Verhältnisse eher begrenzt.[169]) Die Erkennungsmerkmale für die *neue Frau* werden bei Charlotte R. zunächst auf Körper und Kleidung bezogen. Kurze Röcke, Puder und tiefe Ausschnitte, Zigaretten mit langen Spitzen –generell kamen noch die hier unerwähnt bleibenden Kurzhaarschnitte hinzu. Die *neue Frau* war im Allgemeinen alleinstehend, kinderlos und ging einer Arbeit nach – auch hier zeigte Charlotte R. einen ähnlichen Lebensstil, nur dass sie aufgrund ihres finanziellen Hintergrundes nicht arbeiten musste und dies möglicherweise auch nicht wollte. Trotz des scheinbar

---

[168] Gerichtsakte Charlotte R. (1930): Ärztliches Gutachten, A Rep 342, 6450.

[169] Tanja-Carina Riedel hat in ihrer Arbeit *Gleiches Recht für Frau und Mann – Die bürgerliche Frauenbewegung und die Entstehung des BGBs* eine ausführliche Analyse der rechtlichen Stellung von Frauen im Zuge der Kodifikationen des BGB verfasst. Vgl. Riedel: Gleiches Recht, a.a.O.

massenhaften Auftretens dieser *neuen Frau* wurde Charlotte R. gerade wegen ihres zum Phänomen geradezu analogen Verhaltens pathologisiert.

Die *neue Frau* war, folgt man der Historikerin Atina Grossmann zunächst ein „Alltagsmythos" der 1920er-Jahre, der Soziologe Siegfried Kracauer bezeichnete sie gar als reine Männerfantasie.[170] Zwar entsprach Charlotte R. in ihrem Auftreten durchaus jenen zeitgenössischen (Werbe-)Figuren, diese sind jedoch auch im Zusammenspiel mit ihrem Einsatz im Rahmen einer sich an bürgerliche Frauen richtenden Verkaufsstrategie zu sehen.[171] Die bürgerliche Frau als Konsumentin und damit Teil einer Zielgruppe erschien auf dem anlaufenden Markt der Werbung als neues Element. Zwar war deswegen die *neue Frau* nicht vollkommen entpolitisiert oder ein reines Kunstobjekt, dennoch verdeutlichen einige Entmündigungsverfahren, dass dieses vornehmlich als Werbe- und Filmfigur etablierte Rollenbild als Alltagsperformanz für bürgerliche Frauen durchaus mit Schwierigkeiten verbunden war.

Das öffentliches Auftreten Charlotte R.s wurde als bedrohliche Störung der gesellschaftlichen Moral ausgemacht. Jenseits des Ansehens ihrer (Klein-)Familie schien der Erhalt der bürgerlich-patriarchalen Ordnung insgesamt gefährdet zu werden. Neben Angelegenheiten der Kleidung und dem Rauchen lag auch das Ver-

---

[170] Vgl. Grossmann, Atina (1986): *Girlkultur* or Thoroughly Rationalized Female. A New Woman in Weimar Germany? In: Friedlander, Judith/Wiesen-Cook, Blanche/Kessler-Harris, Alice/Smith-Rosenberg, Carroll (Hg.): Women in Culture and Politics. A Century of Change. Bloomington, S. 62–80, S. 76; Krakauer, Siegfried (1977): Das Ornament der Masse. Frankfurt/M.; Brandt, Kerstin (2003): Sentiment und Sachlichkeit: der Roman der Neuen Frau in der Weimarer Republik. Köln, Weimar, Wien, S. 13ff.

[171] Vgl. Rosenstein, Doris (1989): Irmgard Keun: Das Erzählwerk der dreißiger Jahre. Frankfurt/M., Berlin, New York, Paris, S. 14ff.

hältnis der *neuen Frau* zur Sexualität im Zentrum der Aufmerksamkeit. Dies auch bei Charlotte R. und Martha S., deren Sprechen über Sexualität – im Fall der letzteren außerdem das Gebären eines unehelichen Kindes – ins Augenmerk der psychiatrischen Gutachter gelangte:

> *Dabei gefiel sie sich, besonders auf erotischem Gebiet zu unterhalten. Ihre hauptsächlichsten Gedanken concentrierten sich auf das geschlechtliche Gebiet. „Sie sei doch ein Weib und müsse ihren natürlichen Regungen folgen. "„*[172]

Die Rousseau'sche Mütterlichkeit, also die proklamierte *natürliche Bestimmung* der Frau zur Mutterschaft, bildete den Gegensatz zur als krankhaft geltenden Nymphomanin. Die Nymphomanie fungierte hierbei als *Negativbild* und diente damit der zusätzlichen Etablierung und Aufrechterhaltung der Figur der bürgerlichen Mutter.[173] Dabei wurde jedoch nicht von zwei einander widersprechenden Konzeptionen von Weiblichkeit ausgegangen, sondern vielmehr von einem innerlich stattfindenden Orientierungskampf zwischen Mutter und Nymphomanin, der sich in jeder einzelnen Frau abspiele. Ausgelebte Nymphomanie wurde in der Sexualwissenschaft als *Übertreibung des Charakters der Frau* verstanden.[174] Als pathologisch galt also häufig weniger der angeblich zugrunde liegende Trieb der Nymphomanin, sondern vielmehr das Ausagieren desselben (wobei darunter letztendlich jede sexuelle Handlung fiel, die nicht der Reproduktion diente).[175]. Hier ein Beispiel aus August Forels *Die sexuelle Frage*:

---

[172] Gerichtsakte Martha S. (1915): Gerichtsgutachten, A Rep 345, 968.

[173] Vgl. Foucault, Michel (1989): Die Sorge um sich. Sexualität und Wahrheit 3. Frankfurt/M., S. 126.

[174] Vgl. Braun: Nicht Ich, a.a.O., S. 28.

[175] Vgl. Brandt, Kerstin (2000): Engel oder Megäre. Figurationen einer Neuen Frau bei Marieluise Fleißer und Irmgard Keun. In: Müller, Maria/Vedder,

Die ersten, die echten Nymphomanen, werden mit Elementargewalt, mit Leib und Seele zugleich, zum Manne getrieben. In echt weiblicher Art geht hier das ganze Hirn mit dem Trieb zusammen. Andere Frauen dagegen werden rein peripher oder besser gesagt inferior-sexuell zur Onanie gereizt, haben erotische Träume mit Orgasmen, die sich mehr quälen als freuen, sind aber keineswegs leicht verliebt und können sogar Männern gegenüber recht kühl und wählerisch sein. Ihre Großhirnseele bleibt echt weiblich, feinfühlig, während ihre Nervenzentren mehr männlich, aber durchaus pathologisch reagieren.[176]

Der Sexualwissenschaftler Forel ging dabei von einer körperlich angelegten grundsätzlichen (Hetero-)Sexualität der Frau aus. Er unterschied zwischen Hirn und Trieb. Letzteren verortete er in sogenannten „Nervenzentren", die sich (im Falle der Nymphomanin) an den Geschlechtsteilen befinden sollten. Er sah die Rolle des Hirns in der kognitiven und auch emotionalen Beherrschung dieses Triebes. Der „reine" Sexualtrieb ist in seinem Modell männlich konnotiert. Pathologisch, und zugleich weiblich markiert, hingegen ist die emotionale/kognitive Verknüpfung, also jene des Hirns, mit diesem Trieb. Ähnlich hatte auch Krafft-Ebing argumentiert:

Diese milderen Fälle von Nymphomanie sind nicht minder zu beklagen, als die Frauen, welche impulsiv gezwungen sind, weibliche Ehre und Würde preiszugeben, denn jene sind sich ihrer peinlichen Situation vollkommen bewusst, der Spielball ihrer Phantasie, die sich nur um Sexualia

---

Ulrike (Hg.): Reflexive Naivität. Zum Werk Marieluise Fleißers. Geschlechterdifferenz und Literatur 11. Berlin, S. 16–34.

[176] Forel: Die sexuelle Frage, a.a.O., S. 261.

dreht und bei ihrer sexuellen Erregung wirkt selbst das Fernstliegende aphroditisch.[177]

Die diskursive Verknüpfung von Sexualität, Wahnsinn und *Frauen*körpern lässt sich insb. aus der Vielzahl feministisch-historischer Forschung zum Thema Hysterie belegen.[178] Das Konzept der Hysterie wandelte, so die Kulturwissenschaftlerin Christina von Braun, nach der *grande hystérie* des 19. Jahrhunderts im 20. Jahrhundert seine Erscheinungsform. Dabei blieben jedoch die meisten Auffassungen über weibliche Sexualität und ihre Gegenüber, den männlichen Logos, erhalten. Sie lassen sich auch aus den Entmündigungsakten ablesen.[179] Die Hysterie räumte ihren Platz für eine Vielzahl anderer Diagnosen, darunter auch jene der Nymphomanie.

Zur Verdeutlichung der sexuellen Devianz der entmündigten Frauen fand auch ihr Körper eine besondere Beachtung. Die Menstruation wurde zu einem weiteren Aspekt, um die biografische Entwicklung hin zur Nymphomanie erklärbar zu machen. So auch im Gerichtsgutachten zu Martha K.s Entmündigung:

> *Am 22. November lief sie, während der Menstruationszeit, in der mein Mündel stets in einer Art Dämmerzustand war, Freitag Abends 6Uhr ohne Grund fort, kam in er Nacht von Sonnabend zu Sonntag gegen ½ 2 Uhr [...] wieder an.*[180]

---

[177] Krafft-Ebing: Psychopathia Sexualis, a.a.O., S. 361.

[178] Vgl. Braun: Nicht Ich, a.a.O.; Nolte, Karen: Gelebte Hysterie, a.a.O.; Schaps, Regina (1992): Hysterie und Weiblichkeit: Wissenschaftsmythen über die Frau. Frankfurt/M.; Lamott, Franziska (2001): Die vermessene Frau: Hysterien um 1900. München.

[179] Vgl. Braun: Nicht Ich, a.a.O., S. 83ff.

[180] Gerichtsakte Martha K. (1920): Gerichtsgutachten, A Rep 345, 1046.

Hier treffen zwei Elemente zusammen: ein scheinbar unerklärliches/unvernünftiges Verhalten Martha K.s und ihre Menstruation. Beide werden in einen direkten Zusammenhang zueinander gebracht. Martha K. sei – laut ihrem Umfeld – in Zeiten ihrer Menstruation stets durch besondere Unvernunft auffällig geworden. Bei der Betrachtung weiterer Verfahren, insb. der zur Aufhebung der Entmündigung, wird jedoch deutlich, dass es durchaus eine normalisierte Form der Unvernunft während der Menstruationsphase gab. Dies soll anhand eines Zitats aus der Akte von Anna F. illustriert werden:

> *Die Entmündigte zeigt Interesse für allgemeine Angelegenheiten und ist im allgemeinen guter Stimmung, zeigt auch keine krankhafte Erregbarkeit. In der Zeit ihrer Periode ist sie etwas verstimmt. Ich glaube aber nicht, in krankhaft gesteigerter Weise.*[181]

Die Menstruation ist hier ein performatives Skript, innerhalb dessen bestimmte Verhaltensweisen durchaus normalisiert sind, diese jedoch nicht „übertrieben" werden sollten. Während Anna F. sich während ihrer Menstruation an die normalisierte Variante der Abweichung hielt, blieb Martha K. bei eigenen Skripten/Performanzen und wurde für diese pathologisiert. In die Konstruktion der Menstruation wurden neben ihrem periodischen Auftreten verschiedene körperliche und emotionale Aspekte eingefügt. Angelehnt an das Konzept der Menstruation wurde von Rohleder und anderen die Nymphomanie als besondere Form der Abweichung etabliert:

> *Die Nymphomanie kommt vielfach periodisch vor, hervorgerufen durch die Menstruation, die bekanntlich großen Einfluß auf die sexuelle Tätigkeit hat. Ein Teil des Kopf-*

---

[181] Gerichtsakte Anna F. (1932): Ärztliches Gutachten, A Rep 342, 6718.

*wehs, der großen Reizbarkeit, Verstimmung, Mattigkeit und
ähnlicher Symptome beim weiblichen Geschlecht zur Zeit
der Periode beruhen auf Nichtbefriedigung der zu dieser
Zeit gesteigerten sexuellen Reizbarkeit.*[182]

Zur Menstruation gehörten demnach verschiedenste körperliche
wie emotionale Verhaltensweisen bzw. Dramaturgien. Mittels ihrer
wurde eine Norm innerhalb des Anormalen der Frau geschaffen, es
gab damit also durchaus einen normalisierten Raum des Anormalen. Die Menstruation war darin zwar immer noch Teil einer Abweichung, aber eine (er-)fassbare. Menstruieren alleine genügte
nicht als Grund für eine Entmündigung. Bewegten sich die Frauen
in ihrer Performanz dieses normalisierten Abweichens jedoch außerhalb der Grenzen, die seinen zulässigen Rahmen absteckten,
wurde das psychiatrische Gutachten und ggf. die Unterbringung in
einer Anstalt notwendig.

4.6 Zusammenfassung

Die Nymphomanie wurde Mitte des 19. Jahrhunderts als *Mutterwuth* konstruiert, als unwiderstehlicher, wenngleich oftmals uner-
füllter Drang, Kinder zu gebären.[183] Hierbei vermied es die aufkommende Sexualwissenschaft ebenso wie die psychiatrische Wissenschaft, den Widerspruch zwischen einer auf der einen Seite als
sexuell aufdringlich und andererseits einer als sexuell passiv beschriebenen Weiblichkeit aufzulösen. Die Mutterschaft wurde als
Grundnarrativ eines unwiderstehlichen und grundsätzlich weibli-

---

[182] Rohleder: Vorlesungen, a.a.O., S. 324.

[183] S. zum Beispiel Fleisch, Carl-Bernhard (1808):Handbuch über die
Krankheiten der Kinder und über die medizinisch-physische Erziehung
derselben bis zu den Jahren der Mannbarkeit,4. Band. Leipzig, S. 296ff.;
Battisti, Bartolomeo de (1819): Abhandlung von den Krankheiten des
schönen Geschlechtes. Wien, S. 35ff.

chen Drangs nach Reproduktion gewählt, dem gegenüber eine unabhängige männliche Sexualität theoretisiert werden konnte. Einen weiteren Aspekt der Konstruktion der Nymphomanie bildete die vorausgesetzte körperliche Schwäche der Frau. In der sexualwissenschaftlichen Literatur des Kaiserreichs und der Weimarer Republik finden sich, wie gezeigt wurde, zur Ätiologie der Nymphomanie daher auch vornehmlich körperliche und seltener moralische Erklärungsmodelle. Insbesondere die geschlechtlich belegten Organe oder auch geschlechtsspezifische körperliche Prozesse wie die Menstruation wurden hierzu problematisiert.

Dennoch standen vornehmlich moralische Fragen vor Gericht. So wird aus den psychiatrischen Gutachten deutlich, dass selbst im großstädtischen Raum dem Leben als *neue Frau* der Weimarer Republik nicht zuletzt die Familie im Weg stehen konnte. Die Sexualität vornehmlich bürgerlicher Frauen lag in der stetigen Beobachtung und Kontrolle ihrer Familienmitglieder. Sollten diese nicht mehr als Korrektiv funktionieren, konnte das Entmündigungsverfahren Abhilfe schaffen, indem es die einen sanktionierte, während es die anderen abschrecken sollte. Die psychiatrischen Gutachter konnten sich eines breiten Spektrums an Bedrohungsszenarien bedienen, um die (häufig endgültige) Annullierung der bürgerlichen Rechte der betroffenen Frauen zu legitimieren.

Viele der in diesem Kapitel angeschnittenen Themen werden in den folgenden Abschnitten dieser Arbeit nochmals auftauchen. So befasst sich das Kapitel zu Mutterschaft und Ehe eingehender mit den Fragen der Degenerationslehre und den Rechten der Frauen während der Weimarer Republik.[184] Im Kapitel zum deutschen Koloni-

---

[184] Obwohl für diese Dissertation alle Akten vom Inkrafttreten des BGB im Jahr 1900 an bis zum Ende der Weimarer Republik und einige Monate darüber hinaus (bis zum 31.01.1933) gesichtet wurden, liegt der Schwerpunkt der Arbeit aufgrund der Aktenlage vornehmlich auf der Weimarer Republik.

alismus werde ich vertiefend auf die bereits eingeführten Verknüpfungen von kolonialen Diskursen mit der psychiatrischen Wissenschaft eingehen, und auch die Rolle der Sexualität und ihrer Devianzen in den verschiedensten Formen werden in den folgenden Kapiteln ausführlicher dargestellt.

5 Von psychiatrischer und juristischer Sanktionierung: Homosexuelle Frauen im Entmündigungsverfahren

Einig laßt uns sein und schaf-
fen,
Haltet ständig Euch bereit,
Tönt der Ruf, greift zu den Waf-
fen!
Schwestern wehret ab das
Leid![185]

Die im Folgenden vorgestellte Form weiblicher „sexueller Devianz" ist die der Homosexualität. Die Idee einer homosexuellen bzw. lesbischen Identität knüpft an eine dominant gesetzte Heterosexualität und den Rekurs auf ein binäres Geschlechtermodell an. Die Definitionsmacht über das Gebiet der Homosexualität und die damit einhergehende diskursive Systematisierung war zu großen Teilen männlich dominiert.[186] Somit ist bei der Betrachtung der Ideenformation der weiblichen Homosexualität zu berücksichtigen, dass der Selbstdefinition in sowohl wissenschaftlichen als auch historischen Auseinandersetzungen nur sehr wenig Raum zuteilwurde.

---

[185] G. Fü. (1927): Worte an meine Mitschwestern. In: Liebende Frauen. Frauenliebe, Jg. 2, Nr. 34, S. 3.

[186] Vgl. Hacker, Hanna (1987): Frauen und Freundinnen: Studien zur „weiblichen Homosexualität" am Beispiel Österreich 1870–1938. Weinheim und Basel, S. 33.

Dieses Kapitel wird keine (Neu-)Definition der *Lesbierin* erarbeiten. Vielmehr soll ein Einblick in die Selbst- und Fremdzuschreibungen der *homosexuellen Frau* und deren gegenseitige Bedingtheit geschaffen werden. Der Fokus liegt hierbei auf der Konstruktion des Homosexuell-Seins innerhalb eines Wissens-Macht-Dispositivs und auf den daraus resultierenden Praktiken. Von besonderem Interesse sind die Entmündigungsfälle und damit der Zugriff psychiatrisch-sexualwissenschaftlichen Macht/Wissens auf die Praxis der Rechtsprechung sowie auf die homosexuellen weiblichen Subjekte selbst. Die Diagnose der Homosexualität führte von der Invalidierung der unter sie fallenden Frauen (als anormal bzw. geisteskrank) zur signifikanten Beschneidung (Entmündigung) bzw. Annullierung (Psychiatrisierung) ihrer bürgerlichen Freiheitsrechte und kann somit dem Strafrechtsparagrafen 175 als in wenig bis nichts nachstehend betrachtet werden.[187]

Weibliche Homosexualität fand bis zum Ende des 19. Jahrhunderts kaum Beachtung. In den Anfängen des 20. Jahrhunderts endete diese (diskursive) Ausblendung. Gleichzeitig mit dem Höhepunkt der lesbischen Subkultur im Berlin der 1920er-Jahre wurde schließlich eine Reihe psychiatrischer und/oder sexualwissenschaftlicher Schriften zur weiblichen Homosexualität veröffentlicht. (Selbst-)Zeugnisse weiblichen homosexuellen Lebens lassen sich anhand verschiedener Zeitschriften und auch in der wissenschaftlichen Literatur von Frauen aus jener Zeit nachverfolgen. Die weibliche Homosexualität lag zwar als solche nicht im Fokus des damaligen

---

[187] Der § 175 StGB trat erstmalig 1870 in Kraft und stellte unter anderem die „widernatürliche Unzucht zwischen zwei Personen des männlichen Geschlechts" unter Strafe. Vgl. Schäfer, Christian (2006): Juristische Zeitgeschichte. Abteilung 3: Beiträge zur modernen deutschen Strafgesetzgebung. Materialien zu einem historischen Kommentar. „Widernatürliche Unzucht" (§§ 175, 175a, 175b, 182 a.F. StGB). Reformdiskussion und Gesetzgebung seit 1945. Berlin, S. 28.

Strafrechts, doch kam es regelmäßig auch zu Verhaftungen lesbischer Frauen, freilich jedoch wegen anderer gesetzlich definierter Delikte.[188] Anstelle einer strafrechtlichen Verfolgung erwiesen sich der § 6 BGB und die daraus resultierenden Entmündigungen als nützliche Mittel zur Eindämmung homosexueller Praxen von Frauen – zumal sich die (staatlich-psychiatrisch-juristische) Macht auf diese Weise dem möglichen Vorwurf der Gewalttätigkeit gegenüber Frauen durch die Position der Fürsorge und der Heilung entzog. Mithilfe verschiedener sexualwissenschaftlicher und psychiatrischer Quellen sowie veröffentlichter Reden und Beiträgen aus zeitgenössischen Frauenzeitschriften soll im Folgenden dargelegt werden, wie die Figur der homosexuellen Frau als *unmögliches Subjekt* konstituiert wurde. Die Entmündigung wird hierbei als Strategie gelesen, weibliche (Homo-)Sexualität abseits öffentlicher Debatten und der öffentlichen Sichtbarkeit juristischen und medizinischen Sanktionen auszusetzen. Die Anwendung des Bürgerlichen Gesetzbuchs und somit eines privat orientierten Rechts konnte eine Ausweitung des *Strafrechts*paragrafen 175 auf Frauen und damit zugleich eine öffentliche und sichtbare Thematisierung weiblicher Sexualität verhindern. Die Konzentration auf mann-männliche sexuelle Akte in § 175 wird hier also nicht etwa als eine Art Türöffner rechtlicher Freiräume weiblicher (Homo-)Sexualität gelesen, sondern vielmehr als Konsequenz sexistischer und patriarchaler Strukturen: Strukturen, die den Körper der Frau zwar gänzlich sexualisierten, ihr aber zugleich die Autonomie über diese Sexualität absprachen.

---

[188] Vgl. Schoppmann, Claudia (2007): Rahmenbedingungen und Anfänge der Organisierung seit 1900. Vom Kaiserreich bis zum Ende des zweiten Weltkrieges – Eine Einführung. In: Dennert, Gabriele/Leidinger, Christiane/Rauchut, Franziska (Hg.): In Bewegung bleiben. 100 Jahre Politik, Kultur und Geschichte von Lesben. Berlin, S. 12–26.

Die Akten von Maria R., Margarete J., Dorothea L. und Ilse P. sollen aufzeigen, wie die Vorstellung der weiblichen Homosexualität in die Körper der Betroffenen eingeschrieben wurde und welche Auswirkung dies auf die Entmündigungsverfahren hatte. Diskurse um die Pathologisierung „devianter" Sexualität, hier der Homosexualität, liegen im Fokus der Analyse. Auf neue Definitionsversuche weiblicher Homosexualität und die Frage – geschweige denn Antwort – nach der *tatsächlichen* Homosexualität dieser Frauen wird verzichtet.

Maria R. wurde im Jahr 1927 entmündigt. Zuvor hatte sie als Lehrerin gearbeitet. Bis auf das psychiatrische Gutachten gehen kaum Informationen aus ihrer Akte hervor. Sie stammte aus bürgerlichen Verhältnissen, besuchte eine Klosterschule und soll für die Nonnen geschwärmt haben. Manchmal soll sie Männerkleidung getragen und Kirchenbesuche meist vermieden haben.[189]

Der Antrag auf die Entmündigung Ilse P.s wurde von ihrer Mutter gestellt. Sie wurde im Jahr 1920 entmündigt. Nachdem Ilse P.s Arbeitgeber von ihrem Verhältnis zu seiner Tochter erfahren hatte, hatte sie seinen Gärtnereibetrieb verlassen müssen. Sie versuchte im folgenden Jahr immer wieder, zu ihrer Freundin zu gelangen. Die Mutter wünschte dieses Verhalten zu unterbinden, ließ sie zunächst in die geschlossene Abteilung einer Psychiatrie einweisen und stellte daraufhin den Antrag auf Entmündigung.[190]

Auch Margarete J. lebte in bürgerlichen Verhältnissen. Sie hatte den Wunsch, Schauspielerin zu werden und bewegte sich in der Berliner Schauspielszene der 1920er-Jahre. Zwar lebte sie mit ihrem Ehemann zusammen, hatte aber laut seiner sowie eigener Aus-

---

[189] Vgl. Gerichtsakte Maria R. (1927), A Rep 345, 18583.
[190] Vgl. Gerichtsakte Ilse P. (1929), A Rep 345, 1085.

sage in den letzten Jahren der Ehe mehrere sexuelle Verhältnisse mit Frauen gehabt und keines mehr zu ihm. Ihr Ehemann stellte im Jahr 1927 den Antrag auf Entmündigung – laut Margarete J.s Anwalt, um die Kosten einer Scheidung zu umgehen, laut eigener Aussage aufgrund Margarete J.s „exzentrischen" (homosexuellen) Verhaltens.[191]

Der Antrag auf Dorothea L.s Entmündigung schließlich wurde von ihrem Ehemann im Jahr 1932 gestellt. Laut seiner Aussage hatte sie ihm ihre „homosexuelle Einstellung" verschwiegen. Wegen eines unglücklichen Verhältnisses mit einer Frau soll Dorothea L. mit dem Konsum von Morphium begonnen haben. Sie hatte laut Akte mehrmals versucht, sich das Leben zu nehmen.[192]

5.1 Weibliche Homosexualität in öffentlichen Debatten

Die Maskulinisierung der bürgerlichen Frau

Mit Gründung des Allgemeinen Deutschen Frauenvereins im Jahr 1865 fanden erstmals Vertreterinnen der bürgerlichen Frauenbewegung überregional zusammen, um Berufstätigkeit, Stimmrecht und Bildung für die bürgerliche Frau einzufordern. Die Frauenemanzipationsbewegung war hierbei keineswegs homogen in ihren Forderungen gegenüber der etablierten bürgerlichen Gesellschaft. Innerhalb ihrer standen sich konservative bürgerliche Ideale und radikale Vorstellungen über den sozialen Status der Frau gegenüber.[193]

Nach dem Ersten Weltkrieg blieb die Rolle als Hausfrau und Mutter für die meisten bürgerlichen Frauen dennoch durchaus stabil. Es

---

[191] Vgl. Gerichtsakte Margarete J. (1927), A Rep 345, 18562.
[192] Vgl. Gerichtsakte Dorothea L. (1932), A Rep 342, 6673.
[193] Vgl. Nave-Herz, Rosemarie (1988): Die Geschichte der Frauenbewegung in Deutschland. Bonn.

zeigten sich jedoch zunehmend auch andere Lebensmodelle – vor allem für ledige, bürgerliche Frauen. Diese jungen wie auch älteren alleinstehenden Frauen fanden sich häufig in der Erwerbstätigkeit wieder, wenngleich sie jedoch meistens weniger verdienten als ihre männlichen Kollegen.[194] Bürgerliche verheiratete Frauen engagierten sich hauptsächlich ehrenamtlich im Bildungs- und Sozialwesen und anderen als *frauenspezifisch* deklarierten Feldern. Insbesondere der starke Rekurs auf die Bedeutung der Mutterschaft in der konservativen Frauenbewegung erwies sich für die weitere Etablierung und Professionalisierung jener Bereiche als Berufe durchaus als hilfreich.[195]

Die Idee einer *neuen Frau*, die zunächst nur in verschiedenen Medien und politischen Forderungen des frühen 20. Jahrhunderts aufgetaucht war, materialisierte sich nach dem Ersten Weltkrieg zunehmend im städtischen Straßenbild.[196] Bürgerliche Frauen eigneten sich dabei männlich konnotierte Symboliken und Tätigkeiten an. Das Rauchen, neuartige „maskuline" Kleidung und Kurzhaarfrisuren sowie die Erwerbsarbeit wurden zur Realität vieler bürgerlicher Frauen. Diese aufkommende Sichtbarkeit von Frauen im öffentlichen Raum, sei es in Form von Vereinen, Clubs oder auch wissenschaftlichen Veröffentlichungen und Vorträgen, zog eine Reihe antifeministischer und/oder sexistischer Stereotypisierungen nach sich.

Die enge Verknüpfung von weiblicher Homosexualität mit Virilität und die Idee der maskulinisierten emanzipierten Frau formierten sich als Reaktion auf die *neue Sichtbarkeit* der Frau im (antifemi-

---

[194] Vgl. Peukert, Detlev (1978): Die Weimarer Republik. Krisenjahre der Klassischen Moderne. Frankfurt/M., S. 101.

[195] Vgl. Buchen: Neue Geschlechterkonstruktionen, a.a.O., S. 7.

[196] Weiteres zur *neuen Frau* im Zusammenhang mit Entmündigungsverfahren findet sich im Kapitel 4 ab S. 63 der vorliegenden Dissertationsschrift.

nistischen) Bild der frauenemanzipierten Homosexuellen. Die homosexuelle Frau wurde von antifeministischen Strömungen als männerhassende Karikatur ihrer selbst zur Abqualifizierung der Frauenemanzipationsbewegung als solcher instrumentalisiert. Zugleich wurde die emanzipierte Frau als grundsätzlich pathologisch von der psychiatrischen Wissenschaft „entdeckt". Letztendlich führte die antifeministische Verknüpfung der Virilität mit weiblicher Homosexualität und der Frauenemanzipationsbewegung zu grundlegenden Schwierigkeiten innerhalb der bürgerlichen Frauenbewegung, die keine Plattform für eine Artikulation, geschweige denn Etablierung klarer politischer Forderungen von bzw. für homosexuelle Frauen bieten konnte. Anstelle einer Solidarisierung mit homosexuellen Frauen grenzten sich die meisten heterosexuellen Frauenrechtsaktivistinnen von Homosexualität ab.[197]

Johanna Elberskirchen, feministische Schriftstellerin und aktives Mitglied der Frauenemanzipationsbewegung, kritisierte in einer Veröffentlichung bereits 1904 Vorstellungen viriler weiblicher Homosexualität und das daran angeknüpfte Bild der maskulinisierten homosexuellen Emanzipationsbewegung:

> *Sind wir Frauen der Emanzipationsbewegung homosexual – nun dann lasse man uns doch! Dann sind wir es doch mit gutem Recht. Wen geht's an? [...] Sind die Emanzipationsbestrebungen des Weibes [...] auf eine sexuelle Anormalität zurück zu führen – warum sie dann bekämpfen? Dann ist es ja ausgeschlossen, daß die normalen Frauen sich emanzipieren.*[198]

---

[197] Vgl. Nave-Herz, Rosemarie (1988): Die Geschichte der Frauenbewegung in Deutschland. Bonn. S.11ff.

[198] Elberskirchen, Johanna (um 1904): Was hat der Mann aus Weib, Kind und sich gemacht? REVOLUTION und Erlösung des Weibes. Was ist

Die Position Elberskirchens blieb jedoch marginal. Die meisten Gruppen der Frauenbewegung grenzten sich sehr deutlich von den Forderungen der homosexuellen Frauen nach einer Freiheit, die auch sie einschließen sollte, ab. Zwar zeigte sich an manchen Stellen eine gewisse Solidarität, tendenziell war die Homosexualität jedoch ein eher ignoriertes Thema.[199] So stellte Anna Rüling in einer Rede zur Frauenfrage auf der Jahresversammlung des Wissenschaftlich-humanitären Komitees (WhK) im Jahr 1904 fest:

> *Ohne Zweifel, die Frauenbewegung hat größere und wichtigere Aufgaben zu erfüllen, als die Befreiung der Homosexuellen, aber großen Aufgaben kann sie nur gerecht werden, wenn sie kleinere nicht achtlos beiseite läßt.[200]*

Es war nämlich so, dass gerade die angebliche „Vermännlichung" der Frauen durch die Frauenemanzipation und die damit einhergehenden (diskursiv übertriebenen) Störungen der bürgerlichen Ordnung in öffentlichen Debatten zunehmend thematisiert wurden.[201] Auch in der psychiatrischen Wissenschaft wurden sie geführt. Die psychiatrischen Entmündigungsgutachten der als homosexuell deklarierten Frauen verweisen immer wieder auf deren angebliche

---

Homosexualität. Wiederabdruck in: Kokula, Ilse (1981): Weibliche Homosexualität um 1900 in zeitgenössischen Dokumenten. München, S. 212–217, S. 216.

[199] Vgl. Kokula, Ilse: Weibliche Homosexualität, a.a.O., S. 28ff.

[200] Auszug aus der Rede von Rüling, Anna: Welches Interesse hat die Frauenbewegung an der Lösung des homosexuellen Problems?, gehalten auf der Jahresversammlung des Wissenschaftlich-humanitären Komitees, Berlin 1904.

[201] Vgl. Kessemeier, Gesa (2000): Sportlich, sachlich, männlich. Das Bild der ‚Neuen Frau' in den Zwanziger Jahren. Zur Konstruktion geschlechtsspezifischer Körperbilder in der Mode der Jahre 1920 bis 1929, Dortmund. S. 27ff.

(und natürlich im selben Atemzug pathologisierte) „Vermännlichung", wie auch folgende Beispiele zeigen:

Frau L. ist eine mittelgroße, grazil gebaute Frau von leicht männlichem Aussehen. "[202] (Dorothea L.)

Auf den Leiter der Erziehungsanstalt [...] hat sie stets einen anormalen Eindruck gemacht. Er hat sie wegen ihrer tiefen Stimme und ihrer Art sich zu geben (z.B. Verbeugung statt Knixes) für eine Art Zwitter gehalten. Den Charakter schildert der Zeuge als sprunghaft und haltlos, sie zeigte Zuneigung zu den sozial unter ihr stehenden Angehörigen der benachbarten Fürsorgeanstalt Emilienstift, schnitt sich das Haar ab, verschleuderte wertvolle Gegenstände, hatte Anfälle von Tobsucht, sodaß der Anstaltsarzt einen Selbstmordversuch befürchtete.[203] (Ilse P.)

Die deviante Geschlechterperfomanz Ilse P.s stellt innerhalb ihres Gutachtens eines der grundlegenden Elemente zur Pathologisierung ihrer Person dar. Ihre „tiefe Stimme", die Verweigerung von Unterwerfungsprozeduren wie dem Knicks und auch ihre Kurzhaarfrisur werden als widerständige und somit pathologische Eigenschaften deklariert („widerständig" meint/e in diesem Kontext, dass sie den Vorstellungen bürgerliche Feminität widersprachen). Sie stehen in einer Reihe mit weiteren *Widerstandsformen* wie der Verweigerung klassenspezifischer Verhaltensweisen.[204]

---

[202] Gerichtsakte Dorothea L. (1932): Ärztliches Gutachten, A Rep 342, 6673.

[203] Gerichtsakte Ilse P. (1929): Ärztliches Gutachten, A Rep 345, 1085.

[204] Die Verweigerung klassenspezifischer Verhaltensweisen wird in verschiedenen der psychiatrischen Gutachten problematisiert. Sei es im Zusammen mit Mutterschaft, Sexualität oder auch im Zusammenhang mit Ehescheidungen, bildet dies auch immer wieder eine in psychiatrische

Trotz der stetig anwachsenden homosexuellen Subkultur Berlins sowie der behaupteten „Maskulinisierung" der Kleidung ab dem Beginn des 20. Jahrhunderts blieb die homosexuelle Frau im Straßenbild optisch weiterhin tendenziell unsichtbar:

> *Im Allgemeinen fällt im Straßenbild Berlins die homosexuelle Frau selbst für den scharfen Beobachter wenig auf, es sei denn, daß der virile, mehr männlich geartete Part „streng" gekleidet geht. Gewöhnlich wird diese Tracht nur des Abends in geschlossenen Räumen getragen [...].[205]*

Die Sichtbarwerdung als homosexuell markierter Eigenschaften wie „männlicher" Kleidung – *der Tracht* – war zwar innerhalb von medialen Darstellungen möglich, im Straßenbild jedoch kaum vertreten.[206] Ihren Raum fanden die Abweichungen von der normalisierten Kleiderordnung und Geschlechterperformanzen freilich in den Gutachten:

> *[Sie] liess sich ein Reitkleid machen, ging damit auf die Strasse, sagte über diesen Aufzug verwunderten Bekannten, das habe sie noch von zu Hause, liess sich auch in dem Kleid photographieren, um so das Gespräch auf dieses Thema zu bringen.[207]* (Maria R.)

Gerade die Sportmode wurde als männlich gelesen und sollte daher auch ausschließlich während der Sportausübung und keinesfalls in

---

Argumentationen eingeschriebene Strategie zur Legitimation von Entmündigungen.

[205] Roellig, Ruth-Margarete (1928): Berlins Lesbische Frauen. 2. Auflage. Leipzig, S.17.

[206] Vgl. Kessemeier: Sportlich, sachlich, männlich, a.a.O.

[207] Gerichtsakte Maria R. (1927): Ärztliches Gutachten, A Rep 345, 18583

anderen (öffentlichen) Räumen getragen werden.[208] Das gewaltvolle Diktat „geschlechtsspezifischer" Mode zeigt sich in dem Gutachten für Maria R. besonders deutlich. Die Abweichung von bestimmten modischen Mustern im öffentlichen Raum schlug sich auf direktem Wege in der Pathologisierung einzelner devianter Subjekte nieder.

Die deviante Geschlechterperformanz der *neuen Frau* wurde demnach nur im Rahmen bestimmter klassen- und geschlechtsspezifischen Verhaltensweisen und Räume etabliert. Selbst das Freiheitssymbol jener Zeit schlechthin, nämlich das der rauchenden Frau, war eine von einem Neffen Sigmund Freuds, Edward Louis Bernays, entwickelte Werbestrategie zur Verkaufsförderung von Tabakwaren.[209] Die Werbefigur der *neuen Frau* sollte, wie bereits beschrieben wurde, vor allem eines, nämlich die Kauf- und Arbeitskraft in der Nachkriegszeit und in einer wirtschaftlich schwierigen Lage ankurbeln. Das auf den ersten Blick Freiheit suggerierende Bild der rauchenden Frau wurde marktorientiert geschaffen, von der Industrie operationalisiert – und zugleich zu einer Angstfigur jener Zeit.

Wie bereits in dem Kapitel über Nymphomanie am Beispiel einer als frei/er imaginierten Sexualität erläutert wurde, zeigt sich auch hier, dass die *neue Frau* sich als *neue Frau* bloß bewegen konnte, ohne nach wie vor sehr eng gefasster Normen zu verletzen. Eine Überschreitung der Grenzen dieser Normen führte schnell zu korrigierenden Interventionen seitens der Familie und, wie die Verfahren deutlich zeigen, auch der Gerichte und Psychiatrien.

---

[208] Vgl. Kessemeier: Sportlich, sachlich, männlich, a.a.O., S. 209ff.
[209] Münkel, Daniela/Seegers, Lu (2008): Einleitung: Medien und Imagepolitik im 20. Jahrhundert. In: dies. (Hg.): Medien und Imagepolitik im 20. Jahrhundert. Deutschland, Europa, USA. Frankfurt/M., S. 9–23, S. 10.

Dennoch brachte die Weimarer Republik auch grundsätzliche Änderungen für die Situation bürgerlicher Frauen. Insbesondere die endgültige Öffnung der Universitäten (nachdem im Kaiserreich noch sehr uneinheitliche Regelungen gegolten hatten), neue Arbeitsplätzen und Öffentlichkeiten stellten die bürgerliche Gesellschaftsordnung, die sich doch bislang auf die „naturgegebene" Stellung der Geschlechter berufen hatte, vermehrt infrage. Die Diffamation der *vermännlichten* emanzipierten Frau ist auch als Reaktion auf diese Bedrohung der etablierten Ordnung zu verstehen. Durch die wissenschaftlich gestützte Definition bestimmter Eigenschaften als „männlich" konnte das einzelne (weibliche) Subjekt als „abweichend" identifiziert und diese grundsätzliche Bedrohung zumindest im familiären Rahmen durch die Entmündigung als Korrektiv abgewandt werden.

Homosexualität und Männerhass als „Infektion"

Iwan Bloch, seines Zeichens Dermatologe und Sexualwissenschaftler, sah im Jahr 1907 in der Frauenbewegung einen durch die *urningische* (homosexuelle) Frau angetriebenen, „wütenden Männerhass", der sich infektiös auch unter den nicht-homosexuellen Frauen verbreite und eine *Pseudohomosexualität* unter Frauen vorantreibe.[210] Auch im psychiatrischen Gutachten Margarete J.s wird der infektiöse Charakter der Homosexualität innerhalb der Berliner Homosexuellenszene und ihr *wütender Männerhass* deutlich thematisiert.

---

[210] Vgl. Bloch, Iwan (1909): Das Sexualleben unserer Zeit in seinen Beziehungen zur modernen Kultur. Berlin, S. 585f.
Zum Konzept des *Urnings*/der *urningischen* Frau (seltener: der *Urninde*) von Karl Heinrich Ulrichs s. S. 85 der vorliegenden Arbeit.

Nachdem Margarete J. bereits in ihrer Vergangenheit verschiedene sexuelle Beziehungen mit Frauen gehabt haben sollte, sollte sie die Ehe zunächst *heilen*. Diese „Heilung" schien laut den Aussagen ihres Mannes jedoch nur einen kurzen Zeitraum angehalten zu haben. Sie bemühte sich um eine Anstellung am Theater, sodass sie häufig in Kontakt mit als homosexuell geltenden Männern kam. *Angesteckt* von diesem *homosexuellen Umfeld*, erschien Margarete J. wie verwandelt:

Inzwischen verkehrte sie mit Damen gleicher Art und Gesinnung und drängte sich an Schauspieler, Sänger und Redakteure heran, in Parenthese Friedrich Hase, Alexander Heinemann und Josef Kainz. Mit diesen Herren war der Verkehr nur perverser Art. [...] Mir sind noch weitere Fälle und „Damen" zur Kenntnis gebracht worden, aber die Ausführung geht ins sonst ins Uferlose. [211]

Nach der Bestätigung ihrer bei ihr zu Besuch weilenden Nichte und ihres Dienstmädchens beschimpfte sie ihren Mann und die Umgebung mit den gemeinsten Ausdrücken, nannte ihren Mann einen „Hurenbock", „verfaultes Aas", „Herrn Fischbein" der die Berliner Corsettgeschäfte stürmte, um sich Fischbein gegen seine Impotenz zu kaufen. [...] Nach den eigenen Erzählungen der Pat. habe sie ihrem Mann das Spülwasser aus dem Hundenapf in die Suppe geschüttet, habe ihm in das Essen gespuckt und Hundeschmutz in sein Essen gemischt. Sie drohte, ihren Mann mit einem Messer zu erstechen oder ihn mit einem Revolver zu erschießen. [212]

---

[211] Gerichtsakte Margarete J. (1927): Ärztliches Gutachten, A Rep 345, 18562.
[212] Ebd.

Margarete J., die Schauspielerin werden wollte, steckte sich, so die psychiatrische These, nicht bloß an der Homosexualität ihres Umfeldes an, sondern auch an dem von Bloch beschriebenen *wütenden Männerhass*. Auch in späteren Zitaten aus ihrem Gutachten wird die Wirkmächtigkeit der Bilder verführender und verführter Homosexueller deutlich.

Der Homosexualität des Mannes wurde zum einen ein virulenter Charakter unterstellt, wobei der Infektionsherd sich insb. im *Orient* oder *Südeuropa* befinden sollte und vornehmlich Großstädte infiziere, zum anderen (und korrelativ dazu) galt, dass die Infizierten eine gewisse biologische Disposition haben müssten, um für die Ansteckung anfällig zu sein.[213]

Diese Idee eines virulenten, *endemischen* Charakters der Homosexualität, die ihre Verbreitung hauptsächlich im urbanen Raum finden sollte, schlug sich auch in den psychiatrischen Gutachten nieder. So sollte auch Maria R. mit dem Ziel entmündigt werden, sie von den scheinbar schädlichen Einflüssen einer Großstadt fernzuhalten, wobei Überwachung und Strafe Hand in Hand gingen.

> *Weiterhin raten wir nach den allgemeinen Erfahrungen, wie auch nach den Erfahrungen des vorliegenden Falles, die R. nicht weiterhin in der Gross-Stadt leben zu lassen, sondern sie in kleinere Verhältnisse zu verbringen, wo eine bessere Überwachung ihres Verhaltens möglich ist.*[214]

Die konkrete Auswirkung der diskursiven Herstellung einer großstädtisch-homosexuellen oder -homosexualisierten Bedrohung der bürgerlichen Sexualität in der psychiatrischen und juristischen Pra-

---

[213] Vgl. hierzu etwa Helbing, Franz (1910): Das Geschlechtsleben der neuesten Zeit. Berlin, S. 278ff.
[214] Gerichtsakte Maria R. (1927): Ärztliches Gutachten, A Rep 345, 18583.

xis zeigt sich in den Empfehlungen des psychiatrischen Gutachters. Nachdem in Maria R.s Gutachten die Homosexualität einmal als symptomatisch für ihre Geisteskrankheit aufgetaucht war, schien für ihre „Heilung" u.a. ein Wegzug aus Berlin-Charlottenburg grundlegend notwendig zu sein. Der Zugriff auf die Bewegungen Maria R.s im städtischen Raum wird als eingeschränkt beschrieben, die bessere Überwachungsmöglichkeit im ländlichen Raum hervorgehoben.

Das mögliche Unwahrnehmbar-Werden im urbanen Raum wird im Gutachten den panoptischeren Strukturen des Ländlichen gegenübergestellt. Der Zugriff auf das Verhalten Maria R.s ist hierbei zentral, eine geistige Änderung oder die ihrer inneren Haltung erscheint nebensächlich. In dem Gutachten finden sich zwei von Foucault beschriebene Herangehensweisen bzw. Politiken wieder: biopolitische Strategien, die die Homosexualität als virulent erfassen wollen und ihre Ansteckungsherde in bestimmten Regionen der Erde vermuten, und gouvernementale, die auf die Kontrolle bzw. Regulierung einzelner Subjekte abzielen. Die Handlungsempfehlungen bezüglich Maria R.s berufen sich auf Beides: Die *räumliche* Gefährdung wurde innerhalb des großstädtischen Raumes ausgemacht, die *individuelle* durch mangelnde Verhaltenskontrolle und problematische Dispositionen. Der diesem Gutachten zugrunde liegende Gedanke basiert auf der Ideensammlung der zeitgenössischen Sexualwissenschaftler über die Entstehung der Homosexualität.

Das Verhältnis homosexueller Frauen zur Homosexuellenbewegung

Der Begründer des Wissenschaftlich-humanitären Komitees und damit einer der bekanntesten Plattformen zur wissenschaftlichen Auseinandersetzung mit der Sexualität und der politischen Stellung sowie der Entkriminalisierung des homosexuellen Mannes, Magnus Hirschfeld, hielt im Jahr 1914 gerade die „virilen" Eigenschaften der homosexuellen Frau für eine antreibende Kraft der Frauenemanzipationsbewegung.[215] Mit feministischen Themen wurde sich jedoch ansonsten innerhalb der Homosexuellenbewegung wenig auseinandergesetzt, auch wenn das WhK eine tendenziell unterstützende Position gegenüber den Forderungen der bürgerlichen Frauenrechtlerinnen hatte.

Das WhK war im Jahr 1897 u.a. von Magnus Hirschfeld begründet worden und sollte zur Entkriminalisierung des homosexuellen Mannes beitragen. Im Gegensatz zur maskulinistisch-homosexuellen „Gemeinschaft der Eigenen" vertrat das WhK zwar eine der Frauenbewegung nahestehende Politik.[216] Dennoch bemerkte Rüling in ihrer Rede vor dem WhK,

> *daß man im Allgemeinen, wenn von Homosexuellen die Rede ist, nur an die urnischen Männer denkt und übersieht, wie viele homosexuelle Frauen es gibt, von denen freilich weniger geredet wird, weil sie – ich möchte fast sagen „leider" – keinen ungerechten und aus falschen*

---

[215] Vgl. Hirschfeld, Magnus (1984): Die Homosexualität des Mannes und des Weibes. Berlin, New York, S. 247f.
[216] Vgl. Kokula: Weibliche Homosexualität, a.a.O., S. 21.

Während die Frauenemanzipationsbewegung hauptsächlich mit den Schwierigkeiten heterosexueller bürgerlicher Frauen beschäftigt war, befasste sich die Emanzipationsbewegung *der Homosexuellen* mit den Bedürfnissen des bürgerlichen homosexuellen Mannes und der damit verbundenen Abschaffung des § 175 RStGB. Die rechtliche Stellung der homosexuellen Frau, die finanziellen Schwierigkeiten und die durchaus stattfindende Kriminalisierung – und letztlich die ihr permanent drohende Entmündigung und Pathologisierung – wurden kaum thematisiert. Die Abwesenheit des Strafrechtsparagrafen für homosexuelle Frauen lässt diese, so sagt das auch Rüling in obigem Zitat, unsichtbar werden.

Vor dem Hintergrund besagten Strafrechtsparagrafens, der grundsätzlich aus den Reihen des WhK bekämpft wurde, wählten seine, des WhKs, Vertreter, deren professionelle Hintergründe meist medizinische und sexualwissenschaftliche waren, eine Platzierung der Homosexualität als natürliche bzw. naturgegebene Erscheinung.[218] Auf der einen Seite erschien es durchaus hilfreich, bei der Frage nach der Legitimität eines Strafrechtsparagrafen bzw. der Kritik daran Homosexualität als angeborene Eigenschaft zu theoretisieren, doch zeigte sich gerade vor dem Hintergrund der Degenerationslehre und eugenischer Argumente diese Konzeption als durchaus auch gefährlich. Gerade die Entmündigungsverfahren zeigen in aller

---

[217] Rüling: Welches Interesse, a.a.O..

[218] Speziell zum WhK s. Pretzel, Andreas (2005): Sexualreform im Spannungsfeld weltanschaulicher Voraussetzungen und sozialpolitischer Auseinandersetzungen. In: ders./Ferdinand, Ursula/Seek, Andreas (Hg.): Verqueere Wissenschaft. Geschlecht, Sexualität, Gesellschaft. Berliner Schriften zur Sexualwissenschaft und Sexualpolitik, Band 1. Münster, S. 229–244.

Deutlichkeit die materiell-realen Auswirkungen eines Diskurses, der Homosexualität als angeboren deklariert und damit nicht zuletzt auch pathologisierbar macht.

Die anti-homosexuellen Tendenzen vieler Vereine der Frauenemanzipationsbewegung sowie die tendenziell antifeministische/sexistische Haltung einiger homosexueller Männerverbände (darunter etwa die Gemeinschaft der Eigenen) erschwerte mögliche Bündnisse und verunmöglichte es homosexuellen Frauen, mit ihren politischen Forderungen Gehör zu finden.

Räume für homosexuelle Frauen

Diese mangelnden Anschlussmöglichkeiten verhinderten dennoch nicht das Aufleben einer ausgeprägten (Berliner) Subkultur, die sich in den 1920er-Jahren in einer Vielzahl an Zeitschriften und Treffpunkten für Frauen manifestierte, in den nationalsozialistischen 1930er-Jahren vernichtet wurde und in dieser Form auch bislang nicht mehr auftauchte. Seit der Jahrhundertwende entstanden vermehrt Räume, die zu den bürgerlichen Geschlechter- und Sexualitätsvorstellungen jener Zeit einen starken Kontrast boten. In Treffpunkten wie Clubs, Bars, Bibliotheken oder auch Sportvereinen für *Freundinnen*[219] organisierte sich eine immer besser vernetzte Subkultur.[220]

Da die meisten Dokumente aus jener Zeit vernichtet wurden, ist bis auf wenige Veröffentlichungen, darunter die Ruth-Margarete Roelligs aus dem Jahr 1928 zu den Berliner „Damenclubs" und einige erhaltene Frauenzeitschriften, der Forschung nicht mehr viel Mate-

---

[219] *Freundin* war eine Selbstbezeichnung homosexueller Frauen in den 1920er-Jahren.

[220] Vgl. Roellig: Berlins Lesbische Frauen, a.a.O.

rial zugänglich.[221] Ein Zeitungsartikel aus der *Berliner Zeitung* über einen Beleidigungsprozess aus dem Jahr 1909 beschreibt die Vorgänge in der „neuen Damengemeinschaft" aus außenstehender Perspektive:

Hauptsächlich kommt es darauf an, dass in der Verhandlung festgestellt wurde, wie durchaus anständige, harmlose Frauen, die in die Klubräume gekommen waren, weil sie glaubten es handle sich um einfache Klubbestrebungen künstlerisch-musikalischer Art, gar bald noch innerhalb des Klublokals der Gegenstand unsittlicher Zumutungen wurden, von deren Bedeutung sie zum Teil keine Ahnung hatten. Eine Zeitzeugin war so harmlos, dass sie bei der Klubversammlung, der sie einmal beigewohnt hatte, nur auf die Vorträge wissenschaftlicher Art geachtet und überhaupt nicht bemerkt hatte. [...] Während die erste Vorsitzende, Fräulein Lehmann, anfangs auf alle Vorhaltungen und Fragen des Vorsitzenden erklärt hatte, entweder, dies sei Privatsache, oder die betreffenden Behauptungen seien absolut unwahr, musste sie nachher zugeben, dass ein erheblicher Teil der Mitglieder, angeblich wegen unsittlicher Zudringlichkeit, ausgeschlossen worden sei. Die deshalb vernommenen Zeuginnen erklärten jedoch, zum Teil eidlich, dass im Gegenteil die Vorsitzende selbst solche Zumutungen gestellt und seit langem ein sogenanntes Verhältnis habe und

---

[221] Die erste deutsche Frauenzeitschrift für homosexuelle Frauen erschien im Jahr 1924: *Frauenliebe*. Dieser folgten *Frauen, Liebe, Leben, Garçonne, Liebende Frauen* sowie *Die Freundin* und ihre Nachfolgerin, *Ledige Frauen*. Vgl. hierzu Schader, Heike (2004): Virile, Vamps und wilde Veilchen. Sexualität, Begehren und Erotik in den Zeitschriften homosexueller Frauen im Berlin der 1920er Jahre. Königstein/Ts.

*dass das Ausscheiden auf reinen Eifersuchtsszenen und der-
gleichen beruhe.* [222]

Die/der anonyme AutorIn dieses Artikels bediente sich in ih-
rer/seiner Darstellung des Damenclubs insb. des Motivs der durch
die Homosexuelle verführten, *harmlosen Frau.* Die Geschäftsfüh-
rerin wird in ihrem/seinem Artikel als eifersüchtige, zudringliche
Person gezeichnet, die den prinzipiell als entsexualisiert dargestellten Raum des Damenclubs nutzte, um ihren *unsittlichen* Taten
nachzugehen. Die anderen Frauen scheinen wie zufällig in diesen
Raum gelangt und verführt worden zu sein.

Die Damenclubs jener Zeit erscheinen selten in der gesamtgesellschaftlichen Auseinandersetzung. Das Leben homosexueller Frauen
blieb trotz der vielfältigen Angebote der Subkultur in größten Teilen unerwähnt und ungesehen. Die öffentliche Ausblendung der
homosexuellen Frau (und damit auch einer eigenständigen Sexualität bürgerlicher Frauen an sich) hatte zwar zur Konsequenz, dass es
keine direkte Strafverfolgung gab, allerdings gab es daher speziell
über die Situation homosexueller Frauen auch kaum emanzipatori-
sche Debatten oder gar Befreiungskämpfe. So stellte „Karen" in
Liebende Frauen fest:

> *In Deutschland hat sie [die „homoerotische Durch-
> gangsphase"] sich neuerdings besonders stark und
> sichtbar in der Wandervogelbewegung geäußert, wo ein
> als erotisch durchaus erkanntes schwärmerisches Band
> gleichsinnige Erlebensträger untereinander und mit
> dem Führer verbindet, und wo das Mädchen, das Neue,*

---

[222] Zit. n. Helbing, Franz (1910): Das Geschlechtsleben der neuesten Zeit. Berlin,
S. 287.

Der öffentliche Raum – außerhalb jener Lokalitäten – blieb der homosexuellen Frau verschlossen, weswegen kein politisch-gesellschaftlicher Kampf um die weibliche Homosexualität stattfand – sei es in Form einer emanzipatorischen Bewegung oder auch als Auseinandersetzung oder Kampf um die Abschaffung eines Strafrechtsparagrafen. Diese scheinbare Leerstelle wurde jedoch u.a. durch das Bürgerliche Gesetzbuch und die Entmündigung homosexueller Frauen gefüllt. Ihre Voraussetzung war eng an deren Pathologisierung und somit an die damaligen Debatten der Sexualwissenschaften und der psychiatrischen Wissenschaft gebunden.

5.2 Debatten aus der Sexualwissenschaft

Die ursprünglichen Motive einer Neigung zu zergliedern wäre vermessen, denn es bleibt ja doch immer ein Letztes ungelöst. Und das ist das Schöne daran. Nur im Geheimnis kann man die Wahrheit ahnen, die nackte Wahrheit ist immer eingestaltig und darum unwahr für den Zweit und Dritten. Deuten und spalten wir nicht an ihr

---

[223] „Karen" (1929): Wesensschau. Ein Vortrag von Dr. A. Kronfeld. In: Liebende Frauen. Frauenliebe, Jg. 4, Nr. 23, S. 2.

herum, so bleibt ja doch Ge-
heimnis.[224]

Der Jurist Karl Heinrich Ulrichs (1825–1890) hatte im Zuge seiner Arbeit an der Entkriminalisierung des homosexuellen Mannes den Begriff *Urning* (die seltener gebrauchte weibliche Form lautet *Urninde*; gängiger sprach man von *urningischen* Frauen) entwickelt.[225] Popularisiert wurde der Ausdruck von Magnus Hirschfeld im Rahmen seiner politischen und wissenschaftlichen Arbeit im WhK. Weibliche Homosexualität stellte, wenn überhaupt thematisiert, nur ein Randthema der Sexualwissenschaft dar.

Es kam zu einer immer differenzierten Systematisierung der männlichen Homosexualität, vornehmlich durch „urnische" Männer, wohingegen homosexuelle Frauen aus diesem Definitionsprozess fast gänzlich ausgeschlossen waren: Eine explizite Analyse weiblicher Homosexualität und/oder eine Selbstverortung homosexueller Frauen fanden kaum statt. Die grundsätzliche Idee, dass aktive Sexualität nur vom Manne ausgehen könne, wurde auch durch das Erscheinen homosexueller Frauen nicht infrage gestellt. So folgte selbst das Bundesverfassungsgericht noch im Jahr 1957 in der Debatte um den Strafrechtsparagraf 175 den sexualwissenschaftlichen Sachverständigen in ihrer Argumentation:

> *Die Frau weise infolge ihrer biologischen Vorbelastung (Menstruation, Schwangerschaft usw.) allgemein eine geringere sexuelle Aktivität als der Mann auf. Für den Mann sei die geschlechtliche Betätigung fast ausschließlich mit Lustvorstellungen verbunden. Die Frau hingegen werde*

---

[224] „Karen" (1927): Gedanken über den Vortrag: Was zieht das Weib zum Weibe? In: Liebende Frauen. Frauenliebe. Jg. 2, Nr. 43, S. 3.

[225] Vgl. Hacker: Frauen und Freundinnen, a.a.O., S. 17.

immer wieder daran erinnert, daß ihr Sexualleben auch mit Lasten verbunden sei; dies drücke die Freude am sexuellen Erleben. Der Mann sei in der Vollkraft seines Lebens grundsätzlich dauernd zu sexueller Tätigkeit bereit, während die Frau infolge der Menstruation ein Viertel der Zeit behindert sei. [226]

Die Sachverständigen des Bundesverfassungsgerichts bewegten sich also noch zu diesem Zeitpunkt im sexualwissenschaftlichen Diskursfeld der Jahrhundertwende und schlossen dieses (mit modernisiertem wissenschaftlichem Vokabular) an die zeitgenössische Auseinandersetzung um die Entkriminalisierung homosexueller Männer an. Doch trotz der Idee, Frauen könnten im Vergleich zu Männern nur während drei Viertel ihrer Zeit „unbehinderten" Sex haben und empfänden dabei auch kaum Freude, wurde in den sexualwissenschaftlichen Veröffentlichungen immer wieder ein besonderes Augenmerk gerade auf die Sexualpraxis homosexueller Frauen gelegt.

Kaum eine Veröffentlichung erschien, ohne explizit Details sexueller Praktiken unter Frauen zu schildern. Während der Psychiater August Forel 1923 von „exzessiven urnischen Orgien" fantasierte, widmeten sich andere den im Verlauf derselben angewandten Techniken. Die Beschreibungen weiblicher Homosexualität seitens der Sexualwissenschaft Anfang des 20. Jahrhunderts lassen die ihnen zugrunde liegenden Ängste und pornografischen Fantasien der Wissenschaftler aufscheinen. So stellte beispielsweise Siegfried Placzek 1922 staunend fest, dass weibliche Homosexualität sogar über die gegenseitige Onanie hinausgehen kann:

---

[226] Urteil des Ersten Senats vom 10. Mai 1957. 1 BvR 550/52.

*Statt des Fingers wird auch ein künstlicher Penis, ein
Phallus, benutzt. Eine gewinnsüchtige Industrie stellt
ihn in allen erdenklichen Formen her, aus weichem und
hartem Material, selbst anwärmbar und mit ausspritz-
barer Flüssigkeit und mit raffinierten, luststeigernden
Beigaben, um friktorische Lust zur Siedeshitze aufzu-
peitschen – selbst anschnallbar zu aktiver Ausführung.*[227]

Inwiefern seine Beschreibung einer „Lust, die zur Siedeshitze auf-
peitscht", die Funktion einer Typologisierung erfüllen oder doch
eher den Fantasien seines Publikums dienen sollte, bleibt hierbei
offen. Interessant ist, dass sich laut dieser sexualwissenschaftlichen
Fachexpertise bereits in den 1920er-Jahren eine regelrechte Industrie der Herstellung verschiedener *Sextoys* widmete, auch und explizit für homosexuelle Käuferinnenschaft, und dies trotz der Vehe-
menz der psychiatrisch-medizinischen und auch moralischen Panik
angesichts des Themas der Homosexualität. Der kapitalistischen
Absatzplanung und der von dieser abhängigen Schaffung von Pro-
duktlinien etc. sind *moral panics*, wenn nicht völlig gleichgültig,
günstigenfalls unentgeltliche Produktwerbung.

Wie im Folgenden gezeigt wird, bewegten sich die damaligen Debatten der Sexualwissenschaftler hauptsächlich entlang der Frage,
ob die Homosexualität (i.d.R. die des Mannes) biologischen oder
kulturellen Ursprungs sei.[228] Angelehnt an diese Frage entwickelten

---

[227] Placzek, Siegfried (1922): Das Geschlechtsleben des Menschen. Ein
Grundriss für Studierende, Ärzte und Juristen. Leipzig, S. 157.

[228] Vgl. Bruns, Claudia (2011): Kontroversen zwischen Freud, Blüher und
Hirschfeld. Zur Pathologisierung und Rassisierung des effeminierten
Homosexuellen. In: dies./Auga, Ulrike/Dornhof, Dorothea/Jähnert, Gabriele
(Hg.): Dämonen, Vamps und Hysterikerinnen. Geschlechter- und

sich verschiedenste Modelle von Geschlechtlichkeit, die jedoch kaum Abweichungen vom bestehenden Geschlechterdualismus zuließen. Auch die Idee eines *dritten Geschlechts* von Magnus Hirschfeld sollte mehr dem Erhalt der (heterosexuellen) Geschlechterordnung dienen als diese infrage zu stellen. Durch die Etablierung der „kontrollierten Abweichung" in Form eines *dritten Geschlechts* wurde der Homosexualität ihr widerspenstiges Potenzial genommen und einer Sonderanthropologie angetragen, die sich außerhalb des Diskursfeldes der Geschlechter- und Sexualitätsordnung befand. Damit wurde die Homosexualität aus dem „Gefahrenbereich" entfernt und tolerierbar gemacht.[229]

Als Teil der öffentlichen Hygiene wurde die psychiatrische Wissenschaft zur obersten Instanz bei Fragen des Charakters der (Homo-) Sexualität. In diesem Zusammenhang wurde auch der Begriff der *konträrsexuellen Empfindung* von dem Psychiater Carl Westphal (1833–1890) erstmalig verwendet.[230] Der Ausdruck sollte der medizinischen Verwissenschaftlichung dienen und der Psychiatrie Diskurshoheit über das Gebiet der Homosexualität verschaffen. Westphal verfasste die ersten medizinisch-wissenschaftlichen Auseinandersetzungen mit dem Phänomen der *Lesbierinnen* und beschrieb darin ausführlich Fallbespiele.[231] Er zog folgendes Fazit:

Nach diesen Ausführungen dürfen wir es als zweifellos betrachten, dass sowohl beim Manne — und dies geben auch die Gerichtsärzte, welche Erfahrungen nach der genannten

---

Rassenfigurationen in Wissen, Medien und Alltag um 1900. Bielefeld, S. 161–183, S. 168ff.

[229] Vgl. Hirschfeld: Die Homosexualität des Mannes und des Weibes, a.a.O.

[230] Vgl. Westphal, Carl (1869): Die Konträre Sexualempfindung: Symptom eines neuropathologischen (psychopathischen) Zustandes. In: Archiv für Psychiatrie und Nervenkrankheiten, 2. Band, Heft 1. Berlin, S. 73–108.

[231] Vgl. Kokula: Weibliche Homosexualität, a.a.O., S. 15.

Westphal verortete die Homosexualität als eine neuropathische, also somatische Störung, die dadurch charakterisiert sei, dass sich Homosexuelle mit dem falschen Geschlecht geistig identifizierten und dadurch zur konträren (also umgekehrten) Sexualität neigten. Er begriff Homosexualität als ein Symptom der *moral insanity.*[233]

Die Vorstellung des Männlichen im Weiblichen bei der homosexuellen Frau findet sich auch bei Magnus Hirschfeld wieder. Dieser versuchte, spezifische physischen sowie psychische Eigenschaften des Homosexuellen (Mannes) herauszuarbeiten. Im *Jahrbuch für sexuelle Zwischenstufen* entwickelte er 1903 die These, homosexuelle Männer seien passiver als heterosexuelle, jedoch nicht ganz so passiv wie Frauen. Umgekehrt sollte dies auch für Frauen gelten.[234] Johanna von Elberskirchen stand hierbei in starkem Widerspruch zu Hirschfeld fragte stattdessen:

---

[232] Westphal: Die Konträre Sexualempfindung, a.a.O., S. 94.

[233] Zu diesem Begriff und der Begriffsgeschichte vgl. das Kapitel 6, S.114ff. dieser Arbeit, in dem sich auch ausführliche Verweise finden lassen.

[234] Vgl. Hirschfeld, Magnus (1903): Ursachen und Wesen des Uranismus. Jahrbuch für sexuelle Zwischenstufen, Jg. 5. Leipzig.

behaupten und sagen: in der Liebe der Frau zur Frau manifestiere sich ein Zug zum Weiblichen![235]

Der Sexualwissenschaftler Albert Moll erkannte 1919 zwar bei Männern wie Frauen neben „konträrsexuellen" Gefühlen auch konträrsexuelle Eigenschaften, interpretierte dies jedoch nicht als Indikator für Homosexualität. Hierbei nahm er insb. Bezug auf die Frauenrechtsbewegung, deren Teilnehmerinnen zwar sehr viril seien, jedoch nicht zwingend konträrsexuell veranlagt.[236] Die von Hirschfeld dargelegten körperlichen Eigenschaften bzw. Differenzen hielt Moll daher für marginal:

> *Wenn man beim Homosexuellen tüftelt, um bei jedem Organ und bei jeder Funktion festzustellen, ob nicht etwas von dem normalen Geschlechtstypus Abweichendes vorliegt, wird man dies fast immer finden.[237]*

Moll formulierte eine Kritik an der Objektwerdung der Homosexuellen innerhalb der Wissenschaft und zog aus seiner Forschung den Schluss, dass Homosexualität angeboren sei und durch Verführung ausgelöst werde.

Letztendlich durchsetzen konnte sich Krafft-Ebings Konzept der Homosexualität als degenerativer Erscheinung. Sie sei in der Regel eine physische oder psychische Krankheit, die nicht immer auf einer zugrunde liegenden Charakterschwäche basiere.[238]

---

[235] Elberskirchen: Was hat der Mann aus Weib, Kind und sich gemacht?, a.a.O., S.

[236] Vgl. Moll, Albert (1919): Berühmte Homosexuelle. Leipzig, S. 2f.

[237] Ebd., S. 3.

[238] Vgl. hierzu Jessner, Samuel (1924): Körperliche und seelische Liebe. Gemeinverständliche wissenschaftliche Vorträge über das Geschlechtsleben. Leipzig, S. 111; Krafft-Ebing: Psychopathia Sexualis, a.a.O., S. 224ff.

Bei der Begutachtung Ilse P.s, die mit der Diagnose einer *moral insanity* entmündigt wurde, entwickelte der psychiatrische Gutachter eine vielfältige Kombination aus scheinbaren moralischen und körperlichen Symptomen:

> *Sie ergab sich dem Rauchen, verschwendete ihr Taschengeld in Konditoreien, wurde lügnerisch, unzuverlässig, machte Schulden auf den Namen der Eltern, ihre Freundschaften mit viel älteren Mädchen hatten erotische Einfärbungen; zeitweilig wurden auch nach der Monatsregel Perioden besonderer Zerfahrenheit und Erregbarkeit bemerkt, in denen sie sich manchmal die Haare abschnitt.*[239]

Das Rauchen sowie das Abschneiden der Haare gelten hier als Symbole der Virilität Ilse P.s. Ihre *Lügenhaftigkeit* und *Unzuverlässigkeit* sollen ihre Charakterschwäche untermalen. Eine zugrunde liegende körperliche Ursache wird mit der Problematisierung ihrer Monatsregel angedeutet. Das homosexuelle Subjekt Ilse P. entstand entlang der in der Sexualwissenschaft vorgezeichneten Linien. Die diskursiv hergestellte Kategorie Homosexualität, deren sich in den Gutachten der Gerichtsverfahren bedient wurde, erschuf deviante homosexuelle Subjekte.

5.3 Typologien weiblichen Homosexualität

Während in der juristischen Praxis, die sich um den Strafrechtsparagrafen 175 rankte, die homosexuelle *Handlung* der betroffenen Männer im Zentrum stand, wurde in den Entmündigungsverfahren gegen Frauen die homosexuelle *Psyche* auf den Prüfstand genommen. Dass die Homosexualität der Frau nicht unter Strafe stand, kann als symptomatisch für das Negieren aktiver weiblicher (Ho-

---

[239] Gerichtsakte Ilse P. (1929): Ärztliches Gutachten, A Rep 345, 1085.

mo-)Sexualität in der damaligen Zeit gelesen werden. In den wenigen zeitgenössischen sexualwissenschaftlichen und psychiatrischen Untersuchungen weiblicher Homosexualität standen sich die Idee der *Pseudohomosexualität* und die der *vermännlichten Frau* gegenüber.

Laut Georg Back[240] beispielsweise zeichnete sich die *Pseudohomosexualität* der Frau dahingehend aus, dass die *normale* Frau nicht unterscheiden könne zwischen tiefen, freundschaftlichen Gefühlen und erotischer Liebe. Zudem problematisierte Back den sexuellen Akt an sich. Geschlechtsverkehr als solcher habe demnach nur als Penetration statt, alles andere hingegen sei wechselseitige Onanie, die zwischen Frauen, wie zufällig, in tiefer Freundschaft stattfinden könne.[241] Problematisch schien ihm dabei auch, dass durch ein Zuviel dieser Onanie der Penetrationsverkehr mit dem Manne nicht mehr als angenehm empfunden und deshalb verweigert werden könne. Eine dahingehende physische Veränderung sollte bei *schwulen Weibern* auftreten.[242] Im psychiatrischen Gutachten über Ilse P. schlugen sich diese Vorstellung sowie die Gefahren, die von weiblichen homosexuellen Akten angeblich ausgehen würden, in folgender Dramaturgie nieder:

---

[240] „Georg Back" war das Pseudonym des Dermatologen Georg Merzbach. Er agierte als aktives Mitglied des WhK. Vgl. Kühl, Richard (2009): Georg Merzbach. In: Sigusch, Volkmar/Grau, Günther (Hg.): Personenlexikon der Sexualforschung. Frankfurt/M., S. 249–297, S. 294ff.

[241] Vgl. Back, Georg (1910): Sexuelle Verirrungen des Menschen und der Natur. Zweiter Teil. Berlin, S. 700.

[242] Unter dem Begriff „Schwule Weiber" wurde die *urnische* Phantasie bei der Onanie von Frauen gefasst. Vgl. Back: Sexuelle Verwirrungen, a.a.O.

Die moralisch-physiologische Devianz Ilse P.s steht im Zentrum
des gesamten Gutachtens. Das Im-Bett-Liegen und die geschlechtlichen Berührungen werden dabei generell eher marginalisiert,
während die Verweigerung einer heterosexuellen Beziehung problematisiert und pathologisiert wird. Auch hier wird eine aktive Sexualität Ilse P.s negiert. Sie erscheint als von einer symptomati-
schen Emotionalität überwältigt, der sie Folge leisten müsse. Ihr
wird kein aktiver Handlungsspielraum gelassen. Die juristische
Frage der Strafbarkeit homosexueller Akte wurde zu ihrer Zeit
aber, sofern es sich bei besagten Akten um lesbische handelte, vernachlässigt und der Zuständigkeit der psychiatrisch-medizinischen
Wissenschaft überlassen.

Die Diagnose einer *richtigen* oder *echten* weiblichen Homosexualität war auf dem Weg einer reinen psychischen Untersuchung oder
gar einer Selbstpositionierung der Frau nicht möglich. Also wurde
häufiger auch die körperliche Konstitution mit-vermessen. Eine
verbreitete Vorstellung war diejenige, dass sich durch homosexuelle Handlungen die Klitoris der Frau vergrößern würde, um sie in
die jeweilige Partnerin einführen zu können.[245] Physische Veränderungen der homosexuellen Frau bzw. der homosexuell werdenden

---

[243] Gerichtsakte Ilse P. (1929): Ärztliches Gutachten, A Rep 345, 1085.

[244] Ebd.

[245] Vgl. etwa Placzek: Das Geschlechtsleben des Menschen, a.a.O.; Back:
Sexuelle Verwirrungen, a.a.O.; Moll: Berühmte Homosexuelle, a.a.O.

Frau finden sich bereits in einem Diagnosemodell Krafft-Ebings, nach welchem die körperliche Konstitution sich im Sexualempfinden der Konträrsexuellen wiederspiegele.[246] Back etwa rekurrierte hierauf und sprach von *Scheinweibern*, die zwar als Frauen aufträten, jedoch ein männliches Geschlechtsgefühl hätten und daher von psychischen und körperlichen Geschlechtsmerkmalen anderer Frauen angezogen werden würden.[247] In dieser, der *tatsächlich homosexuellen* Frau wurde auch die allergrößte Bedrohung ausgemacht. So verführte das urnische Weib laut Forel unschuldige, normale Mädchen und infizierte diese mit seiner Homosexualität:

> *Ein weiblicher Urning gestand mir, an die zwölf normale Mädchen verführt und verdorben zu haben, die sich alle in die Verführerin toll verliebten.*[248]

Diese Typologie *verführter Pseudohomosexueller* und *verführender Homosexueller* findet man auch in den Gutachten sowie ZeugInnenaussagen in den Entmündigungsakten. Margarete J. wird in ihrer Akte zur Verkörperung des homosexuellen Monsters. Der – u.a. von Foucault ausführlich analysierte – Begriff des Monsters erfasst hierbei nicht allein körperliche Abweichungen, sondern laut Hans Richard Brittnacher, der im Anschluss an Foucault argumentiert, auch eine „exzessive [...] Abweichung von der Norm physischer Integrität".[249] Foucault hatte in seiner Vorlesungsreihe über *die Anormalen* u.a. die Entstehung des „Sittenmonsters" nachvollzogen.[250]

---

246 Vgl. Krafft-Ebing: Psychopathia Sexualis, a.a.O., , S. 224ff.
247 Vgl. Back: Sexuelle Verwirrungen, a.a.O., S. 630.
248 Forel: Die sexuelle Frage, a.a.O., S. 297.
249 Brittnacher, Hans Richard (1994): Ästhetik des Horrors. Gespenster, Vampire, Teufel und künstliche Menschen in der phantastischen Literatur. Frankfurt/M., S. 183.
250 Vgl. Foucault: Die Anormalen, a.a.O., S. 78ff.

In einer Reihe von ZeugInnenaussagen und psychiatrischen Berichten wird geschildert, wie Margarete J. eine Reihe als unschuldig imaginierter Frauen zu verführen versucht habe. So sagte etwa ihre Nichte (die, so vermutete der Anwalt Margarete J.s, ein Verhältnis mit dem Mann seiner Mandantin hatte) bei der Vernehmung durch den Entmündigungsrichter aus:

> *„Fast jede Nacht kam sie auch in mein Schlafzimmer, um sich mit mir zu unterhalten. Dabei setzte sie sich auf mein Bett, fasste unter die Bettdecke und betastete meinen Körper. Dabei sagte sie: „Du bist auch ein fescher Kerl." Ich legte zunächst kein Gewicht auf diese Vorkommnisse, da ich sie für einen Scherz hielt. Eines Tages jedoch, als ich noch im Bett lag, ließ sie mich durch das Mädchen rufen und forderte mich auf, in ihr Bett zu kommen, um mit ihr Kaffee zu trinken. Dann aber fasste sie meine Brüste an und forderte sie mich zu einem widernatürlichen Geschlechtsverkehr auf. Ich weigerte mich, verließ das Bett und zog mich an. Dabei sagte sie, ich solle mich doch nicht so haben, ich sei doch keine alte Jungfer.*[251]

Margarete J. bestritt zwar diese Vorkommnisse, dennoch wurden sie Teil des Gutachtens. Alles, was Margarete J. fortan tun sollte, war, analog zur Konstruktion des anormalen Monsters, *kolossal*, zu viel, zu sexuell. Es wurde angemerkt, dass sie ordinär spreche, dass sie doppelte Portionen äße, dass sie große Dosen Beruhigungsmittel brauche; sie sei außerdem nicht liebenswürdig, nicht ruhig. Als christlich-*weißer* bürgerlicher Frau wurde ihr via diese *monströse* Konstruktion eine *widernatürliche Unzivilisierbarkeit* in die Akte eingeschrieben. Das Monster und das Monströse verbanden – und verbinden nach wie vor – Faszination und Neugier mit Furcht und

---

[251] Gerichtsakte Margarete J. (1927): Zeuginnenaussage, A Rep 345, 18562.

Abscheu; sie fungierten hier als Projektionsfläche für die gesellschaftlichen Ängste vor sexuell aktiv agierenden *weißen*, bürgerlichen Frauen. Zwar wurden im Verfahren gegen Margarete J. auch gegenteilige ZeugInnenaussagen angehört, diese jedoch wurden gutachterlich nicht mehr weiter erfasst. Ganz an der Imagination der Sexualwissenschaft entlang, wurde Margarete J. in den Gutachten zum Archetypen des (homo-)sexuellen Monsters stilisiert.[252] Der *gefährliche* und *spezifische Charakter* der homosexuellen Margarete J. wurde minutiös herausgearbeitet. Sie wurde als Ansteckungskeim ausgemacht und der Psychiatrie als Teil der öffentlichen Hygiene überstellt.

> *Sie sind nicht selten sexuell kolossal aufgeregt und werden zu den reinsten weiblichen Don Juans. Ich habe einige solche Fälle gekannt, die wahre Orgien feierten und eine ganze Reihe normaler Mädchen verführten bzw. zu ihren Geliebten oder Frauen in der eben bezeichneten Weise machten.*[253]

Dieser Konzeption gegenüber stand die Figur der Verführten. Das passive, das „normale" Mädchen, das sich nichtsdestotrotz infizieren lasse durch die zudringliche Homosexualität seines Gegenübers. Die „Pseudohomosexuelle", die in ihrer seelischen und körperlichen Konstitution durchaus als heterosexuell gedacht wurde und dies auch bliebe, jedoch aufgrund moralischer Devianz oder auch einfacher Naivität verführt werden würde. Dieser Typologie folgt die Argumentation in den Gutachten für Maria R. und Dorothea L.

> *Als erstes Symptom einer gewissen psychischen Abwegigkeit ist bei ihr selbst ihre homosexuelle Einstellung zu nennen.*

---

252 Vgl. Foucault: Die Anormalen, a.a.O., S. 157f.
253 Forel: Die sexuelle Frage, a.a.O., S. 295.

Mit 25J. ist sie dann, angeblich durch Verführung einer Freundin, mit der sie ein homosexuelles Verhältnis unterhielt, in süchtige Abhängigkeit von Morphium gekommen.[254] (Maria R.)

Nach der Schulzeit, wo sie gut gelernt habe, sei sie in Musik ausgebildet worden, sie sei auch angeblich in größeren Wohlfahrtskonzerten als Sängerin aufgetreten. 1920 habe sie eine Frau kennen gelernt, zu der sie in homosexuelle Beziehung trat. Durch dieses Fräulein sei sie ans Morphium gekommen. Im Sommer 1920 habe sie dann mit dieser Freundin zusammen eine Entziehungskur in einem Sanatorium in Patenkirchen durchgemacht.[255] (Dorothea L.)

In beiden Gutachten steht das Suchtverhalten von Maria R. resp. Dorothea L. symptomatisch für deren einfache Verführbarkeit. Im Gegensatz zu Ilse P., deren Homosexualität durch moralische Devianz begründet wurde, und zu Margarete J., die als sexuelles Monster dargestellt wurde, bedienten sich die Gutachter hier des Bildes der verführten, naiven Frau. In dem Gutachten für Dorothea L. werden ihre bürgerliche Ausbildung und ihre Musikalität betont, und es wird ein Bruch damit nahegelegt, der mit dem Eintreten der homosexuellen Frau in ihr Leben sich ereignet habe. Auch bei Maria R. wird Homosexualität als eine „Einstellung" deklariert. Hier kommt es anlässlich der Verführung durch eine Freundin zum Bruch mit dem bürgerlichen Leben. Bei Dorothea L. wie bei Maria R. ist weniger die Homosexualität selbst das Symptomatische, sondern vielmehr ihre emotionale Schwäche angesichts der Verführung. Beiden wird hierbei eine aktive und autonome Sexualität abgesprochen.

---

[254] Gerichtsakte Maria R. (1927): Ärztliches Gutachten, A Rep 345, 18583.
[255] Gerichtsakte Dorothea L. (1932): Ärztliches Gutachten, A Rep 342, 6673.

Aus den Gutachten und ZeugInnenaussagen in den Entmündigungsakten der genannten Frauen geht nochmals deutlich der gewaltvolle Charakter der Konstitution des homosexuellen weiblichen Subjekts hervor. Das innerhalb sexualwissenschaftlicher, psychiatrischer und medizinischer Diskurse gezeichnete Konstrukt Homosexualität schrieb sich in die Körper der abgehandelten Frauen ein, welche sich dadurch in den Verfahren als homosexuelle Subjekte materialisierten, die ihrerseits zwar in ihren Aussagen, jedoch nicht im Rahmen der Konstitution ihrer selbst Position beziehen konnten. Wie es der psychiatrische Gutachter Margarete J.s charakteristischerweise formulierte:

> *Dass sie es bestreitet, ist belanglos. Zum Teil können ihr die Aeusserungen ihrer Erregungszustände unbewusst geworden sein, zum Teil beschönigt sie sie in bewusster Weise. Ebenso ist belanglos, wenn sie von ihren Bekannten für nicht geisteskrank oder nicht anstaltsbedürftig gehalten wird, weil sie keinerlei Verstandsmängel oder Wahnsinnserscheinungen aufweist.*[256]

5.4 Zur Diagnose und Therapie weiblicher Homosexualität

Das Diagnostizieren der Homosexualität von Frauen stellte eine Herausforderung für die psychiatrische Wissenschaft dar. In psychoanalytischer Tradition wurde der Frau Sexualität gänzlich abgesprochen und sie als ontologische Minorität etabliert. Dennoch konnte die homosexuelle Frau nicht gänzlich aus dem Diskursfeld ausgelöscht werden. Zur Diagnose weiblicher Homosexualität bemühte sich Dr. Carl Laker 1889 um medizinische Ausdifferenzierungen und Katalogisierungen. Er unterschied zwischen mehreren Typen weiblicher Homosexualität/weiblicher Homosexueller: der

---

[256] Gerichtsakte Margarete J. (1927): Ärztliches Gutachten, A Rep 345, 18562.

angesteckten, infizierten Homosexuellen, der Perversen und damit auch krankhaften Homosexuellen sowie derjenigen, die männliches Begehren ohne weitere Symptome in sich trage. Um Letzteres feststellen zu können, entwickelte er weitere Schemata, die insb. das Maskuline der betreffenden Frauen herausarbeiten sollten, beispielsweise in Gestalt besonderer (= „besonders häufiger") sexueller Aktivität und gesteigerten geistigen Vermögens.[257] Die Homosexualität der Frau wurde zu einem Symptom. Einem Symptom moralischer Devianz, geistiger Schwäche, des Monströsen oder auch des „Größenwahns", „eigentlich" ein Mann zu sein bzw. sein zu wollen.

Bereits Westphal, der die weibliche Homosexualität als Thema psychiatrisch-wissenschaftlicher Abhandlungen etabliert hatte, hatte sie als symptomatisch für ihr angeblich zugrunde liegende andere Erkrankungen betrachtet.[258]

Es wurde somit nicht nur gegen *eine* Ordnung verstoßen, nämlich die der Heterosexualität (oder -normativität), sondern gegen eine ganze Reihe von Ordnungen. Diesem Gedankenprinzip folgte auch der Sexualwissenschaftler Back im Jahr 1910:

> *Nicht selten stösst man bei Konträrsexualen auf neuropathische und psychopathische Veranlagungen, so z.B. auf konstitutionelle Neurasthenien und Hysterien, auf mildere Formen periodischer Psychose, auf Entwick-*

---

[257] Vgl. Laker, Carl (1889): Ueber eine besondere Form von verkehrter Richtung („Perversion") des weiblichen Geschlechtstriebes. In: Archiv für Gynäkologie, Jg. 34, Nr. 2, S. 293–300.
[258] Vgl. Westphal: Die Konträre Sexualempfindung, a.a.O.

lungshemmungen psychischer Energien (Intelligenz, moralischer Sinn) [...].[259]

Die Etablierung der weiblichen Homosexualität als eine Art „Nebensymptom" schlug sich auch in der Diagnosefindung für Ilse P. nieder. So wird in ihrer Akte zwar ausführlich die Liebesgeschichte zwischen ihr und der Tochter ihres Arbeitgebers beschrieben, von den Anfängen bis zur Beendigung durch ihre Mutter, dennoch bleibt eine Devianz im Bereich der Sexualität unbenannt. Dieses Unbenannte war faktisch dennoch zentral, ohne es wäre das Verfahren nicht geführt worden. Ilse P.s homosexuelle Praxen bilden den roten Faden des gesamten Gutachtens, zugleich werden sie in der Diagnose selbst aber zum Nebensymptom des Nebensymptoms:

> *Sie ist vollständig haltlos und folgt ihrer augenblicklichen Eingebung und Stimmung, ohne sich die Folgen ihrer Handlungsweise klarzumachen. Reue und Schamgefühl habe ich nicht bei ihr wahrnehmen können. Zusammengefasst ergibt sich also bei ihr ein Krankheitsbild, das als Schwachsinn auf dem Gebiete der Moral bezeichnet werden muß. [...] Die Erziehungsarbeit muß solange fortgesetzt werden, bis es gelingt, ihr die fehlende sittliche Reife beizubringen.*[260]

Unter dieser fortzusetzenden „Erziehungsarbeit", die auf psychischem sowie physischem Weg stattfinden sollte, verstand der Gutachter die Dressur und Disziplinierung durch die psychiatrische Praxis und deren Strategien zur Heilung der moralischen Devianz der Homosexualität. Die Debatten darüber, ob Homosexualität nun psychischen oder physischen Ursprungs sei, waren dabei auch zu dieser Zeit nicht abgeschlossen und die Therapieansätze entspre-

---

[259] Back: Sexuelle Verwirrungen, a.a.O., S. 631.
[260] Gerichtsakte Ilse P. (1929): Ärztliches Gutachten, A Rep 345, 1085.

chend unterschiedlich. Von einfacher Hypnose über medikamentöse Therapien bis hin zu Operationen stand den behandelnden Ärzten jede Option offen.[261] Die Hypnosetherapie sowie die medikamentöse Therapie sollten vornehmlich den Sexualtrieb blockieren. Das Ziel war hier also nicht, die *homosexuale Einstellung* zu verändern, sondern es ging ausschließlich darum, *homosexuelle Handlungen* zu unterbinden. Die operative Therapie zielte hingegen auf ein Einwirken hin zu einer *heterosexuellen Einstellung* ab. Hierbei wurden Mann oder Frau wahlweise Hoden oder Eierstöcke eingepflanzt und beobachtet, welche Konsequenzen dies für ihr Sexualleben hatte. Der Experimentierfreudigkeit waren keine Grenzen gesetzt. Dennoch zeigte sich durch die stationäre Behandlung nicht immer der gewünschte Erfolg. So auch nicht bei Dorothea L.:

> *In oberflächlicher, burschikoser Weise fand sich Frau L. mit der Unterbringung auf der geschlossenen Abteilung hier ab. Man hatte nie das Gefühl, daß die mit der zu Begutachtenden stattgehabten psychotherapeutischen Aussprachen irgendwie bei ihr tiefer gingen.* [262]

Neben der Einwirkung auf das einzelne Subjekt befasste sich die psychiatrische Wissenschaft auch mit den Auswirkungen der Homosexualität auf das Konzept der heterosexuell-bürgerlichen Ehe bzw. Familie, die als *das* staatstragende Element inszeniert wurde. Dieser biopolitischen Aufgabe des Schutzes der bürgerlichen Ehe und Familie vor der sich angeblich virulent in den (groß-)städtischen Räumen verbreitenden homosexuellen Bedrohung bemächtigte sich somit auch die Psychiatrie. Es entstanden Leitfäden, darunter exemplarisch folgender von Back, zum Umgang mit der Homosexualität in der psychiatrischen Praxis. Darin wurden von

---

[261] Vgl. Placzek: Das Geschlechtsleben des Menschen, a.a.O., S. 163f.
[262] Gerichtsakte Dorothea L. (1932): Ärztliches Gutachten, A Rep 342, 6673.

der Berufswahl bis hin zur Ehefähigkeit alle Lebensbereiche des/der Homosexuellen untergliedert und Handlungsempfehlungen ausgesprochen.[263] Die Psychiatrie sollte nicht nur der Heilung der Einzelnen, sondern des gesamten *Volkes* dienen.

Die einzige Form der Partnerschaft, die Back für Homosexuelle empfahl, war eine Ehe zwischen einer homosexuellen Frau und einem homosexuellen Mann, da dies zu keinerlei Konflikt führen würde. Das Leben homosexueller Beziehungen stand niemals zur Debatte. Die Neigungsheirat[264], deren Motiv das (schützende) Unsichtbar-Werden homosexueller Beziehungen in einem Heteronormativen Umfeld war, stellte tatsächlich gar keine seltene Form der Ehe dar. So sind in den Kontaktanzeigen in der *Frauenliebe* wie auch in anderen Frauenzeitschriften häufig Inserate von Männern zu lesen, die offenbar auf der Suche nach einer solchen Partnerin waren. In der Hauptsache sollte dies eine mögliche Verfolgung der Ehepaare verhindern. Unsichtbar blieb die Homosexualität unverfolgt.

Über das Unglück, mit einer homosexuellen Frau verheiratet zu sein, sprach während der Margarete J. betreffenden Vorgänge zunächst ihr Ehemann; später äußerte sich auch der psychiatrische Gutachter:

Wie der Ehemann erst später erfuhr, soll die Patientin damals schon und vor dem Antritt ihrer Stellung bei ihm ein geschlechtlich derart ausschweifendes Leben geführt haben, daß die Sittenpolizei hinter ihr her war. Ihr sexueller Ver-

---

263 Vgl. Back: Sexuelle Verwirrungen, a.a.O.
264 Unter einer „Neigungsheirat" wurde die gegengeschlechtliche Ehe zweier homosexueller Menschen verstanden.

*kehr soll sich auf Männer und hauptsächlich auf Frauen er-
streckt haben.*[265]

Der Ehemann Margarete J.s stilisierte sich in seiner Befragungen
als in der und durch die Ehe mit einer Homosexuellen betrogener,
bedrohter und erniedrigter Mann. Die Figur der sexuell nicht zu
bändigenden, maskulinisierten, homosexuellen Frau wird im Verlauf des Gutachtens vervollkommnet. Angelehnt an die Vorstellung
der Unmöglichkeit einer Verehelichung Homosexueller wurde dafür eine genealogische Erzählstrategie gewählt, die dieses Narrativ
nochmals explizit herausarbeiten sollte. Angelehnt an die Warnun-
gen Backs vor der Ehe mit Homosexuellen wird dem Ehemann
Margarete J.s die Schuldfrage[266] bezüglich einer kommenden
Scheidung vorsorglich bereits innerhalb des Gutachtens abgenom-
men, während Margarete J. dadurch nicht zuletzt auch ihre finanzielle Sicherheit verlieren sollte. Margarete J. sowie die anderen auf-
gezählten Frauen wurden im Anschluss an die Entmündigung zur
„Heilung" in die geschlossenen Abteilungen psychiatrischer Kliniken überwiesen. Bis auf Ilse P. wurde vermutlich keine der Frauen
wieder mündig gesprochen:

*[Nach dem Klinikaufenthalt] nahm sie eine Stütze und als
Sekretärin auf einem grossen Hof in Todesfelde, Kreis See-
gefeld, eine Stellung an. [...] Seit November 1921 war sie in
der Pension Hoffer in Hamburg in Stellung, wo die Zeugin
Lücke sie kennen lernte. Die Entmündigte schrieb für die
Pensionsinhaberin die Rechnungen aus, zog die Pensions-
gelder ein und lieferte sie der Zeugin ab [...], alles zur vol-
len Zufriedenheit der Pensionsinhaberin. [...]Die ärztliche
Untersuchung der Entmündigten hat bestätigt, dass sie*

---

[265] Gerichtsakte Margarete J. (1927): Ärztliches Gutachten, A Rep 345, 18562.
[266] Zur Schuldfrage bei Ehescheidung, s. Kapitel 9, S.182ff.

Das positive Gutachten und die Unterstützung der Pensionsinhaberin sowie – vermutlich – entweder die Unterdrückung oder nur mehr strikte Diskretion bezüglich ihres homosexuelle Lebens brachten Ilse P. die Mündigkeit zurück. Weibliche Homosexualität, als *die unmögliche* Sexualität, durfte im öffentlichen Raum nicht sichtbar werden. Erfolgte dies dennoch, wurde sie zu einer Pathologie (erklärt). Um dieser nicht allzu viel Raum zu geben, trat sie jedoch nur als Nebensymptom einer *eigentlichen, anderen* Krankheit auf. Solange Ilse P., wie auch andere Frauen, nicht allzu offen und dabei krisenfrei homosexuell lebte, kam dies nicht ins Visier der Psychiatrie.

5.5 Zusammenfassung

Die Geschichte der Homosexualität von ihrem Erscheinen über ihre Kriminalisierung und Medikalisierung bis hin zu ihrer Assimilierung in die gesellschaftliche Ordnung wurde und wird innerhalb verschiedenster Wissenschaften fortwährend ge- und überschrieben. Auffallend bei der diesbezüglichen Quellen- und Literaturbetrachtung ist hierbei zum einen, dass lesbische Geschichte als „mitgedacht" zählt – das heißt, sie wird, wenn überhaupt, neben oder hinter schwuler, also männlicher, Geschichte erwähnt; zum anderen, dass gerade dann, wenn es um die gesellschaftliche Problema-

---

[267] Gerichtsakte Ilse P. (1929): Ärztliches Gutachten, A Rep 345, 1085.

tisierung und Diskriminierung „der Homosexualität" geht, stets Auseinandersetzungen um den § 175 StGB ins Zentrum der homosexuellen Bewegung und homosexuellen Widerstands gestellt werden. Während die Verfolgung homosexueller Männer zur Aufgabe der Staatsanwaltschaft und somit zu einer *öffentlichen* Angelegenheit wurde, wurde die homosexuelle Frau einer gänzlich andersartigen Verfolgung ausgesetzt – nicht zuletzt auch im *privaten* Bereich und durch Familienmitglieder, die sich dafür des § 6 BGB bedienten. Die bürgerliche Kleinfamilie funktioniert/e als unablässig prüfende Disziplinarinstanz[268] und Normalitätspolizei, deren Anschluss an und Rekurs auf die Psychiatrie in den besprochenen Entmündigungsfällen aufscheint. Homosexuelles Leben war den Frauen im Kaiserreich ebenso wie während der Weimarer Republik ohne Verfolgung möglich, solange dieses Leben unsichtbar blieb bzw. dessen Sichtbarkeit sich im Rahmen des Erzählbaren – also in wenn auch nur gerade eben so noch als heterosexuell lesbaren Narrationen – bewegte.

Die homosexuelle Frau galt (und gilt noch) als das *unmögliche Subjekt*, das Zuschreibungen und Modelle rund um die weibliche Sexualität nicht bloß infrage stellt/e, sondern ihnen als tatsächlich gelebte Evidenz vehement entgegenstand.[269] Der Versuch der diskursiven, wenn nicht materiellen Auslöschung dieses Subjekts zeigt sich deutlich anhand der Entmündigungsverfahren. In den entsprechenden Akten ist gerade das Ungesagte zentrales Element der Argumentation.

---

[268] Vgl. Foucault, Michel (1976): Überwachen und Strafen. Die Geburt des Gefängnisses. Frankfurt/M., S. 238ff.

[269] Vgl. Martin, Biddy (1996): Sexuelle Praxis und der Wandel lesbischer Identitäten. In: Hark, Sabine (Hg.): Grenzen lesbischer Identitäten. Berlin, S. 38–72.

Die Geschlechter- und Sexualitätsordnung erfuhr durch die sexuellen Praktiken weiblicher Homosexualität eine Bedrohung. Als Antwort darauf wurde zum einen eine homosexuelle Identität der Frau in Analogie zur männlichen Sexualität geschaffen („der Größenwahn, ein Mann zu sein") und zum anderen ein drittes Geschlecht etabliert. Dieses dritte Geschlecht sollte dabei laut Biddy Martin die konventionelle Geschlechterordnung nicht mehr infrage stellen, sondern durch seine Formation als (bloß eine) weitere, statische Kategorie diese (re-)stabilisieren.[270] Die *Konträrsexuelle* stand in tiefem Widerspruch zur heterosexuellen bürgerlichen Geschlechterordnung und wurde somit zum Aushandlungsobjekt der psychiatrischen Wissenschaft und psychiatrischer Praktiken.

Es wäre verfehlt, die Macht der Psychiatrie hinsichtlich dieser Thematik auf die Funktion einer *Verhaltens*justiz und -polizei zu reduzieren. Die psychiatrische Macht erwies sich vielmehr als ontologisierend. Die lesbische Frau war nicht einfach „pathologisch", sie existierte als solche schlichtweg nicht. Pathologisierungen ihrer Handlungen und ihres Verhaltens wurzeln in einer diskursiven Auslöschung, die entsprechenden psychiatrischen und sexualwissenschaftlichen Ätiologien sind Narrative einer Nicht-Existenz. Dass das Aufbegehren der dennoch Existierenden in ihrem sozialen sowie zum Teil in ihrem physischen Tod endete, ist nicht als Exzess der Macht zu betrachten, sondern war die Konsequenz, die sie zog.

---

[270] Vgl. ebd., S. 40ff.

6 „Ungebunden und liederlich" – Psychiatrische Urteile im Zusammenhang mit der juristischen Sanktionierung weiblicher Prostitution

Sie macht gar keinen Hehl daraus, dass sie überhaupt nie einen anderen Beruf hatte, als einer Prostituierten. Dieser Beruf steht für sie auf derselben Stufe, wie irgendein anderer.[271]

Im folgenden Kapitel werde ich die juristische und soziale Situation von entmündigten Prostituierten bzw. jener Frauen besprechen, die unter dem Vorwurf, der Prostitution nachgegangen zu sein, entmündigt wurden.[272] Die rechtliche Entmündigung von (jungen) Prostituierten wurde von den späten 1920er -Jahren bis in die 1940er-Jahre als mögliches Mittel zur Eindämmung der Prostitution offen debattiert.[273]

---

[271] Gerichtsakte Eliese F. (1930): Psychiatrisches Gutachten, A Rep 342, 6409.

[272] Der Begriff der *Prostitution* wird in aktuellen Zusammenhängen aufgrund seiner negativen Konnotation problematisiert und durch den der *Sexarbeit* ersetzt. Dieser geht auf Carol Leigh, Vorsitzende des *Bay Area Sex Worker Advocacy Network*, zurück, die ihn (als *sex work*) in den 1970er-Jahren prägte, um Dienstleistungen im Bereich der Sexualität zu erfassen. Vgl. Leigh, Carol (2004): Unrepentant Whore: The Collected Work of Scarlot Harlot. San Francisco.
Da ich mich in diesem Kapitel mit der Ideengeschichte der Prostitution und den damit verbundenen Stigmatisierungen befasse, werde ich im Folgenden auch weiterhin den Quellenbegriff Prostitution verwenden.

[273] Vgl. Freud-Widder: Frauen unter Kontrolle, a.a.O., S. 136ff.

Um Frauen, die unter dem Verdacht der Prostitution standen, längerfristig in geschlossenen „Verwahrungsanstalten" unterbringen zu können, bedurfte es einer Entmündigung und eines gesetzlichen Vormundes, der das entsprechende Verfahren einleitete. Die Einleitung und vor allem der Verlauf eines Entmündigungsverfahrens waren jedoch ein durchaus langwieriger und (zeit-)aufwändiger Prozess, sodass dies vergleichsweise eher selten geschah.[274]

Im Folgenden werde ich anhand der Akten von Ella M., Eliese F. und Margarethe P. Verflechtungen unterschiedlichster Aspekte aus den Berichten, Gutachten und Urteilen über die Frauen erläutern, die letztlich mit dem Verweis auf ihre Prostitution zu ihrer Entmündigung führten. Hierbei werde ich zunächst allgemein die juristische Situation jener Frauen erläutern, die der Prostitution nachgingen. Im zweiten Teil des Kapitels werde ich die (Psycho-)Pathologisierung und die angstbesetze Figuration der Prostituierten und deren Effekte auf die Narrative in den Akten untersuchen.

---

[274] Vgl. Käthe Petersen an Amtsgerichtsrat Dr. Schielzeth (1943), StA Hamburg, Sozialbehörde I, EF 70.21, zit. n. Freud-Widder: Frauen unter Kontrolle, a.a.O. S. 138.

6.1 Kriminalisierung der Prostitution

*Als Berufe kennt sie nur noch
den einer Schneiderin u. Kell-
nerin. Sie macht dazu den Zu-
satz: „Diese tun soetwas
nicht.". Die spricht dies ganz
ernst aus.*[275]

Der folgende Abschnitt soll einen kurzen Überblick über die damalige juristische Situation der Prostitution bieten. Dass Frauen, die
ihr nachgingen, über ihre juristische Situation durchaus aufgeklärt
waren, zeigt sich neben dem einleitenden Zitat auch anhand vieler
weiterer Stellen in den Gutachten. Im Kontext der Gesetzgebungs-
geschichte fand die Prostitution unter einer Vielzahl von Bezeichnungen Eingang in die Strafgesetze. *Unzucht, Kuppelei, Zuhälterei*
oder *Sittlichkeitsvergehen* sind u.a. Tropen, unter denen sie verhandelt wurde.

Gegen Ende des 18. Jahrhunderts begann sich innerhalb Deutschlands ein juristisches System zur Regulierung der Prostitution zu
etablieren. Unter dem Vorwand, das „Volk" vor der Verbreitung
von Geschlechtskrankheiten zu schützen, wurden regionale Gesetze
zur Repression der Prostitution erlassen. Dies verhinderte jedoch
nicht das stetige Anwachsen des Gewerbes. Mit Einführung des
Reichsstrafgesetzbuches (RStGB) wurde 1871 ein gesamtdeutscher
strafrechtlicher Rahmen für den Umgang mit der Prostitution geschaffen. Zunächst recht vage formuliert, trat der überarbeitete
§ 361, Nr. 6 RStGB am 26. Februar 1876 in Kraft:

---

[275] Gerichtsakte Eliese F. (1930): Psychiatrisches Gutachten, A Rep 342, 6409.

*Mit Haft wird bestraft eine Weibsperson, welche wegen ge-
werbsmäßiger Unzucht einer polizeilichen Aufsicht unterstellt ist, wenn sie den in dieser Hinsicht zur Sicherung der
Gesundheit, der öffentlichen Ordnung und des öffentlichen
Anstandes erlassenen polizeilichen Vorschriften zuwider-
handelt, oder welche, ohne einer solchen Aufsicht unterstellt zu sein, gewerbsmäßig Unzucht treibt.*[276]

Konkret bedeutete dies, dass Prostitution zwar weiterhin strafbar
war, jedoch unter polizeilicher Aufsicht geduldet wurde. Unter
Aufsicht/Duldung gestellt werden konnte eine Frau nur, wenn sie
bereits eine gerichtliche Bestrafung wegen Unzucht erteilt bekommen hatte und regelmäßig auf Geschlechtskrankheiten untersucht
wurde. Dies galt jedoch nur innerhalb eines zugewiesenen Polizei-
bezirks.[277] Ein Großteil der wegen Prostitution entmündigten Frau-
en war in den Jahren vor ihrer Entmündigung der Sittenpolizei –
von der noch die Rede sein wird – aus verschiedenen Gründen bekannt gewesen.

Um in den Personenkreis der geduldeten Prostituierten zu kommen,
mussten sich die Frauen einer Reihe von Verordnungen unterwerfen. Zu diesen zählten besagte regelmäßige Untersuchungen auf
Geschlechtskrankheiten, ggf. der Umzug in eine sogenannte „Pros-
tituiertenwohnung", das Verbot, Männerkleidung zu tragen und
bestimmte Straßenzüge zu betreten.[278] Die Prostituierten wurden

---

[276] § 361, Nr. 6 RStGB (gültig in dieser Fassung von 1876–1927).
[277] Vgl. Schuppe, Franz (1914): Die staatliche Überwachung der Prostitution.
Zum Handgebrauch für preußische Polizei- und Verwaltungsbeamte. Berlin.
S. 12ff.
[278] Vgl. Hammer, Wilhelm (1907): Dirnentum (Prostitution). Wissenschaftliche
Übersicht zur Bedeutung der Sittengeschichte in unserer Zeit. Psychologie
unserer Zeit. Heft 7. Berlin/Leipzig, S. 20.

nach ihren jeweiligen Hintergründen in verschiedene Klassen mit unterschiedlichen Verpflichtungen unterteilt.

Der Betrieb von Bordellen wurde mittels des „Kuppeleiparagraphen" (§ 180a RStGB) reguliert:

> *(1) Wer gewerbsmäßig einen Betrieb unterhält oder leitet, in dem Personen der Prostitution nachgehen und in dem diese in persönlicher oder wirtschaftlicher Abhängigkeit gehalten werden, wird mit Freiheitsstrafe bis zu drei Jahren oder mit Geldstrafe bestraft.*

Die Anwendung des Paragraf 180a blieb umstritten. So sprach sich beispielsweise der Hamburger Senat gegen ein generelles Bordellverbot aus und verwies in diesem Zusammenhang auf eine lange zurückreichende Tradition vieler Betriebe, die er nur ungern aufgeben wollte. Mit ähnlichen Argumenten wurde Bordellen auch in anderen Städten eine gewisse Duldung unter polizeilicher Aufsicht ermöglicht.[279] In Berlin hingegen galt weiterhin ein Bordellverbot. Im Gegenzug soll es laut Wilhelm Miehe in Berlin im Jahr 1895 „2000 Prostituiertenschlupfwinkel, 838 Schanklocale mit weiblicher Bedienung und 232 andere der Unzucht Vorschub leistende Locale der polizeiliehen Ueberwachung" gegeben haben.[280]

Das Bordellverbot sowie die juristische Grauzone, in der sich die Prostitution fortan abspielte, blieben auch in den Folgejahren durchaus umstritten. Zum einen wurde über den Nutzen von Bordellen gegenüber der Straßenprostitution debattiert, zum anderen über die Gefahren, die von den Prostituierten ausgehen sollten. Die

---

[279] Vgl. Miehe, Wilhelm (1895): Ueber den Einfluss der Kasernierung der Prostituierten auf die Ausbreitung der Syphilis. In: Archiv für Dermatologie und Syphilis, Jg. 32, Nr. 1, S. 91–148, S. 98.
[280] Ebd., S. 99.

Auseinandersetzungen um § 361, Nr. 6 RStGB fanden innerhalb und zwischen einer Vielzahl unterschiedlicher Disziplinen statt. So wurde zum Beispiel in den *Zeit- und Streitschriften zur Sittlichkeitsfrage* in den Jahren zwischen 1914 und 1927 ausführliche Debatten rund um Prostitution und Bordelle zwischen Juristen, Medizinern und auch Pfarrern geführt.[281] Die Perspektive der Prostituierten selbst spielte dabei keine Rolle.

Keine der entmündigten Frauen aus den von mir untersuchten Akten war an einen Bordellbetrieb angebunden. Entweder arbeiteten sie allein bzw. auf eigene Rechnung oder sie waren, wie Ella M. und Margarethe P., angeblich durch Zuhälter zur Prostitution gebracht worden. Die Zuhälterei wurde jedoch von allen Frauen abgestritten. Dies könnte u.a. in der juristischen Situation begründet sein, die Zuhälterei unter Strafe stellte:

> *Immer wieder trat bei der Entmündigten der Hang zur Freiheit und zu ungebundenem geschlechtlichen Leben auf. Schliesslich fiel sie dem Laubenbewohner Albert Lehmann in die Hände, dem sie derart hörig wurde, dass sie (sich) ~~sogar für ihn auf den „Strich" ging~~ der gewerblichsmässigen Unzucht hingab.[282]*

> *Sie nahm vielmehr bei einem 65 jährigem Manne namens August Nagujewski Wohnung, dem sie für die Aufnahme nichts zahlte, obwohl sie dort nicht zu arbeiten hatte. Sie schlief mit ihm in einem Bett, ohne allerdings, nach ihrer Angabe, mit ihm Geschlechtsverkehr gehabt zu haben. [...] Da sie schliesslich auch mit anderen Männern den Ge-*

---

281 Vgl. Zeit und Streitschriften zur Sittlichkeitsfrage. Nr. 11–21 (1914–1927). Berlin, Leipzig.

282 Gerichtsakte Margarethe P. (1930): Richterlicher Beschluss, A Rep 349, 9459.

Einer der Leitgedanken in der Auslegung des Paragrafen war es, die Sicherheit des „Volkes" zu wahren, die durch die Prostitution gefährdet werde: „Denn die Prostitution birgt große Gefahren für die Gesamtheit in sich, und zwar namentlich nach zwei Richtungen hin, für die öffentliche Ordnung und für die öffentliche Gesundheit," so der Neuköllner Kriminalkommissar Schuppe im Jahr 1914. Die Körper der Frauen mussten unter ständige polizeiliche Kontrolle gestellt werden, um die „öffentliche Gesundheit" nicht zu gefährden. Die Freier hingegen blieben nach § 361, Nr. 6 RStGB straffrei und konnten auch Gesundheitskontrollen weitestgehend umgehen.

(Sitten-)Polizeiliche Umsetzung

Die Arbeit der Sittenpolizei galt als Teilbereich polizeilicher Arbeit. Ihre Aufgaben beinhalteten die Erfassung und Kontrolle aller Prostituierten innerhalb ihrer jeweiligen Bezirke. Dank ihrer Ordnungsfunktion konnte sie die Prostituierten verschiedenen „Gefahrenklassen" zuteilen und bestimmte Anordnungen erteilen.[284] Diese Anordnungen initiierten verschiedene Disziplinierungsmaßnahmen: Die ständige Kontrolle des körperlichen Zustands durch Gesundheitstests, die Kontrolle der Bewegung durch Wohnungszuweisungen und Sperrzonen für Prostituierte und auch spezifische Kleiderordnungen waren Bestandteile möglicher Maßnahmen. Durch die Tatsache, dass Prostitution weiterhin bloß als geduldet galt, stand zu jeder Zeit die Möglichkeit einer Verhaftung bzw. Internierung in Arbeitshäusern oder psychiatrischen Einrichtungen offen, wie dies

---

[283] Gerichtsakte Ella M. (1930): Richterlicher Beschluss, A Rep 349, 9458.
[284] Vgl. Schuppe: Die staatliche Überwachung der Prostitution, a.a.O., S. 9.

im Falle der Entmündigten auch geschah. Wer in die Kartei der Prostituierten aufgenommen wurde, entschied die Sittenpolizei selbst. So wurden auch Frauen registriert und unter besondere Kontrolle gestellt, die bestritten, sich jemals prostituiert zu haben.[285]

Ein Großteil der Ende des 19.Jahrhunderts als „Prostituierte" polizeilich registrierten Frauen war laut Statistiken Fabrikarbeiterin, gefolgt von Näherinnen, Schneiderinnen und „Putzmacherinnen" oder auch Frauen ohne Berufsausbildung.[286] Durch solche Statistiken wurde die Prostitution als Problem der ArbeiterInnenklasse etabliert. Ähnliches geschah auch im Zusammenhang der Entmündigungsverfahren. Bürgerliche Frauen, die ohne polizeiliche Registrierung gegen Lohn sexuelle Dienste anboten, wurden eher als Nymphomaninnen markiert[287], während bezüglich proletarischer Frauen/Arbeiterinnen intensive Recherchearbeiten zu ihrer Stellung als Prostituierte stattfand.

Gesetzeslage nach 1927

Am 01. Oktober 1927 trat das *Gesetz zur Bekämpfung der Geschlechtskrankheiten* in Kraft. Damit kam es zu einer grundlegenden Änderung von § 361, Nr. 6 RStGB. Das Gesetz folgte dem Grundgedanken, Geschlechtskrankheiten zukünftig nicht bloß im Bereich der Prostitution zu kontrollieren, sondern den Kontrollbereich auf alle Personen mit wechselnden GeschlechtspartnerInnen auszudehnen.[288] JedeR, die/der an einer Geschlechtskrankheit litt,

---

[285] Vgl. Gleß, Sabine (1999): Die Reglementierung von Prostitution in Deutschland. Kriminologische und sanktionenrechtliche Forschungen, Band 10. Berlin, S. 59.

[286] Vgl. Pinkus, Felix (1911): Beiträge zur Statistik der Berliner Prostitution. In: Archiv für Dermatologie und Syphilis, Jg. 10, Nr. 1, S. 143–150, S.148.

[287] Vgl. Kapitel 4 der vorliegenden Arbeit.

[288] Vgl. Freud-Widder: Frauen unter Kontrolle, a.a.O., S. 82.

war fortan dazu verpflichtet, diese medizinisch behandeln zu lassen. Dem Gesundheitsamt wurde die Hoheit erteilt, Personen, die infiziert sein könnten, zwangsweise zu untersuchen und zu behandeln.

Die Prostitution wurde mit dem reformierten § 361, Nr. 6 RStGB quasi straffrei:

> *Mit Haft bestraft wird, wer öffentlich in einer Sitte oder Anstand verletzenden oder andere belästigenden Weise zur Unzucht auffordert oder sich dazu anbietet.*
>
> *6a. wer gewohnheitsmäßig zum Zwecke des Erwerbes in der Nähe von Kirchen oder in der Nähe von Schulen oder anderen zum Besuche durch Kinder oder Jugendliche bestimmten Örtlichkeiten oder in einer Wohnung, in der Kinder oder jugendliche Personen zwischen drei und achtzehn Jahren wohnen, oder in einer Gemeinde mit weniger als 15.000 Einwohnern, für welche die oberste Landesbehörde zum Schutze der Jugend oder des öffentlichen Anstandes eine entsprechende Anordnung geschaffen hat, der Unzucht nachgeht.*[289]

Nach der Einführung des reformierten Paragrafen war Prostitution nur noch in der Nähe von Schulen und vor Jugendlichen verboten. Die ursprüngliche Arbeit der Sittenpolizei wurde auf das Gesundheitsamt übertragen und dessen Kontrollfunktion damit ausgedehnt. Generell konnten nach Einführung des *Gesetzes zur Bekämpfung der Geschlechtskrankheiten* wesentlich mehr Personen der staatlichen Kontrolle unterworfen werden. Frauen mussten nicht länger zunächst der Prostitution bezichtigt worden sein, bevor sie in Kar-

---

[289] § 361, Nr. 6 RStGB (gültig in dieser Fassung von 1927–1933).

teien aufgenommen und regelmäßigen ärztlichen Untersuchungen unterworfen wurden. Sogenannte „Fürsorgerinnen" sollten sich zukünftig um die soziale und Gesundheitssituation der Frauen kümmern, diese aufsuchen und sie darin unterstützen, in „geordnete" Verhältnisse einzutreten. Der Fokus lag hierbei weiterhin auf dem Körper der Frauen. Die Freier blieben nach wie vor weitestgehend unbehelligt.[290]

Trotz der eigentlichen Straffreiheit wurde das Maß der gesundheitspolitischen Regulierungen weiter ausgedehnt. So waren auch die Frauen, die mit der Begründung der Prostitution entmündigt wurden, alle zu einem bestimmten Zeitpunkt dem Gesundheitsamt vorgeführt und untersucht worden, darunter auch Margarethe P.:

> *„Da sie schliesslich auch mit anderen Männern den Geschlechtsverkehr gegen Entgelt ausübte, wurde sie von Strassenmädchen der Polizei angegeben und von dieser am 3.Mai 1930 dem Amt vorgeführt, weil sie kein Obdach, keine Papiere und sonstigen Sachen hatte sowie sich in einer verwahrlosten Verfassung befand. Bei der damaligen Untersuchung wurde sie [...] geschlechtskrank befunden und dem hiesigen Krankenhaus zugeführt.[291]*

Die Straffreiheit brachte also in keinster Weise größere Bewegungsfreiheit mit sich. Vielmehr erweiterte sie den kontrollierbaren Personenkreis auf letztendlich alle potenziell verdächtigen (nicht verheirateten) Frauen und ließ die Zahl der Karteien als geschlechtskrank und somit minutiös erfasster Menschen stetig ansteigen.

---

[290] Vgl. Freud-Widder: Frauen unter Kontrolle, a.a.O., S. 88ff.
[291] Gerichtsakte Ella M. (1930): Richterlicher Beschluss, A Rep 349, 9458.

6.2 Prostitution als Gegenstand der medizinischen Wissenschaft

Inmitten der höchsten Kultur, inmitten einer rapide fortschreitenden Zivilisation, inmitten einer zunehmenden Vergeistigung der einzelnen Individuen als Kulturträger, stellt die Prostitution eine archaisch-primitive Erscheinung dar, in der die letzten Reste des ursprünglich freien und ungebundenen Instinktlebens der Urmenschlichkeit noch deutlich erkennbar sind [...].[292]

Die Prostitution als Gegenstand der Wissenschaften, der öffentlichen Diskussion und der Rechtsprechung war zu Beginn des 20. Jahrhunderts geprägt von unterschiedlichen, einander durchaus auch widersprechenden Ideenformationen aus diversen Wissensfeldern. Die Soziologin Kajta Sabisch verortet in diesem Zusammenhang in Anlehnung an den Immunologen und Wissenschaftstheoretiker Ludwik Fleck die Entstehung der Prostitution als „eine wissenschaftliche Tatsache" am Ende des 19.Jahrhunderts.[293] Der me-

---

[292] Bloch, Iwan (1912): Handbuch der gesamten Sexualwissenschaft in Einzeldarstellungen. Die Prostitution, Band 1. Berlin, S. 39.

[293] Vgl. Sabisch, Katja (2007): Das Weib als Versuchsperson. Medizinische Menschenexperimente im 19. Jahrhundert am Beispiel der Syphilisforschung. Bielefeld.

dizinische Bereich, darunter insb. die Dermatologie/Venerologie, zeitgenössische Vorstellungen der Großstadt, die psychiatrische Wissenschaft und die Sexualwissenschaft sowie an Klassenverhältnisse geknüpfte Vorstellungen von Sexualität etablierten die Prostitution als ultimative Bedrohung der bürgerlichen Ordnung, während man gleichzeitig versuchte, sie durch biopolitische Strategien einzudämmen. Foucault spricht in diesem Zusammenhang von einer „Medizinisierung der sexuellen Abweichung", die „gleichzeitig Wirkung und Instrument dieser Erfordernisse" sei. Er betont den Zusammenschluss von Lust und Macht, einer Lust, Macht auszuüben, und einer Macht, Lust kontrollierbar machen zu wollen.[294] Im Folgenden werde ich an einigen Beispielen die Verwobenheit der Diskurse um Prostitution anhand der Entmündigungsverfahren bzw. -akten aufführen.

Prostitution als hygienische Gefahr

Juristische Verhandlungen um die Prostitution fokussierten insb. auf den Frauenkörper als Quelle viraler Infektionen. Im Jahr 1906 wurde in der Venerologie der sogenannte „Wassermann'sche Reaktionstest" entwickelt. Dieser sollte die Syphilis im Blut erkrankter Menschen nachweisen können. Der Fokus auf „Geschlechtskrankheiten" und vor allem die Syphilis verschärfte sich in den Folgejahren erheblich und war eng verknüpft mit der Idee bzw. Vorstellung der Prostituierten. Prostituierte sollten nämlich, auch ohne dabei selbst entsprechende Symptome entwickeln zu müssen, ziemlich grundsätzlich Trägerinnen gefährlicher Geschlechtskrankheiten sein.[295] Die damaligen, wie gesagt, auf die Körper der Frauen kon-

---

[294] Vgl. Foucault, Michel (1997): Sexualität und Wahrheit, Band 1: Der Wille zum Wissen. Frankfurt/M., S. 178ff.

[295] Mehr zu Geschlechtskrankheiten und Prostitution nachzulesen ist bei Sabisch: Das Weib als Versuchsperson, a.a.O. Zur Geschichte der Prostitution allgemein vgl. unter anderem Freud-Widder: Frauen unter Kontrolle, a.a.O.;

zentrierten, psychiatrischen, medizinischen und sexualwissenschaftlichen Analysen inszenierten auch diese einzelnen Körper als Bedrohung des gesamten *Volkskörpers*.[296]

Die Debatte um die Geschlechtskrankheiten von Prostituierten schlug sich jedoch kaum in den Entmündigungsverfahren nieder. Waren die Frauen zu einem bestimmten Zeitpunkt allerdings von solchen betroffen (gewesen), wurde dies erwähnt und problematisiert, wie es im folgenden Beispiel aus dem Richterlichen Beschluss gegen Ella M. ersichtlich wird:

Wegen ihres unsittlichen Verhaltens auf der Krankenstation – so erklärte sie unter anderem, wenn sie herauskomme, wolle sie nicht mehr 1–2 Mark fordern, sondern 3 Mark nehmen –, wurde sie dem geschlossenen Frauenkrankenhaus Reinickendorf zugeführt. Nach drei Tagen wurde sie von ihrem Vater von dort abgeholt und in ein Mädchenheim „Gottesschutz“ in Erkner untergebracht. Da sie sich aber noch einmal einer Syphilliskur unterziehen musste, wurde sie von dort nach fünf Wochen in das Krankenhaus für Geschlechtskranke „Bathabara“ geschafft.[297]

Auch ist die M. [...] nicht imstande, selbstständig einer geordneten Tätigkeit nachzugehen, geschweige denn einen Beruf auszufüllen, da sie es in keiner Stelle lange aushält und sofort wieder ihr altes Bummelleben aufnimmt, wenn

---

Grenz, Sabine/Lücke, Martin (Hg.) (2006): Verhandlungen im Zwielicht. Momente der Prostitution in Gegenwart und Geschichte. Bielefeld; Schulte, Regina (1994): Sperrbezirke. Tugendhaftigkeit und Prostitution in der bürgerlichen Welt. Hamburg.

[296] Vgl. Krafft, Sybille (1996): Zucht und Unzucht. Prostitution und Sittenpolizei im München der Jahrhundertwende, Band 2. München, S. 92ff.

[297] Gerichtsakte Ella M. (1930): Richterlicher Beschluss, A Rep 349, 9458.

sie sich selbst überlassen bleibt. Abgesehen davon, dass sie selbst für die Oeffentlichkeit eine Gefahr bedeutet – so hat sie trotz ihres schweren Geschlechtsleidens mit fremden Männern verkehren wollen.[298]

Hierbei wird insb. auf ihre scheinbare Uneinsichtigkeit und die damit verbundene Gefährdung der Öffentlichkeit verwiesen, die durch Ella M. gegeben sein sollte. Der Fokus lag jedoch vermehrt und liegt auch in der Akte von Ella M. auf der individualisierten Verknüpfung von „Prostitution" und „Geisteskrankheit". Der seelische Zustand der betroffenen Frauen und die „moralische Gefährdung", die von ihnen ausgehen sollte, lagen im Blickfeld der Psychiater und Richter. Möglicherweise liegt das auch daran, dass mit dem 1927 in Kraft getretenen neuen Gesetz ja bereits eine juristisch-medizinische Verknüpfung von Prostitution und Geschlechtskrankheiten stattgefunden hatte und es sowohl massive Kontrollen als auch intensive Strafverfolgungsbemühungen bei Nichtbefolgung der juristischen Verordnungen gab.[299]

Prostitution als ,moral insanity'

Die Entmündigung eröffnete die Möglichkeit, neben der physiologischen vor allem eine seelisch-moralische Beurteilung der angeblichen Prostituierten einzuholen. Die Gutachten endeten somit in einem Urteil über den moralischen Zustand der Frauen, denen unterstellt wurde, der Prostitution nachzugehen. Die Gutachten von Eliese F. und Margarethe P. stehen hier beispielhaft für die der anderen Frauen, die unter ähnlichen Vorzeichen entmündigt wurden.

Es [handelt] sich hier nicht etwa um eine nur ethisch tiefstehende und moralisch verkommene Person [...], sondern

---

[298] Ebd.
[299] Vgl. hierzu Freud-Widder: Frauen unter Kontrolle, a.a.O., S. 27–104.

die Verkümmerung ihres Gemütslebens und ihr Hang zu völlig ungebundenem und liederlichen und entehrendem Dasein und der Hang zum Herumtreiben liegen tief begründet in angeborener Geistesschwäche.[300] (Eliese F.)

In der Urteilsbegründung wurde betont, dass Eliese F. nicht bloß wegen eines moralischen Mangels entmündigt werde. Sie habe laut Gutachten außerdem keinerlei Anknüpfungspunkte an eine produktive gesellschaftliche Teilhabe. Dieser Mangel an Moral wurde als „angeborene Geistesschwäche" diagnostiziert und in Zusammenhang mit den damaligen Vorstellungen der Degenerations- und Vererbungslehre gebracht. Bei Margarethe P. hingegen wurde vielmehr ihre Entwicklung hin zu einem „moralisch gefühllosen Zustand" betont:

Sie neige dabei auch zu ziemlich erheblichen Uebertreibungen und sei in dem Grade auch moralisch gefühllos geworden, dass ihr das Verständnis dafür fehle, welches Mass von Sorgen und Kummer sie durch ihre ganze Lebensführung über die Familie gebracht habe. Sexuell sei sie fortwährend entgleist und liess sich schliesslich von Lehmann [...] zum Gelderwerb auf die Strasse schicken.[301] (Margarethe P.)

Die (Psycho-)Pathologisierung der Übertretung juristischer und bürgerlicher Regeln stand in langer Tradition. Unter dem Begriff der *moral insanity* bzw. des „moralischen Schachsinns" wurde bereits zu Beginn des 19. Jahrhunderts eine psychiatrische Komponente in der Beurteilung und Aushandlung der Moral debattiert. Auch die Frage nach „angeboren" oder „anerzogen" wurde in den

---

[300] Gerichtsakte Eliese F. (1930): Psychiatrisches Gutachten, A Rep 342, 6409.
[301] Gerichtsakte Margarethe P. (1933): Psychiatrisches Gutachten, A Rep 349, 2429.

Debatten über die *moral insanity* nochmals in ihrer juristischen Relevanz deutlich.

In der *Zeitschrift für psychische Ärzte* der Jahre 1818–1822 hatte Johann Christian August Grohmann, von Haus aus Theologe, als Mitherausgeber des Arztes Friedrich Nasse erstmalig die Figur des „Verbrechers aus Geisteskrankheiten oder Desorganisationen" entwickelt.[302] Er diskutierte die sogenannte „ethische Entartung" als angeborenen, physiologischen „Defekt" und verortete damit eine Vielzahl juristischer Delikte als „moralischen Blödsinn" in den Bereich der psychiatrischen Wissenschaft.

Der englische Psychiater James Cowles Prichard griff 1835 Grohmanns Vorstellung des „moralischen Blödsinns" auf und entwickelte in seinem Werk *A Treatise on Insanity and Other Disorders Affecting the Mind* den in den Folgejahren viel diskutierten Begriff der *moral insanity*.[303] Diesen wiederum nahm der italienische Gerichtsmediziner und Psychiater Cesare Lombroso im Jahr 1876 auf und löste mit der Idee des „geborenen Verbrechers" europaweite Debatten um die Stellung der psychiatrischen Wissenschaft im Rahmen der Rechtsprechung und der Jurisprudenz aus.[304] Zusammen mit Guglielmo Ferrero entwickelte Lombroso in den Folgejahren seine Idee angeborener moralischer Differenzen anhand geschlechtlicher Differenzen weiter und konstatierte in beider Werk *Das Weib als Verbrecherin und Prostituierte* schließlich anthropologische Thesen zur „moralischen und geistigen Minderwertigkeit"

---

[302] Vgl. Grohmann, Johann Christian August (1818): Psychologie der Verbrecher aus Geisteskrankheiten oder Desorganisationen. In: Nasse, Friedrich (Hg.): Zeitschrift für psychische Aerzte, 1818–1822, 1. Band, Heft 2, S. 174.

[303] Vgl. Prichard, James Cowles (1835): A Treatise on Insanity and Other Disorders Affecting the Mind. London,

[304] Vgl. Lombroso, Cesare (1887): Der Verbrecher in anthropologischer, ärztlicher und juristischer Beziehung. Hamburg.

der Frau. Lombroso unterschied hierbei zwischen „geborenen Verbrecherinnen" bzw. „geborenen Prostituierten" und jenen, die durch Gelegenheit zu solchen werden würden.[305]

Im deutschsprachigen Raum wurden Lombrosos Thesen zunächst sehr zwiespältig aufgenommen. So gab es beispielsweise durchaus Kritik an seinen Rekursen auf das Tierreich zur Erklärung menschlichen Verhaltens sowie an seinem essentialisierenden Moralbild.[306] Dennoch setzte sich letztendlich die Vorstellung angeborener seelischer Eigenschaften durch. Der Begriff der *moral insanity* bzw. des „moralischen Schwachsinns" verlor zwar in den Entmündigungsgutachten an Brisanz, fand sich jedoch in den verschiedensten Auslegungen in der Vererbungslehre/Eugenik wieder.[307] Speziell der Bereich sexueller Devianzen – wie bereits die Platzierung der Homosexualität als *moral insanity* zeigte – aber und insb. auch jener der Prostitution ließ weiterhin vor allem deterministische, moralische Argumentationen in den Gutachten der Psychiater zu.

Um das Urteil über den moralischen Zustand der Frauen darin zu untermauern, wurde sich neben dem Motiv der sexuellen Devianz vor allem demjenigen der *Lügenhaftigkeit* gewidmet.

> *Als ich sie nach intimem Verkehr frage, stellte sie diesen zuerst in Abrede, um ihn dann eine halbe Minute später rundweg zuzugeben u. zwar verriet sie sich durch eine diesbezügliche Antwort. Ueberhaupt war es während der gan-*

---

[305] Ferrero, Guglielmo/Lombroso, Cesare (1894): Das Weib als Verbrecherin und Prostituierte. Anthropologische Studien. Gegründet auf eine Darstellung der Biologie und Psychologie des normalen Weibes. Hamburg.
[306] Vgl. Näcke, Paul (1902): Über die sogenannte „Moral Insanity". Wiesbaden.
[307] Vgl. S. 47ff., S.143ff. dieser Arbeit.

zen Dauer der Untersuchung deutlich erkennbar, dass die F. sich sehr häufig in schwere Widersprüche verwickelte.[308] (Eliese F.)

Die Entmündigte ist einer Einsicht nicht fähig. Alles, was sie tut und was sie getan hat, hält sie für Nichtigkeiten. Sie ist ein Spielball ihrer Launen und folgt jedem plötzlichen Einfall. Dazu kommt der grosse Mangel an Stetigkeit und grosse Oberflächlichkeit im Denken. Ratschlägen ihrer Angehörigen ist sie nicht zugänglich; vor allem ist sie dermassen Lügenhaft, dass man auf ihre Angaben nichts geben kann. Ihr Gemütsleben ist völlig ungefestigt.[309] (Margarethe P.)

Die Prostitution galt auch lange nach den Veröffentlichungen Lombrosos als ein Referenzpunkt weiblicher Kriminalität. So wurden sie praktizierende Frauen zu Emblemen der Verführung und der Heuchelei bzw. Lügenhaftigkeit. Die Nähe von Verführung und Heuchelei gehörte bereits in der biblischen Überlieferung zur Narration des Bösen. Zunächst vertreten durch die Figuration des Teufels, wurden dessen Eigenschaften im Zuge der Etablierung von Medizin und Psychologie in die Körper der Menschen eingeschrieben.[310] Insbesondere in der Beschreibung der Prostituierten blieb das christliche Zusammenspiel jener Eigenschaften von Verführung und Lüge auch, wie aus den Gutachten ersichtlich wird, in den 1920er- und 1930er-Jahre präsent.

Der Kriminalisierungsdiskurs um die Prostitution bot jedoch eine Vielzahl an Variationen jener „teuflischen Verführung" an. Eliese

---

[308] Gerichtsakte Eliese F. (1930): Psychiatrisches Gutachten, A Rep 342, 6409.

[309] Gerichtsakte Margarethe P. (1930): Gerichtlicher Beschluss, , A Rep 349, 9459.

[310] Vgl. Alt, Peter-André (2010): Ästhetik des Bösen. München, S. 241ff.

F. wurde ein durchaus beabsichtigtes Lügen unterstellt. Sie solle sich in „Widersprüche" verstrickt haben, die der Psychiater aus „aufgeklärter" Perspektive auch sogleich erkannt haben wollte. Margarethe P. hingegen wurde als gänzlich durch Affekte getrieben inszeniert, sodass sie kaum fähig dazu zu sein scheint, die Wahrheit zu sprechen. Das Gutachten für sie bedient sich an dieser Stelle der Idee einer „verführten Verführerin"[311] – einer Figur, die gleichermaßen Täterin als auch Opfer der Verführung durch andere sei:

> *In mancher Beziehung tritt offenbar eine gewisse Lügenhaftigkeit zutage, die sie allerdings zum Teil bewusst verfolgt, insbesondere, wenn sie den Namen ihres Verlobten nicht angeben will, wenn sie die gehabten Fehlgeburten, so weit sie sie überhaupt angibt, nur sehr zögernd angibt, usw.[312]*

Margarete F. sollte von ihrem damaligen Verlobten zur Prostitution verführt worden sein. Da dies nach dem Kuppeleiparagrafen als strafbar galt, weigerte sie sich zunächst, seinen Namen anzugeben. Unter dem Druck des Gerichtsverfahrens wurde dieser jedoch bekannt.

Die Beschreibungen der moralischen Devianz der Prostituierten kreisten in der Verknüpfung der Themen Sexualität, Lügenhaftigkeit und Kriminalität als bürgerlicher Diskurs um die Sexualität der ArbeiterInnenklasse. Bei der Entmündigung und anschließenden Internierung jener proletarischen Frauen sollte es jedoch, folgt man Foucault, „nicht um eine Unterdrückung am Sex der auszubeutenden Klassen [...], sondern um den Körper, die Stärke, die Langlebigkeit, die Zeugungskraft und die Nachkommenschaft der

---

[311] Becker, Peter (2002): Verderbnis und Entartung. Göttingen, S. 144.
[312] Gerichtsakte Margarethe P. (1933): Psychiatrisches Gutachten, A Rep 349, 2429.

‚herrschenden' Klassen"[313] gehen. Jene von der bürgerlichen Sexualität abgegrenzten Ideen der Prostitution finden sich auch in den Gutachten wieder. Vor allem wird darin wiederholt auf die nichtbürgerliche Sexualität als Gefahr in mannigfaltiger Gestalt verwiesen.

Die richtungsweisende Veröffentlichung Lombrosos und Ferreros zur erblichen Belastung der Prostituierten hatte in ihren Folgejahren eine Reihe von Studien zu Degenerationserscheinungen bei Prostituierten nach sich gezogen. In diesem Rahmen fand etwa auch der Wiener Philosoph und Psychologe Otto Weininger mit seiner Idee der „absoluten Dirne" Gehör.[314] Die Gutachten halten sich insb. an der Beschreibung der „degenerativen Symptome" der Frauen, beispielsweise einer scheinbaren „Kindhaftigkeit", die jene Frauen zu Tage tragen sollten, auf:

> *Schmollen wechselt mit Lächeln u. Weinen ab u. so geht es in einem fort. Die Stimmungslage ist eine höchst labile. Einen Beruf hat die F. nach der Einsegnung nie erlernt, sondern sie ging, wie sie mit sagte, sehr schnell heimlich der Prostitution nach.[315]*

> *Sehr bezeichnend ist eine bei den Akten aus Buch liegende Postkarte, die sie sich von einer anderen Kranken schreiben liess. Hierin wünscht sie von ihrem Bräutigam, dass er ihr Zucker, Zahncreme u. Schokolade mitbringen möchte. Die Karte enthält nur rein kindliche Wüsche u. nichts weiter.[316]*

---

[313] Foucault: Der Wille zum Wissen, a.a.O., S. 212.
[314] Vgl. Weininger, Otto: Geschlecht und Charakter, a.a.O., S. 286f.
[315] Gerichtsakte Eliese F. (1930): Psychiatrisches Gutachten, A Rep 342, 6409.
[316] Ebd.

Außerdem wurde bei den angeblich der Prostitution nachgehenden Frauen, in deren Familiengeschichten nach möglichen Erbanlagen als Ursachen ihres Verhaltens gesucht. Die attestierte Kindhaftigkeit erleichterte zum einen die juristische Folge der Entmündigung oder machte sie plausibel – nämlich die rechtliche Herabsetzung auf die Stufe eines Kindes–, zum anderen konnte dadurch eine Anknüpfung an medizinische Ideen der Degeneration und Minderwertigkeit in der Regression geschaffen werden.

Prostitution als Bedrohung der bürgerlichen Sexualität

„Die eigentliche Beschaffenheit der Dirnenseele ist der Schlüssel zu den sonst rätselhaften Erscheinungen."[317] Dies hielt der Psychiater Wilhelm Hammer im Jahr 1907 in *Psychologie unserer Zeit* fest. Er versuchte mithilfe unterschiedlicher diagnostischer Merkmale die scheinbar wilde Prostituierte wenigstens in der Bestimmung zu zähmen. Zu Beginn des 20. Jahrhunderts wurde eine Reihe weiterer Schriften zur Pathologie der Prostitution veröffentlicht. Der Sexualwissenschaftler Iwan Bloch wurde zu einem der prominentesten Autoren entsprechender Untersuchungen. In seinem *Handbuch der gesamten Sexualwissenschaft* aus dem Jahr 1912 widmete er gar die ersten beiden Bände der Prostitution. Diese bezeichnete er als „den Kern und das Zentralproblem der sexuellen Frage" und verortete sie u.a. auch in sozioökonomischen Gegebenheiten.[318] Die Frage nach der finanziellen und/oder sozialen Lage der Frauen wurde jedoch vor Gericht nicht diskutiert.

Stattdessen lassen sich die Akten der entmündigten Frauen, die unter dem Verdacht standen, der Prostitution nachgegangen zu sein, in zwei Gruppen aufteilen. Angelehnt an Foucaults Konzepti-

---

[317] Vgl. Hammer: Dirnentum, a.a.O.
[318] Bloch: Handbuch der Sexualwissenschaft, a.a.O., S. XV.

onen kann man einmal von „zu bessernden Individuen", denen noch eine gewisse (Selbst-)Regierbarkeit eingeräumt wurde, sprechen, andererseits von den „sexuellen Monstern", für die keinerlei Anknüpfungsmöglichkeit an die bürgerlich-gesellschaftliche Ordnung mehr angenommen wurde und von daher auch nicht vorgesehen war.[319] Die Figur des „sexuellen Monsters" in Gestalt der Prostituierten zeichnet sich in den Gutachten insb. durch die offenbare Unkontrollierbarkeit ihres Verhaltens und ihrer *sexuellen Triebe* aus.

So wird in den Berichten über Margarethe P. auch immer wieder auf die gescheiterten Versuche der (Heil-)Erziehung verwiesen. Ein Auszug aus dem Bericht des Mädchenheims *Gottesschutz* an das Gericht zeigt nochmals deutlich die Konstruktion Margarethe P.s als eines demzufolge nicht mehr zu bessernden Individuums:

> *Wir mussten sie in der ganzen Zeit aufs Strengste bewachen, denn ihr ganzes Sinnen und Trachten stand nur danach, wie sie hier entweichen könnte, bis es ihr dann am 9. Januar abends gelang, in ihren Alltagssachen zu entkommen. [...] Im Anfang ihres Hierseins rückte sie in einer Nacht aus, indem sie sich am Laken aus ihrem Fenster lies und dann durch den Schnee über Wiesen und Felder lief und in einem Gasthof um Fahrgeld bettelte [...] Verschiedentlich bekam sie richtige Tobsuchtsanfälle, sodass wir sie tagelang allein einschliessen mussten, weil sie alles zerriss und laut schrie ohne zu wissen, was sie tat.[320]*

---

[319] Wie bereits im Kapitel 5 zu Homosexualität besprochen, wurde in die (autonome) Sexualität der Frau das Monsterhafte und Widernatürliche eingeschrieben. Vgl. S.92ff.

[320] Gerichtsakte Margarethe P. (1933): Bericht des Mädchenheims *Gottesschutz*, A Rep 349, 2429.

Dieser Bericht lehnt die Idee des Wahnsinns eng an jene des Tier-Werdens an. Margarethe P. wird als ein eingesperrtes Tier in Szene gesetzt, deren gesamtes *Sinnen und Trachten* bloß dem Drang nach Freiheit gegolten habe – daran gehindert, habe Margarethe P., die jegliche Kontrolle über sich verloren gehabt hätte, bloß noch eingeschlossen werden können. Jener Bruch mit der menschlichen Ratio stellt Margarethe P. außerhalb jeglicher Regierbarkeit, außerhalb des Gesetzes und damit in den Bereich der Monstrosität, des „Menschenmonsters".

Die von Foucault bereits in den Veröffentlichungen Lombrosos zur angeborenen Kriminalität verortete Etablierung des sogenannten „Menschenmonsters"[321] findet sich in den Akten verstärkt im Zusammenhang der Diskussionen der sexuellen Devianz der Prostitution wieder. Dieser Rekurs auf das Monströse sollte insb. zeigen, dass und in welcher Form sich der Geisteszustand der sich prostituiert habenden Frauen von „natürlichen" emotionalen Abweichungen unterscheide.[322] Eliese F. wird als *unkontrollierbar* und *triebgesteuert* dargestellt – als *das Andere* „normaler" Frauen. In ihr sind jene Frauenfiguren überzeichnet, die, von ihrer unkontrollierten und unkontrollierbaren Lust angetrieben, zwar Männern verfallen seien bzw. sie verführt hätten, dies jedoch nicht in der Sichtbarkeit der Prostitution.

Kurze Ausgänge, die man ihr gewährt hat, missbraucht sie entweder in der Weise, dass sie einmal betrunken aufgefunden wurde, oder sie sucht auch innerhalb der Anstalt, mit

---

[321] Foucault: Die Anormalen, a.a.O., S. 78.

[322] So wurden durchaus auch Frauen mit dem Verweis darauf entmündigt, dass ihre Stimmungen entsprechend ihrer körperlichen Unzulänglichkeit (wie beispielsweise ihrer Menstruation, vgl. oben) zwar deviant, jedoch nicht krankhaft seien.

*Pat. der Männerseite und mit sonstigen männlichen Perso-
nen in Verbindung zu kommen.*[323]

Während die Urteile gegen Margarethe P. und Eliese F. diese ganz klar außerhalb jeder bürgerlichen Ordnung setzen und sie infolgedessen auch aus der bürgerlichen Gesellschaftentfernt und in Anstalten verschafft wurden, argumentiert das Gutachten über Ella M. auf eine Relativierung ihres Verhaltens hin:

> *Ella M. [...] ist sicher kein schlechter Mensch, jedoch fehlen ihr die bei einem Durchschnittsmenschen vorhandenen Hemmungen, die sie vor ihr drohenden Gefahren, wie schlechtem Umgang, Verführung, Ansteckung mit bösen Krankheiten, schützen.*[324]

Fürsorglich steht hier der Schutz des Körpers von Ella M. im Zentrum. Wie bereits zu Beginn des Kapitels erwähnt, wurde Ella M. in Hinblick auf ihre Geschlechtskrankheiten und ihre angeblich mangelnde Einsicht bezüglich ihres Zustands hin begutachtet. Der Blick auf sie erweist sich dabei als ein sehr individualisierender. Es deutlich, dass Ella M. zwar defizitär inszeniert wird, jedoch nicht als außerhalb der Ordnung Stehende. Sie benötige Schutz, betonte der Gutachter und schloss sie damit an juristische Debatten um den Schutz der Schwächeren innerhalb der bürgerlichen Gesellschafts- (und Geschlechter-)Ordnung an.[325] Nicht integrierbar bzw. schützenswert erscheinen in diesem Gefüge jedoch Eliese F. und Margarethe P.; sie wurden im Gegensatz dazu als absolute Bedrohung inszeniert, vor der man vielmehr die Gesellschaft selbst schützen müsse. In der Konsequenz spielten allerdings beide Argumenti-

---

[323] Gerichtsakte Eliese F. (1930): Psychiatrisches Gutachten, A Rep 342, 6409.

[324] Gerichtsakte Ella M. (1930): Richterlicher Beschluss, A Rep 349, 9458.

[325] Vgl. Repgen, Tilman (2001): Die soziale Aufgabe des Privatrechts. Jus Privatum 60. Tübingen, S. 68.

onslinien für die gelebte Realität der Frauen dieselbe Rolle: Sie
wurden alle für unmündig befunden und in verschiedenen Einrichtungen untergebracht.

6.3 Zusammenfassung

Eliese F. war die einzige der drei aufgeführten Frauen, die offen
über ihre Arbeit als „Dirne" sprach. Folgt man den Berichten des
Gerichts, so wählte sie diesen Beruf durchaus freiwillig bzw.
selbstständig. Der psychiatrische Gutachter hielt konsterniert fest:
„Dieser Beruf steht für sie auf derselben Stufe, wie irgendein anderer."[326] Auch stand laut Gutachten die Ausübung eines anderen
Berufes für Eliese nicht in Frage. Der Beruf und das damit verdiente Geld gaben ihr Freiheiten, insb. im finanziellen Bereich, die sie
sonst als Arbeitertochter nicht hätte haben können: „Andererseits
behauptet die F., dass sie mit Willen u. ausdrücklichem Wissen der
Eltern den Beruf einer Prostituierten erwählt habe, damit sie sich
Sachen kaufen könne'."[327] Die Prostitution war für Eliese F. ein
Mittel der Emanzipation und auch des Widerstands gegen die ihr
zugewiesenen sozialen und finanziellen Positionen. Doch die durch
den Beruf erlangten Freiheiten wurden ihr im Laufe der Zeit zum
Verhängnis, denn sie unterschätzte die enorm moralisch aufgeladenen zeitgenössischen Rahmenbedingungen. Zwar war ihr durchaus
die grundlegende Situierung ihres Berufs bewusst – so positionierte
sie beispielsweise ihre Schwester in Abgrenzung zu sich selbst als
„anständig" –, jedoch rechnete sie mutmaßlich nicht mit dem Ausmaß der Repression, das sie im Zuge des Entmündigungsverfahrens
erwartete.

---

[326] Gerichtsakte Eliese F. (1930): Psychiatrisches Gutachten, A Rep 342, 6409.
[327] Ebd.

Ella M., Eliese F. und Margarethe P. kamen Anfang der 1930er-Jahre vor Gericht und fanden sich in einem Gerichtsverfahren wieder, das sie nicht kriminalisieren, sondern ihr Verhalten pathologisieren sollte. Alle von ihnen hatten sich zu irgendeinem Zeitpunkt auf der Flucht befunden oder sollten noch flüchten, sei es Ella M., „die nächtelang von Hause fort" blieb und „sich dann gewöhnlich völlig verwahrlost und hilflos wieder zu Hause ein[fand]"[328] oder Eliese F., die weglaufen sollte, nachdem sie von der Anstalt einen Wochenendausflug genehmigt bekommen hatte, oder Margarethe P., die „sich am Laken aus ihrem Fenster lies und dann durch den Schnee über Wiesen und Felder lief."[329] Es lässt sich bloß erahnen, welche Verhältnisse sie jeweils erleiden mussten.

Die Themenkomplexe Homosexualität, Nymphomanie und Prostitution sind in der psychiatrischen Argumentation eng miteinander verwoben. Psychiatrische Debatten über den *moralischen Schwachsinn* in Verbindung mit *sexueller Devianz* sowie die Ideenformation der *Lügenhaftigkeit* und Narrative der Entwicklung bzw. *Degeneration* sind in vielen der vorgestellten Gutachten vertreten. Insbesondere der bereits mehrfach aufgetauchte Begriff der *Lügenhaftigkeit* wird im folgenden Kapitel nochmals explizit im Zusammenhang mit sexueller/sexualisierter Gewalt vertieft werden.

---

[328] Gerichtsakte Ella M. (1930): Richterlicher Beschluss, A Rep 349, 9458.
[329] Gerichtsakte Eliese F. (1930): Psychiatrisches Gutachten, A Rep 342, 6409.

7 „Hysterische Lügnerinnen": Erfahrungen sexualisierter Gewalt vor Gericht

Das Weib ist eben, trotz allen Fortschritten der Zivilisation, so geblieben, wie es aus dem Rand der Natur hervorgegangen ist, es hat den Charakter des Wilden, welcher sich treu und treulos, großmütig und grausam zeigt, je nach der Regung, die ihn gerade beherrscht. Zu allen Zeiten hat nur ernste, tiefe Bildung den sittlichen Charakter geschaffen; so folgt der Mann, auch wenn er selbstsüchtig, wenn er böswillig ist, stets Prinzipien, das Weib aber folgt immer nur Regungen. Vergiß das nie und fühle dich nie sicher bei dem Weibe, das du liebst.[330]

Dass das Thema der sexuellen/sexualisierten Gewalt innerhalb der Ideenformation der sexuellen Devianzen abgehandelt wird, liegt nicht in einer etwaigen Annahme der Autorin dieser Arbeit begründet, es handle sich hierbei um eine Form der Sexualität.[331] Die sexualisierte und damit auch emotionale und physische Gewalt, der

---

[330] Sacher-Masoch, Leopold (1870): Venus im Pelz, Berlin, S. 33.

[331] Die Wendung „sexualisierte Gewalt", die diese Distanzierung zum Ausdruck bringen soll, ist allerdings deutlich jüngeren Datums als die von mir untersuchten Akten. Daher verwende ich im Folgenden beide Begrifflichkeiten.

die davon betroffenen entmündigten Frauen bereits vor ihrer Internierung ausgesetzt waren, wird in den Gerichtsgutachten und Protokollen allerdings *ihnen* als weiterer Anhaltspunkt ihrer geistigen und moralischen Schwäche ausgelegt, was ganz den damaligen Geschlechter-und Sexualitätskonzepten entsprach. Die Vorstellungen über die Devianz der weiblichen Sexualität kristallisieren sich also auch in den Narrativen der Entmündigungsakten jener Frauen heraus, die sexualisierte Übergriffe thematisierten und damit öffentlich machten.

Gerade im Zusammenhang mit sexueller Gewalt und ihrer Sanktionierung durch die Gerichte stand häufig nicht nur die Kriminalisierung der Täter im Vordergrund der öffentlich-gesellschaftlichen und juristischen Verhandlung. Die Prüfung kreiste vielmehr und im Besonderen um die Frage der Glaubwürdigkeit der Opfer. Diese wurden – und werden – im Rahmen der öffentlichen und juristischen Be-Urteilung des von ihnen Erlebten geprüft – was sie, nicht die Täter, in den Fokus der Wahrheitsfindungs- und Bewertungsprozeduren stellt/e.[332]

In den Gerichtsakten finden sich verschiedene Perspektiven auf jene Ereignisse wieder, die ich unter dem Begriff der sexuellen/sexualisierten Gewalt zusammenfasse: Es gibt die Perspektive der Richter und Psychiater, die der Frauen und jene deren Angehöriger. Im Gegensatz zu den Verfahren im Bereich des Strafrechts, die sich mit *Sittlichkeitsverbrechen* befassten, lag die Aufmerksamkeit im Rahmen der Entmündigungsverfahren ausschließlich auf der Beurteilung des Geisteszustands der Frauen.

---

[332] Vgl. Hommen, Tanja (1999): Sittlichkeitsverbrechen: sexuelle Gewalt im Kaiserreich. Frankfurt/M., New York, S. 17f.

Aus keiner der vorliegenden Akten ist abzulesen, dass es im Vorfeld zu einer Verurteilung der mutmaßlichen Täter gekommen wäre. In einigen Fällen gingen den Entmündigungsverfahren dahingehende gerichtliche Verhandlungen voraus, in anderen wurde der Übergriff erstmalig vor dem Entmündigungsgericht thematisiert. In keinem der Fälle fand parallel ein strafrechtliches Verfahren statt. Es ist also davon auszugehen, dass ein Entmündigungsverfahren in keiner Beziehung zu einer juristischen Verurteilung der mutmaßlichen *Sittlichkeitsverbrecher* stand, sondern dass es der nachträglichen juristischen und psychiatrischen Auseinandersetzung nicht etwa mit der Tat, sondern mit deren Benennung durch die Frauen einen Raum eröffnete.

In diesem Kapitel meiner Arbeit wird jedoch auch keine nachträgliche Be- oder Verurteilung mutmaßlicher *Sittlichkeitsverbrechen* stattfinden (können). Von besonderem Interesse sind für mich die (narrativen) Skripte, die Erzählmöglichkeiten und die Interpretationsvarianten eines Themas, das bis heute als tabuisiert gilt und dem einerseits die Vorstellung eines Nicht-Sagbaren, einer Nicht-Erzählbarkeit, andererseits die Notwendigkeit einer Authentizitätsprüfung dieses schließlich doch (Nicht-)Erzählten anhaften.

7.1 Der Begriff der sexuellen/sexualisierten Gewalt

Was als sexuelle/sexualisierte Gewalt diskutiert wird, hat in den Akten der entmündigten Frauen und den damit einhergehenden Vorstellungen und Narrativen trotz oder vielleicht auch wegen seiner angeblichen Unsagbarkeit eine Vielzahl von Namen und Bezeichnungen.

Martha S, der 1915 eine *Hypomanie mit nymphomanischem Anstrich* diagnostiziert wurde, berichtete von einem „Notzuchtsattentat", dessen Stattgehabthaben im Zuge des Entmündigungsverfahrens infrage gestellt und das, wie sich zeigen wird, vielmehr als weiteres Argument für ihre „Geistesschwäche" verwendet wurde.[333]

Der Entmündigung der Lehrerin Frieda H. im Jahr 1929 war ein langwieriger Beleidigungsprozess vorausgegangen, den der Kreisschulinspektor gegen sie geführt hatte. Ausschlaggebend dafür war ein Brief Frieda H.s gewesen, der folgende Worte enthielt: „Der Kreisschulinspektor bat mich im November v. Js. um geschlechtliche Hingabe." Frieda H. hatte diese laut eigener Aussage abgelehnt und das Oberschulkollegium um ihre Versetzung gebeten. Ihr wurde diagnostiziert, dass sie „psychopathisch veranlagt sei, was sich in einer krankhaft gesteigerten Phantasie, Autosuggestibilität und Gefühlsbetonung in stark erotischem Sinne äussre."[334]

Ilse H., die laut Gutachten unter einer *hochgradigen Verlogenheit* litt, sprach in ihrem Entmündigungsverfahren von einer „Vergewaltigung" im Tiergarten. Ihr Verfahren fand ebenfalls im Jahr 1929 statt.[335]

In Henriette P.s Akte wird thematisiert, „daß der Vater schon seit Jahren mit der Tochter [Henriette P., C.C.]sexuell verkehre", *ihr* wurde „Blutschande" zulasten gelegt. Sie hatte zwei Kinder geboren, vermutlich von ihrem Vater. In einem vorangegangen Prozess war der Vater freigesprochen worden; Henriette P. stand kurz nach diesem Verfahren im Jahr 1930 vor Gericht, wo sie sich gegen ihre Entmündigung zu wehren versuchte.[336]

---

[333] Vgl. Gerichtsakte Martha S. (1915): Psychiatrisches Gutachten, A Rep 345, 968.

[334] Gerichtsakte Frieda H. (1929): Ärztliches Gutachten, A Rep 345, 18579.

[335] Vgl. Gerichtsakte Ilse H. (1929), A Rep 342, 6373.

[336] Vgl. Gerichtsakte Henriette P.(1930), A Rep 342, 6474.

Im Entmündigungsverfahren gegen Ida H. 1934 berichtete sie von einer „Vergewaltigung" durch ihren Bruder. Laut einer Zeugin „hat [Ida H., C.C.] immer so unglaubliche Sachen erzählt. Auch der Ohrenarzt wollte zärtlich zu ihr werden (Dr. Dahmer). Sie sagte noch, ich solle um Gottes Willen darüber nicht sprechen."[337]

Unter sexueller/sexualisierter Gewalt fasse ich im Folgenden in Anlehnung an Tanja Hommen alle physischen sowie auch verbalen sexuellen Handlungen, die gewalttätig insofern waren, als sie nicht mit dem Einverständnis der jeweiligen Betroffenen ausgeübt wurden.[338] So ist auch die oben dargestellte Aufforderung zum Beischlaf samt der darauffolgenden Kündigung von Frieda H. ein gewalttätiger sexueller Akt oder dass der Ohrenarzt gegenüber Ida H. „zärtlich" werden wollte. Ausschlaggebend ist bei der Analyse der Akten somit nicht der juristische (Nicht-)Tatbestand oder eine moralische, psychologisierende Analyse der Willensfrage. Vielmehr sind es der Kanon, in dem diese Narrative entstanden, und die psychiatrische sowie die juristische Wissensschaffung im Zusammenhang eines diskursiv und affektiv höchst aufgeladenen Themas, die im Augenmerk liegen.

7.2 Die „sexuelle Falschbeschuldigerin"

Pseudologia phantastica, die pathologische Lüge, ist ein von dem Psychiater Anton Delbrück 1891 entwickeltes psychiatrisches Konzept, das den *krankhaften* Drang zu lügen beschreiben sollte.[339] Die Verknüpfung von Sexualität, Gewalt und Lüge erlebte um die Jahr-

---

[337] Gerichtsakte Ida H. (1934): Zeuginnenaussage, A Rep 345, 16617.

[338] Vgl. Hommen: Sittlichkeitsverbrechen, a.a.O., S. 13f.

[339] Delbrück, Anton (1891): Die pathologische Lüge und die psychisch abnormen Schwindler: Eine Untersuchung über den allmählichen Übergang eines normalen psychologischen Vorgangs in ein pathologisches Symptom für Ärzte und Juristen. Stuttgart.

hundertwende insb. in den sich etablierenden Sexualwissenschaften eine Hochkonjunktur.[340]

Sigmund Freud, der zunächst davon ausgegangen war, dass ein Großteil seiner hysterischen Patientinnen in frühester Kindheit sexuelle Gewalt durch die bürgerlichen Männer ihrer Umgebung erfahren habe, verwarf diese These später. Nach einer Debatte mit Krafft-Ebing (und anderen) wies Freud den Wahrheitsgehalt der Berichte seiner Patientinnen zurück und *entdeckte* das Unbewusste, welches nicht bloß ihm, sondern auch diesen selbst *vortäuschte*, sexuelle Gewalt erfahren zu haben.[341] Die Verbalisierung sexualisierter Gewalterfahrungen untermauere vielmehr die Fantasie und den Wunsch nach Verführung.[342] Damit bewegte sich Freud nicht bloß, wie der Psychoanalytiker Jeffrey Masson feststellte, wieder auf sicherem Feld, sondern war maßgeblich an der Konstruktion der „hysterischen Lügnerin", der „Falschbeschuldigerin" beteiligt.

Diese neuen Erkenntnisse fanden auch ihre Beachtung in der forensischen Psychiatrie, wobei sie besondere Relevanz für die strafrechtlichen Verfahren gegen mutmaßliche Vergewaltiger und Sittlichkeitsverbrecher hatten. In psychiatrischen und juristischen Theorien stand eine Vielzahl an Deutungsmustern bezüglich der Verdächtigen und ihres Verhaltens zur Verfügung, aber auch die mutmaßlichen Opfer wurden vermehrt in den Blick genommen. Der (forensische) Psychiater Johannes Bresler entwickelte das Konzept der „pathologischen Lüge" insb. in Bezug auf die „sexuelle Falschbeschuldigerin" weiter und konstatierte 1907, dass „die pathologische Anschuldigung [...] hauptsächlich auf dem Boden des hysterischen Charakters [erwächst]." Im Jahr 1910 schloss sich der Staats-

---

[340] Vgl. Hommen: Sittlichkeitsverbrechen, a.a.O.

[341] Vgl. Masson, Jeffrey Moussaieff (1984): Was hat man dir, du armes Kind, getan? Sigmund Freuds Unterdrückung der Verführungstheorie. Hamburg.

[342] Freud, Sigmund (1986): Briefe an Fließ (1887–1904).Frankfurt/M., S. 283f.

anwalt Erich Wulffen Bresler an und definierte sexuelle Falschbeschuldigung als klassisch *weibliches Delikt*:

> *Die allgemeine Geneigtheit des Weibes zu falschen Anschuldigungen überhaupt entspringt ihrer mangelnden Objektivität und fehlenden Wahrheitsliebe. Die falsche Anzeige ist ein echt weibliches Mittel des Kampfes, des Angriffs, der Verteidigung, der Rache, nämlich ein Mittel der weiblichen Schwäche.*[343]

Wulffen imaginierte hier einen Krieg der Geschlechter. Ein starkes Männliches regierte ein schwaches Weibliches, das zu seiner Gegenwehr die maskulinen Gesetze der Vernunft durch Falschanschuldigungen zu unterwandern versuche. Gerade die sexuelle Falschanschuldigung sei laut Wulffen, vornehmlich durch die hysterische Frau und deren erotische Fantasien, weit verbreitet.[344]

Die von Wulffen und anderen vertretene Auffassung des hysterischen weiblichen Charakters findet sich auch in den psychiatrischen Gutachten über die entmündigten Frauen wieder, so beispielsweise bei Frieda H.:

> *Diese wesentlichen Ergebnisse der Aktendurchsicht begründen die Auffassung, dass die zu Entmündigende geisteskrank ist, und zwar an Wahn- und Verfolgungsideen mit hysterischer und erotischer Färbung leidet, während eine genaue Diagnose ihrer persönlichen Untersuchung vorbehalten bleiben muss. Der Grad der Erkrankung macht es auch zweifelhaft, ob die H. [...] für ihr Vermögen und ihre*

---

[343] Wulffen, Erich (1910): Encyklopädie der modernen Kriminalistik. Sammlungen von Einzelwerken berufener Fachmänner. Herausgegeben von Dr. Paul Langenscheidt, Band VIII: Der Sexualverbrecher. Berlin, S. 364.
[344] Ebd., S. 224.

Die diskursive Verknüpfung von Hysterie, Lüge bzw. Wahn und Sexualität findet sich in vielen der untersuchten Gutachten. Was gegen Frieda H. zunächst als Anklage wegen Beleidigung verhandelt wurde, dann als Manifestation ihrer sexuellen Devianz, offenbar in ihrer *Falschanschuldigung*, galt, wurde im Zuge eines nächsten Verfahrens als Symptom ihrer Geisteskrankheit behandelt: ihr „Wahn", sexuell belästigt worden zu sein. Auch in anderen Akten zeigt sich häufig das Entmündigungsverfahren als Fortsetzung vorangegangener strafrechtlicher Verfahren.

Was in Frieda H.s Gutachten als ihre *vermeintlichen Rechte* bezeichnet wird, ist ihr dringlicher Wunsch nach Freiheit, also der Entlassung aus der geschlossenen Abteilung der Psychiatrischen Anstalt, sowie ihr Anliegen, dass der von ihrem Vorgesetzten begangene sexuelle Übergriff als solcher anerkannt werde. Sie formulierte während des laufenden Entmündigungsverfahrens aus der Anstalt heraus eine Vielzahl an hilfesuchenden Briefen und bat das Gericht um die Wiederherstellung ihrer bürgerlichen Rechte. Im Zuge des andauernden Aufenthalts in der Psychiatrie wurden die Briefe Frieda H.s zunehmend verzweifelter. Da nur sehr wenige von den Entmündigten selbst verfasste Schriftstücke in den Akten erhalten sind, möchte ich im Folgenden einen Auszug aus der Briefesammlung aus der Gerichtsakte über Frieda H. zitieren, die ihre Eindrücke von der „Heilanstalt" schilderte:

---

[345] Gerichtsakte Frieda H. (1929): Ärztliches Gutachten, A Rep 345, 18579.

Frieda H. hat die Heilanstalt vermutlich Zeit ihres Lebens nicht
mehr verlassen dürfen.

Das Konzept der pathologischen Lügnerin knüpfte an das der Hysterikerin an. So konnte sich eine Interpretation von Berichten über
sexuelle/sexualisierte Übergriffe durchsetzen, bei der das mutmaßliche Opfer anstelle des vermeintlichen Täters im Vordergrund der
kritischen Aufmerksamkeit stand. Die Figur der sexuellen Falschbeschuldigerin wurde im Zuge der Debatten um Hysterie und pathologische Lügen etabliert. Die Hysterikerin und ihre sexuelle

---

[346] Gerichtsakte Frieda H. (1929): Brief an das Amtsgericht Wedding, A Rep 345,
18579.

Devianz standen nun vor den Gerichten der forensischen Psychiatrie: „Es besteht gar kein Zweifel: Wenn man von sexuellen Falschbeschuldigungen hört, von ihnen spricht, denkt man eigentlich stets an Hysterie."[347]. Diese Hysterikerin, die laut Bloch auch so viel mehr Sexualität *sei* – wie auch bei Weiniger: nicht *habe*, wohlgemerkt – als der Mann[348], wurde zunehmend als Gefahr etabliert. So würden etwa bürgerliche Frauen in hysterischer Geistesstörung grundlos männliche Personen wegen unzüchtiger Handlungen auf die Anklagebank bringen, hatte bereits Krafft-Ebing befürchtet.[349]

Auch Martha S. stand vor Gericht, weil sie eine Vergewaltigung erfunden haben sollte und diese zur Anzeige gebracht hatte:

> *Ebenso einfältig wirkt sie, wenn man auf das Notzuchtsattentat zu sprechen kommt, über welches sie eine Anzeige an die Staatsanwaltschaft erstattet hat. Als ich ihr sage: Die Anzeige sei eher unwahrscheinlich, bei einer kräftigen Frau könne ein Mann das nicht so ohne weiteres ausführen, wie sie es geschildert habe, glaubt sie, diesen Einwurf damit abtun zu können, dass sie meint, die nicht völlige Vollendung habe nur daran gelegen, dass sie mit ihrem Manne vorher nur wenigen Verkehr gehabt habe und sehr eng gewesen sei.[350]*

Bezug nahm der Psychiater hier außer auf das Bild der pathologischen Lügnerin auch auf die forensische Medizin, die kleinteilig beschrieb, wie eine Vergewaltigung physisch ablaufen würde bzw.

---

[347] Birnbaum, Karl (1915): Die sexuellen Falschbeschuldigungen der Hysterischen. In: Archiv für Kriminal-Anthropologie und Kriminalistik, Jg. 1, Heft 1–2, S. 1–39, S. 1.

[348] Vgl. Bloch: Das Sexualleben unserer Zeit, a.a.O., S. 91.

[349] Vgl. Krafft-Ebing: Psychopathia Sexualis, a.a.O., S. 367ff.

[350] Gerichtsakte Martha S. (1915): Psychiatrisches Gutachten, A Rep 345, 968.

müsste. Die argumentative Grundlage des Gutachtens schließt an die Formulierung von § 177 RStGB an:

> *Mit Zuchthaus [wird] bestraft, wer durch Gewalt oder durch Drohung mit gegenwärtiger Gefahr für Leib und Leben eine Frauenperson zur Duldung des außerehelichen Beischlafs nöthigt, oder wer eine Frauensperson zum außerehelichen Beischlafe mißbraucht, nachdem er sie zu diesem Zwecke in einen willenlosen oder bewußtlosen Zustand versetzt hat.[351]*

Hier zeigt sich deutlich die zugrunde liegende Geschlechter- und Sexualitätsordnung. Darin scheint die Frau stets das Opfer eines männlichen Täters zu sein. Weder sexuell gewalttätige Frauen noch der erzwungene sexuelle Verkehr unter Männern werden explizit als *Notzucht* benannt.[352] Auch die bürgerliche Ehe stand in diesem Zusammenhang unter besonderem Schutz, denn Vergewaltigung in dieser konnte nicht zur Anzeige gebracht werden und war somit juristisch nicht existent. Darüber hinaus bot der § 177 RStGB eine Plattform für mannigfaltige Auslegungsdebatten. Es wurde diskutiert, bis zu welchem Zeitpunkt noch von einem „versuchten Attentat" gesprochen werden konnte, was ab welchem Punkt unter „Gewalt" zu verstehen sei oder auch, ab wann eine Frau den Zustand der „Willenlosigkeit" erreichte habe.[353] Ein Grundkonsens schien unter den forensischen Psychiatern dabei weiterhin vorzuherrschen:

---

[351] § 177 RStGB, Fassung vom 20. März 1876.

[352] Zu Homosexualität s. Kapitel 5 dieser Arbeit.

[353] Vgl. Mütting, Christina (2010): Sexuelle Nötigung; Vergewaltigung (§ 177 StGB). Reformdiskussion und Gesetzgebung seit 1870. Juristische Zeitgeschichte, Abteilung 3: Beiträge zur modernen deutschen Strafgesetzgebung. Materialien zu einem historischen Kommentar, Band 37. Berlin, New York, S. 48ff.

„Die Natur des Mannes ist aggressiv, progressiv, variabel –, die der Frau rezeptiv, reizempfänglicher, einförmiger."[354]

Doch trotz der Idee der Passivität, Willenlosigkeit und Reizempfänglichkeit, aus der heraus versucht wurde, sich Weiblichkeit zu erklären und aus der sich auch häufig weibliche Identitäten konstituiert *haben*, gab es damals und gibt es auch heute noch im Rechtssystem bzw. in der Rechtsprechung die grundsätzliche Forderung nach einer vehementen Gegenwehr der/des Angegriffenen, um sexuelle Akte von Vergewaltigungen justiziabel zu unterscheiden.[355] Aus dieser Forderung ergab und ergibt sich eine Verschiebung des Fokus von der Handlung bzw. Tat auf den- bzw. vielmehr diejenige, an der sie begangen wurde: Davon etwa ausgehend, dass sie *dieselbe Handlung* seitens des Ehemannes hinzunehmen, seitens des *Sittlichkeitsverbrechers* jedoch vehement abzuwehren hätte, wurde zwangsläufig das Differenzierungsvermögen und damit der *Geisteszustand* der jeweiligen Frau zum entscheidenden Faktor. Da ihr jedoch seitens psychiatrischer Gutachten bzw. im Rahmen der gängigen Geschlechterkategorien grundsätzlich die Rationalisierungsfähigkeit ab- oder zumindest eine mindere Rationalität und höhere Emotionalität zugeschrieben wurden, musste ihre Schilderung gleichzeitig bzw. von vornherein in Zweifel gezogen und letztendlich von *vernünftigeren* Personen bestätigt oder verworfen werden. Dies leistete freilich der zunehmenden gesellschaftlichen Deutungsmacht der Psychiatrie im Allgemeinen sowie ihrer Rolle in Gerichtsverfahren im Besonderen signifikanten Vorschub. Je

---

[354] Bloch: Das Sexualleben unserer Zeit, a.a.O., S. 77.

[355] Gegenwärtig (Stand: Juli 2016) wird eine Änderung der entsprechenden Gesetzeslage debattiert. Unter anderem wird wahrscheinlich der von FeministInnen seit langem verteidigte Grundsatz, dass ein ausgesprochenes oder auch nonverbal artikuliertes „Nein" als anerkannter bzw. anerkennbarer Widerstand ausreichen muss, endlich gesetzlich verankert werden. Vom Bundestag beschlossen ist diese Änderung allerdings augenblicklich noch nicht.

mehr die Handlung im Rahmen der Verfahren zugunsten der Frau in den Hintergrund trat, desto größere Entscheidungsgewalt ging vom Richter auf den Psychiater über.

Die Aussage Martha S.s bzw. deren Darlegung innerhalb ihres Gutachtens legt daher besonderen Wert auf die Gewalttätigkeit des mutmaßlichen Täters und ihre Gegenwehr sowie auf die Vollendung des „Notzuchtattentats". Der Gutachter versucht dabei jedoch nicht, einen tatsächlichen Tathergang zu rekonstruieren oder Martha S. den Raum zu geben, über ihre Erfahrungen zu sprechen, sondern er nutzt diese Aussage als Basis seiner Argumentation für ihre Entmündigung. Bezug nimmt er hierbei auch auf Martha S.s Krankenakte, in der ihr behandelnder Psychiater bereits festgehalten hatte:

> *Sie zeigt eine starke Schwäche der Intelligenz, des Urteils und der Kritik in Verbindung mit einem Hang zu krankhaften Lügereien, Übertreibungen und Renommistereien![356]*

Nachdem sie bereits als pathologische Lügnerin positioniert worden war, wurden die Aussagen Martha S.s auch grundsätzlich unter dem Vor-Urteil der Falschbeschuldigung verhandelt. Der Psychiater Bresler machte unter den sexuellen Falschbeschuldigerinnen drei Kategorien aus, mittels derer er Frauen, die über sexualisierte Gewalt sprachen, zu typologisieren versuchte. So gab es laut Bresler die:

> *wissentlich falsche Anschuldigung auf Grund krankhafter Lügenhaftigkeit oder Triebe. Inhalt der Anschuldigung Erdichtetes. Die falsche Anschuldigung auf Grund krankhafter gestörter Wahrnehmung oder Denktätigkeit. Inhalt der An-*

---

[356] Gerichtsakte Martha S. (1915): Psychiatrisches Gutachten, A Rep 345, 968.

schuldigung Illusionen, Halluzinationen, Wahnideen [sowie] die inhaltlich richtige, aber krankhaft motivierte Anschuldigung.[357]

Auch in den strafrechtlichen Gerichtsverfahren stand zunehmend der Geisteszustand der Opfer im Vordergrund. Ihre gesamte Lebensweise und Biografie sowie ihre Psyche gerieten in den Mittelpunkt des gerichtlichen Interesses. In ihrer Dissertation zu *Sittlichkeitsverbrechen* beschreibt Hommen die narrativen Skripte, die zur Verurteilung der Täter führen konnten. Wurde sich nicht an jenen orientiert, standen stattdessen die Opfer und ihr Charakter vor Gericht.[358] Die Entmündigungsverfahren erscheinen hierbei als eine Fortsetzung der stattgefundenen Gerichtsverfahren, der polizeilichen Verhöre und der Taten als solchen. Die Aussagen der Frauen wurden nicht bloß infrage gestellt, sondern zudem noch gegen sie verwendet. Sie untermauerten ihre angebliche Lügenhaftigkeit, ihre erotischen Manien und damit auch ihre Geisteskrankheit.

7.3 Sexualisierte Gewalt als Alltagspraxis

Bei der Betrachtung der Entmündigungsakten fällt zunächst auf, dass in den Narrativen der Gutachter, Familienmitglieder, Krankenakten oder Richter der *Bericht* über einen sexuellen/sexualisierten Übergriff zum problematisierten Element wird. Nicht die geschehene Gewalttat und deren emotionale und/oder soziale Konsequenzen standen im Interesse der Gutachter. Die hier behandelten bürgerlichen Frauen hatten Väter, Lehrer, Vorgesetzte, Ohrenärzte oder Brüder, sie gingen Berufen nach oder waren ver-

---

[357] Bresler, Johannes (1907): Die Pathologische Anschuldigung. Beitrag zur Reform des § 164 des Strafgesetzbuchs und des § 56 der Strafprozessordnung. Halle/S., S. 7.
[358] Vgl. Hommen: Sittlichkeitsverbrechen, a.a.O.

heiratet, und alle erlebten sexuelle Übergriffe. Die meisten dieser Übergriffe fanden im alltäglichem Umfeld der Frauen statt, ihre Potenzialität oder ihr tatsächliches Stattfinden gliederte sich in dieses ein. Erst durch ihr Thematisieren des Erlebten wurden sie aus ihrem Alltag herausgerissen und kamen in das Getriebe der Sexualwissenschaften und der (forensischen) Psychiatrie, sei es in Form der Gutachterpraxis, von Klinikaufenthalten oder auch alltagspraktischen Interpretationen der psychiatrischen Wissenschaft.

Das Verorten sexueller/sexualisierter Gewalt als Alltagspraxis soll verdeutlichen, dass sie in keinster Weise ein individuelles Phänomen darstellt/e. Sexualisierte Gewalt war/ist eine alltägliche Praxis, die zwar unter Umständen eine Strafverfolgung der Täter(Innen) nach sich zog bzw. zieht, jedoch häufig auch die Diffamierung ihrer Opfer. In den Entmündigungsverfahren saßen die Frauen auf der Anklagebank, eine Folge ihrer „Störung", die in der Benennung ihrer Erfahrungen ausgemacht wurde.

Im Folgenden ein Auszug aus dem Gerichtsprotokoll aus der Akte Martha S.:

Richter: Sie sollen mal auf die Idee gekommen sein, daß ihr Bruder sie vergewaltigt habe?

Frau H.: Diesen Akt möchte ich nicht selbst zur Sprache bringen. Denn ich sehe ja, ich werde nicht für voll gehalten. Ich möchte bitten, daß mein Bruder selbst vernommen wird.

Ich war erst 15 Jahre, das liegt so weit zurück. Ich möchte nicht darauf eingehen.

Ich war 15 Jahre alt, mein Bruder 23 Jahre. Er kam aus dem Krieg zurück. Er hat mich über den Tisch geworfen,

Mutter und Schwester waren fort. Ich wusste nicht was mit mir geschah. Es sollte ernsthaft werden, ich habe sehr geblutet hinterher.[359]

Martha S.s Bruder wurde entgegen ihrer Bitte nicht vernommen. Ihr Ehemann, der ihr zwar keinen rechten Glauben schenken, dem Behaupteten jedoch nachgegangen sein wollte, dagegen schon:

Wenn es nun der Fall wäre, hätte ich den Beweis erbracht, dass nicht ich, wie sie immer behauptet, ein Lügner und Betrüger sei, sondern sie mit einer Lüge in die Ehe gegangen ist. Trotzdem ich sie vor der Hochzeit nach dieser Richtung befragt habe, hat sie mir diese Tatsache verschwiegen. Ich hätte mich sonst wohl gehütet, in eine solche Familie, in der solche moralischen Zustände herrschen, zu heiraten.[360]

Diese Aussage illustriert die paradoxe Situation, in der sich die Frauen befanden, nachdem sie einen sexuellen Übergriff thematisiert hatten. So musste Martha S. wählen zwischen der Option, eine Lügnerin zu sein, da „es" niemals geschehen war, oder der Option, eine Lügnerin zu sein, da sie „es" zu lange verschweigen habe. Auch wird deutlich, dass im Falle eines Übergriffs die betroffenen Frauen als moralisch verdorben eher gesehen wurden denn als Opfer.

Die Aussage, sexualisierte Gewalt erfahren zu haben, war diskursiv direkt verbunden mit dem expliziten Narrativ der Lügenhaftigkeit. Damit lag die Gefahr, in der der bürgerliche Körper und sein Ordnungs- und Gesellschaftssystem schwebten, in erster Linie nicht in der Möglichkeit, Opfer eines sexuellen Übergriffs zu werden, sondern darin, Opfer einer sexuellen Falschbeschuldigerin zu werden.

---

[359] Gerichtsakte Martha S. (1915): Verhandlungsprotokoll, A Rep 345, 968.
[360] Gerichtsakte Martha S. (1915): Zeugenaussage, A Rep 345, 968.

Im Falle einer Anklage wurde daher im Besonderen die Lügenhaftigkeit der Frau auf die Probe gestellt. Denn, so argumentierte etwa der Psychiater Ernst Kalmus 1924:

> *Die Unkenntnis über das Vorkommen pathologischer Lügenhaftigkeit ist bei Laien, Juristen und Ärzten auch heute noch sehr weit verbreitet, auch heute noch finden pathologische Lügner und Schwindler, hysterische und nichthysterische Pseudologisten fast überall leichtgläubige Menschen, welche sich von ihnen oft in der unglaublichsten Weise irreführen und ausbeuten lassen.*[361]

Ernst Kalmus beschreibt hier die große Gefahr, die von den Falschbeschuldigerinnen ausgehen sollte. Hinter jeder Anklage oder Aussage scheint die Möglichkeit einer Lüge auf. Die subjektive Wahrnehmung bestimmter Situationen wird in Relation zu einer scheinbar *neutralen* Interpretation gestellt. Diese *neutrale* Interpretation, die die *tatsächliche Wahrheit* zu Tage bringen sollte, obliegt in seiner Argumentation den Juristen und Ärzten. Die psychiatrisch-medizinische Wissenschaft ging um die vorletzte Jahrhundertwende von einer *Natur der Frau* aus, die bereits in ihrer Konstitution und insb. von ihrer biologischen Differenz her (Menstruation und Mutterschaft) zur Unwahrheit neigen sollte.[362] Im Zuge der Diagnose *hysterischer Erkrankungen*, die sich, wie mehrfach festgestellt, vor allem auch durch starke sexuelle Fantasien auszeichnen sollten, sah Kalmus eine besondere Bedrohung sich abzeichnen:

---

[361] Kalmus, Ernst (1924): Über Pseudologia phantastica und ihre forensische Bedeutung. In: Deutsche Zeitschrift für die gesamte gerichtliche Medizin, Jg. 4, Nr.1, S. 425–441, S. 430.
[362] Lamott: Die vermessene Frau, a.a.O., S. 97.

Viel gefährlicher aber werden, wie schon angedeutet, die Pseudologisten, wenn niemand daran denkt, eine Zeugenaussage zu bezweifeln, ja, wenn — wie das in dem gleich zu berichtenden Fälle vorkam – trotz ausgesprochener Zweifel und trotz eines entsprechenden gerichtsärztlichen Gutachtens vom Staatsanwalt derartige Personen als Hauptbelastungszeugen geführt und mit einer durch nichts zu erschütternden Hartnäckigkeit gegen alle Einwände als glaubwürdig hingestellt werden.[363]

Die Definitionsmacht über das Erleben der Frauen lag für Kalmus am besten in den Händen einer als maskulin und vernünftig imaginierten Wissenschaft, selbst der Staatsanwalt wirkt in diesem Beispiel deren Autorität gegenüber äußerst fehlbar. Das subjektive Erleben der Frauen wurde in den Hintergrund gerückt, sie mussten und konnten, um überhaupt irgendeine Chance auf die Verfolgung der Täter zu haben, ausschließlich *Körper sein*: messbare Werte angeben, Verletzungen zeigen.[364]

Diese Elemente der Lügenhaftigkeit und der damit einhergehenden moralischen Verdorbenheit bilden zentralen Themen der Entmündigungsakten. Damit einher ging die Frage nach der Schuld. Was von ihnen zunächst als gewaltvoller Akt erlebt worden war, wurde im Rahmen seiner diskursiven Behandlung zu einer Frage der Moral und der Schuldhaftigkeit der negativ Betroffenen transformiert. Diese diskursive Transformation fand in sexualwissenschaftlichen und psychiatrischen Abhandlungen statt (und konnte zu diesem Zeitpunkt bereits auf eine durchaus lange Tradition zurückblicken).

---

[363] Kalmus: Über Pseudologia phantastica, a.a.O.

[364] Vgl. Pohl, Rolf (2012): Sexuelle Gewalt als Angriff auf die weibliche Subjektposition. In: Gender Initiativkolleg (Hg.): Gewalt und Handlungsmacht. Queer_feministische Perspektiven. Frankfurt/M., S. 113–124, S. 117.

Materialisiert wurde sie in der Praxis der demütigenden Gerichtsverfahren vor dem Strafgericht und in der Fortsetzung, die diese oftmals in Entmündigungsverfahren fanden.

> *Das verdiente Geld gab sie für Naschereien und Vergnügen aus. Im Januar 1917 wurde sie, nachdem schon gegen Ende der Handelsschulzeit die Mutter öfter Liebesbriefe bei ihr gefunden hatte, an Gonorrhoe krank, nachdem sie angeblich im Tiergarten verschleppt und dort vergewaltigt worden sei.*[365]

> *Frau P. gibt an, daß der Vater sie zu dem Zusammenleben mit ihm und zum Geschlechtsverkehr zwinge, sie in der Wohnung einschließe. [...] Einsicht in ihre Lage scheint nicht vorhanden zu sein. Obwohl sie während des Gesprächs durchaus der Ansicht der Mutter war und den Vater verurteilte und meiden zu wollen versprach, teilte uns die Mutter wenige Tage später mit, daß die Tochter wieder mit dem Vater zusammen sei.*[366]

Die Gutachten von Ilse H. und Henriette P. bewegen sich auf einem ähnlichen Feld. Vornehmlich geht es hier darum, die „leichte Verführbarkeit" beider Frauen zu untermauern. Ilse H. hatte ihr Geld für Naschereien ausgegeben und somit bereits früh ihren offensichtlichen Mangel an Selbstdisziplin unter Beweis gestellt. Die Vergewaltigung erscheint als bloße Ausrede für ihr aus diesem Mangel folgendes ausschweifendes Sexualleben. Ähnlich verläuft die Argumentation auch bezüglich Henriette P.s, die zwar behaupten mochte, ihr Vater habe sie zum Geschlechtsverkehr gezwungen, aber so dargestellt wird, als begehrte eigentlich sie ihn, da sie doch

---

[365] Gerichtsakte Ilse H. (1929):., Ärztliches Gutachten, A Rep 342, 6373.
[366] Gerichtsakte Henriette P. (1930): Ärztliches Gutachten, A Rep 342, 6474.

immer wieder zu ihm zurückgekehrt sei. Die ihren Vater verführende Tochter war eine nicht bloß in der Literatur und der damals aufkommenden Psychoanalyse weit verbreitete Figur, auch beim Blick auf die Auseinandersetzungen in Sexualwissenschaft und Psychiatrie lässt sie sich häufig wiederfinden. So warnte Wulffen in seinem Werk zu *Sexualverbrecherinnen:*

> *Halbentwickelte Töchter pflegen in den unteren Volksschichten vor ihrem Vater gelegentlich oder gewohnheitsmäßig das Hemd zu wechseln oder sich in fragwürdiger Stellung Strümpfe und Stiefel anzuziehen, Mancher Vater ist auf solche Weise veranlaßt worden, zu straucheln und zum Verbrecher zu werden.*[367]

Wie sich hier zeigt, war im Fall eines inzestuösen sexuellen Übergriffs zwar der Vater ein „Verbrecher", die moralische Verantwortung war damit jedoch noch nicht geklärt. Auch in Henriette P.s Fall wurde in dem Entmündigungsverfahren immer wieder auf ihre in der „Verführung des Vaters" aufscheinende sexuelle Devianz rekurriert.

Moralische und strafrechtliche Schuld wurden nicht bloß in unterschiedlichen Formen bzw. Verfahren verhandelt, sondern in diesen Verhandlungen wurden häufig die Verantwortlichkeiten umgekehrt. Dadurch wurden die einstigen Opfer von Sexualdelikten, darunter Henriette P., im Rahmen der „moralischen Bewertung" der Tat zu Täterinnen umgeformt. In der Entmündigung Henriette P.s zeigt sich der bürgerliche und soziale Tod, dem sie ausgesetzt wurde, in aller Deutlichkeit. Henriette P.s Vater war, wie gesagt, nicht für schuldig befunden worden, seine Tochter hingegen wurde

---

[367] Wulffen, Erich (1923): Das Weib als Sexualverbrecherin. Ein Handbuch für Juristen, Verwaltungsbeamte und Ärzte. Berlin, S. 351.

– wahrscheinlich – zu einem lebenslänglichen Aufenthalt in der geschlossenen Abteilung einer psychiatrischen Klinik verurteilt. Denn sie habe ja auch, folgt man den Argumenten des Gutachtens, die Übergriffe durch ihren angeblich bedenklichen Lebensstil laut herausgefordert:

> *Ihre Absicht, als Bardame in ein Lokal zu gehen, dessen Bedenklichkeit aus der Correspondenz hervorgeht, glaubt sie damit abtun zu können, dass sie sagt, „Arbeit schändet nicht". Trotzdem sie versichert, sie sei eine „kalte" Natur, lässt sie sich über erotische Dinge mit sichtlichem Behagen aus.[368]*

Um es noch einmal zu betonen: Nicht das Verhalten der von den Frauen (an-)gezeigten/mutmaßlichen, männlichen Täter wurde als deviant behandelt, sondern der jeweilige Charakter der Frauen. Ihre Lebensführung, ihre Vorlieben, all ihre Aussagen standen vor Gericht. Einem Gericht, das sich vornehmlich zusammensetzte aus männlichen Richtern, männlichen Anwälten, männlichen Psychiatern, Vätern und Ehemännern. Abweichend war das Benennen sexualisierter Gewalt als Gewalt, nicht der gewalttätige Akt an sich.

Inwiefern gerade Geschlecht als Kategorie eine besondere Rolle für die Lesart sexueller/sexualisierter Gewalt spielt/e, zeigt sich auch anhand der Ausführungen der Sexualwissenschaftler jener Zeit sehr klar. Unter anderem Bloch folgte der verbreiteten Idee, nach der es einerseits Frauen gäbe, die passiv-rezeptiv ihrer männlichen Umgebung ausgesetzt seien, während diese selben Frauen andererseits, ich habe das ebenfalls bereits erwähnt, doch *viel mehr Sexualität seien* als „der Mann".[369]

---

[368] Gerichtsakte Martha S. (1915): Psychiatrisches Gutachten, A Rep 345, 968.
[369] Bloch: Das Sexualleben unserer Zeit, a.a.O., S. 77.

Die Interpretation der Aussagen der entmündigten Frauen stand innerhalb dieses diskursiven Feldes bzw. unter diesen psychiatrischen Vorzeichen. Sie seien *passiv* und *reizempfänglich*: Ilse H. beim Naschen und Henriette P. unter dem Einfluss ihres Vaters. Sie *seien Sexualität*, insb. im Kontext der Verführung (der eigentlichen Täter). *Ihre* Devianz tritt anstelle der Anschuldigung. Die Frauen wurden als *lügenhaft* deklariert und damit pathologisiert. Ilse H. wurde aufgrund ihrer *Triebhaftigkeit* entmündigt, Henriette P. aufgrund ihrer *Beeinflussbarkeit* und Martha S. aufgrund ihrer *Nymphomanie*. Die angebliche Verlogenheit und die alles durchdringende Sexualität des *weiblichen Charakters* untermalten das Bild der Geisteskranken und stellten somit einen wesentlichen Knotenpunkt im diskursiven Geflecht der Entmündigungsverfahren dar.

7.4 Zusammenfassung

Im Sinne Foucaults erscheint es bei dieser Thematik angebracht, verschiedenste Machtformen, -technologien und -prozeduren einschließlich der von diesen angereizten und diese stützenden Diskurse als Dispositiv anzusehen, dessen Gesamtwirkung eine positive, produktive Form der Macht darstellt. Anstatt sexualisierte Gewalt und die aus ihrer Benennung *als Gewalt* resultierende Entmündigung als die einzigen Aspekte einer unterdrückenden, einseitig und ausschließlich negativ-repressiven Macht zu sehen, erscheint es geboten, auch an ihr positives und biopolitisch signifikantes Produkt zu erinnern.[370] Die von psychiatrischen Pathologisierungsdiskursen als deren Positiv produzierte „normale" Frau garantiert/e einen reibungslos verlaufenden Alltag der bürgerlichen Welt.

---

[370] Vgl. Foucault: Der Wille zum Wissen, a.a.O.

Die Entmündigungsverfahren, die um sexuelle/sexualisierte Gewalt kreisen, erweisen sich in der Analyse als eine Art Entnahme von Störfaktoren aus diesem Alltag, namentlich als Entnahme der die sexualisierte Gewalt thematisierenden Frauen. Dass hierbei eine Wahrheitsproduktion stattfand, die gleichzeitig eine von sexueller Gewalt nahezu freie Alltagswelt produzierte und dieser Gewalt in ihrer Alltäglichkeit massiv Vorschub leistete, erscheint offensichtlich. Ein Geflecht diskursiver, juristischer und psychiatrischer Machtformen leistete die diskursive Auslöschung der alltäglichen sexuellen Gewalt, während es diese in dieser Variante des Sexualitätsdispositivs in ihrer Faktizität gleichzeitig förderte. Denjenigen, welche sexualisierte Gewalt ausübten bzw. perpetuierten, wurde lediglich ein gewisses Maß an Umsicht abverlangt. Anstatt hier aber eine absichtlich intendierte Komplizenschaft zwischen Richtern, Psychiatern, Vätern, Brüdern etc. zu postulieren, ist es notwendig, die Produktion einer Lebens- und Alltagswelt sowie die der in ihr agierenden Subjekte zu thematisieren. Die Entmündigungsverfahren um die Thematik der sexuellen/sexualisierten Gewalt zeigen sich aus dieser Perspektive gleichzeitig als Produktionsstätte und als Korrektiv. Als Produktionsstätte insofern, als sie durch eine Vielzahl komplexer Prozeduren die wissenschaftliche, juristische und gesellschaftliche Wahrheit als das hervorbrachten, *was wirklich geschehen ist und geschieht.* Als Korrektiv, weil sie diejenigen einem „Heilungsprozess" zuführten, die dabei versagt oder sich verweigert hatten, an der Produktion dieser Lebenswelt korrekt zu partizipieren.

Nebenprodukt dieser Produktionsprozesse und gleichzeitig ihr stützendes Korrelat waren pathologische Figurationen: der im Dunklen lauernde deviante und in jeder Hinsicht *fremde* Vergewaltiger als Monster oder Repräsentant einer gefährlichen *Rasse*; die sexuell deviante Frau — und nicht zuletzt die Falschbeschuldigerin, die anscheinend die bedrohlichste dieser Figuren darstellte, da sie das zentrale, unablässig (re-)iterierte Narrativ der auf diese Weise produzierten Lebens- und Alltagswelt durch das in Frage stellte, was sie zu thematisieren wagte.

8 Pathologische Mutterschaften

Im folgenden Kapitel werde ich anhand der Akten von Elisabeth Z., Margarete H. und Hanneliese E. drei Perspektiven auf deviante Mutterschaft analysieren. Elisabeth Z. wollte zwar Mutter werden, ihr wurde dies jedoch aufgrund biopolitisch-eugenischer Strategien verwehrt[371] , während Margarete H. ihre Mutterschaft durch Kindstötung beendet hatte.[372] Hanneliese E. war die Tochter einer Stiefmutter, deren Antrag auf Entmündigung wegen „moralischer Verkommenheit" Fragen der Erziehung und Mutterschaft aufwerfen sollte.[373]

Die öffentliche Präsenz bürgerlicher Frauen nahm zu Beginn der Weimarer Republik zu. Wie bereits in vorangegangenen Kapiteln beschrieben worden ist, stieg sowohl die Anzahl von Studentinnen als auch die berufstätiger Frauen stetig. Dennoch reformierte sich der Bund Deutscher Frauen (BDF) in den 1920er-Jahren hin zu einem grundlegend konservativen Frauenbild.[374] So wurde in die Satzung des BDF im September 1919 die Mutterschaft als Pflicht gegenüber der Gesellschaft ein-/festgeschrieben und das bürgerliche Familienleben zum Ideal deklariert.[375] Dies ist vor allem vor dem Hintergrund einer erstarkten eugenischen Debatte zu betrachten, die auf der anderen Seite zu Sterilisationen und Zwangsabtrei-

---

[371] Vgl. Gerichtsakte Elisabeth Z. (1933), A Rep 349, 2460.

[372] Vgl. Gerichtsakte Margarete H. (1930), A Rep 342, 6484.

[373] Vgl. Gerichtsakte Hanneliese E. (1922), A Rep 345, 1021.

[374] Vgl. Hopf, Caroline (1997): Frauenbewegung und Pädagogik: Gertrud Bäumer zum Beispiel. Rieden, S. 33f.

[375] Vgl. Satzung des BDF, angenommen in der IX. Generalversammlung zu Hamburg, 15.–18. September 1919, HLA, BDF, Abt. 16, I, Karton 65, Mappe 277, S. 6, zit. n. Hopf: Frauenbewegung und Pädagogik, a.a.O., S. 34.

bungen weit über die Zeit der Weimarer Republik hinaus führen sollte. In diesem Kontext wurde die bürgerliche Familie zur Retterin vor dem sogenannten „Volkstod", der durch eine zu starke Reproduktion sogenannter „Erbkranker" das Deutschen Reich ereilen solle.[376] Beginnen werde ich auch von daher mit der Akte über Elisabeth Z., die zum Schwangerschaftsabbruch mit anschließender Sterilisation gezwungen wurde.

Anhand der Akte über Margarete H. wird daraufhin aufgeführt, wie die bürgerliche Frau durch Mutterschaft und ihre Rolle als Ehefrau im Rahmen des Gutachtens konstruiert wurde. Es werden die Versuche gezeigt, den begangenen Kindsmord erklärbar zu machen – und auch das Scheitern dieser Versuche. Außerdem wird der Frage nachgegangen, weshalb ein (Strafrechts-)Verfahren wegen Mordes vor dem Entmündigungsgericht endete.

Der letzte Abschnitt zu den Devianzen der Mutterschaft beschäftigt sich mit dem psychiatrischen Gutachten aus der Akte über Hanneliese E. Diese sollte auf Antrag ihrer Stiefmutter hin entmündigt werden. Doch das Verfahren nahm eine erstaunliche Wendung. So wurde der Blick von Hanneliese E. als Objekt des Interesses ab- und stattdessen ihrer Stiefmutter zugewandt. Der begutachtende Psychiater bediente sich in seiner Nacherzählung der „Sachlage" Narrativen aus dem Märchen vom Aschenbrödel und widmete sich weniger seiner eigentlichen Aufgabe, der Beurteilung Hanneliese E.s, sondern vielmehr der Pathologisierung der Antragstellerin.

---

[376] Vgl. Harten, Hans-Christian/Neirich, Uwe/Schwerendt, Matthias (2006): Rassenhygiene als Erziehungsideologie des Dritten Reiches. Bio-bibliographisches Handbuch. Edition Bildung und Wissenschaft, Band 10. Berlin, S.10.

8.1 Zwangssterilisation und Schwangerschaftsabbruch

Kaum eine Praxis verdeutlicht die Auswirkungen *eugenischer/rassehygienischer* Diskurse in der Zeit der Weimarer Republik besser als die der Zwangssterilisation bzw. jene des Schwangerschaftsabbruchs unter rechtlicher Betreuung. Auch Elisabeth Z.s Körper wurde im Rahmen des gegen sie angestrengten Entmündigungsverfahrens zum Verhandlungsobjekt:

> *In der Anlage überreichen wir den Antrag des Herrn Karl Zahlten auf Entmündigung seiner Tochter Elisabeth unter Zugrundelegung des beigefügten psychiatrischen Gutachtens und eines ärztlichen Attestes über die Notwendigkeit der Unterbrechung bei der bestehenden Schwangerschaft mit anschliessender Sterilisation.[377]*

Im Folgenden werde ich zunächst einen kleinen Einblick in die *eugenischen* und *rassehygienischen* Debatten der Weimarer Republik geben, um daran anschließend deren Auswirkungen in Form von Gesetzesgrundlagen und ihre konkrete Anwendung anhand des Verfahrens gegen Elisabeth Z. darzulegen.

Kurzer Überblick: Degeneration, Sozialdarwinismus, Eugenik und Rassenhygiene

Als Begründer der Degenerationslehre gilt der französische Mediziner Bénédict Augustin Morel. In seiner 1857 erschienenen Arbeit *Traité Des Dégénérescences Physiques, Intellectuelles Et Mora-*

---

[377] Gerichtsakte Elisabeth Z. (1933): Antrag auf Entmündigung, A Rep 349, 2460.

les[378] formulierte er erstmalig einen – wie Heinz Schott und Rainer Tölle es im Nachhinein formulierten – „ebenso moralischen wie naturwissenschaftlichen" Degenerationsbegriff.[379] Morel verstand unter Degeneration, *des deviations maladives,* „krankhafte Abweichungen" vom „normalen" Menschentypus. Diese sollten entweder durch äußere Umstände wie die soziale Lage, Infektionskrankheiten oder Drogenkonsum entstehen können oder andererseits auch angeboren sein. Morel argumentierte mit einer Progressivitätsidee, nach der „degenerative Symptome" nicht bloß innerhalb einer Familiengeneration auftreten, sondern sich auch von Generation zu Generation ansammelten bzw. verschlimmern sollten. Als „klassische Degenerationskrankheit" wurde bereits hier die Geisteskrankheit gehandelt. Die moralphilosophischen Degenerationsgedanken Morels wurden zwar in späteren Ausführungen der Degenerationshypothese verworfen. Durch die Anlehnung verschiedener ihrer Anhänger an Charles Darwins breit diskutiertes und äußerst populäres Werk *On the Origin of Species*[380] von 1859 und eine damit einhergehende Biologisierung soziopolitischer Vorgänge, die unter dem Schlagwort „Sozialdarwinismus" bekannt werden sollte, konnte die Degenerationslehre an und für sich jedoch breite Rezeptionenerfahren und große Zustimmung finden.

Inspiriert von Morels Verknüpfung von Geisteskrankheit und Degeneration entwickelte auch im deutschsprachigen Raum eine Viel-

---

[378] Morel, Bénédict Augustin (1857): Traité Des Dégénérescences Physiques, Intellectuelles Et Morales De L'espèce Humaine Et Des Causes Qui Produisent Ces Variétés Maladives: Atlas De XII Planches. London, New York.

[379] Vgl. Schott, Heinz/Tölle, Rainer (2005): Geschichte der Psychiatrie: Krankheitslehren, Irrwege, Behandlungsformen. München, S. 54.

[380] Darwin, Charles (1859): On the Origin of Species by Means of Natural Selection, Or the Preservation of Favoured Races in the Struggle for Life. London.

zahl Psychiater populäre Thesen zur Vererbung sozialen Verhaltens. So u.a. auch die Psychiater Wilhelm Griesinger (1817–1868) und Emil Kraepelin (1856–1868), die als Begründer der „naturwissenschaftlichen Psychiatrie" gehandelt werden, oder der Psychiater und Sexualwissenschaftlicher Krafft-Ebing, der insb. durch die ja bereits erwähnte *Psychopathia sexualis* von 1886 große Aufmerksamkeit erlangte. Wie bereits im Kapitel zur Prostitution erwähnt, fand außerdem die Kriminalpsychologie, die sich ebenfalls auf die Degenerationstheorie berief, Eingang in den Bereich der medizinisch-juristischen Wissenschaften.

Neben der Degenerationslehre fand auch der eben genannte *Sozialdarwinismus* einen Resonanzraum in psychiatrischen Denkmodellen. Der Soziologe Herbert Spencer (1820–1903) wandte als einer der ersten Wissenschaftler in *Social Statics, or The Conditions essential to Happiness specified, and the First of them Developed* 1851 biologische Forschungsergebnisse auf den Menschen an.[381] Hierbei nutzte er insb. den von den Naturforschern Jean Baptiste Lamarck und Charles Darwin vertretenen Standpunkt eines *survival of the fittest* („Überleben der am besten Angepassten"), was ihn zu einem Sozialdarwinisten *avant la lettre* machte. Die Gesellschaft wird in dieser Konzeption als Organismus aufgefasst, als etwas Naturgegebenes. Theorien aus dem Bereich des *Sozialdarwinismus* kritisierten vor allem, dass durch bestimmte soziale Praktiken *die natürliche Auslese* innerhalb der menschlichen Population unterbrochen werden würde. Damit greife man – unzulässig, wenn nicht gar widerrechtlich, da gegen Naturgesetze verstoßend – in die Natur der Gesellschaft ein. Sozialdarwinisten formulierten pessimistische Thesen bezüglich eines heraufdämmernden *Untergangs des Abendlandes* durch die Verbreitung und Vermehrung von Men-

---

[381] Vgl. Spencer, Herbert (1873): Social Statics, or The Conditions essential to Happiness specified, and the First of them Developed. London.

schen, die – so die Degenerationstheoretiker – unter *natürlichen Gegebenheiten* versterben würden.[382]

Mit Rekurs auf die eng miteinander verwobenen Theorien der Degenerationslehre und des Sozialdarwinismus etablierten sich im Rahmen der *Eugenik* biopolitische Konzepte zur Verbreitung als positiv markierter Eigenschaften durch Reproduktionskontrollen.

„Eugenik" bezeichnet eine von dem Naturwissenschaftler Francis Galton etablierte Gesellschaftstheorie, nach der durch Eingriffe in die Fortpflanzung (darunter Sterilisationen und Schwangerschaftsabbrüche) die Gesundheit des *Volkskörpers* verbessert werden sollte. Die Eugenik verstand sich selbst an *angewandte Wissenschaft*.[383] Die im deutschsprachigen Raum später als *Rassehygiene* bezeichnete eugenische Politik sollte vor allem im Zusammenhang mit der Zeit des Nationalsozialismus (durch die aus ihr resultierenden menschenverachtenden Konsequenzen wie die Ermordung „Behinderter" in der Aktion T4 sowie die Menschenversuche in Konzentrationslagern) große Bekanntheit erlangen.

In der von dem Rechtswissenschaftler Karl Binding und dem Psychiater Alfred Hoche 1920 verfassten Schrift *Die Freigabe der Vernichtung lebensunwerten Lebens*[384] befassten sich die beiden Professoren als erste Wissenschaftler mit einer juristischen und psychiatrisch-medizinischen Legitimation der *Euthanasie*. Es ging hier nicht mehr länger um das in Artikel 151 der Weimarer Reichsverfassung formulierte Ziel „der Gewährleistung eines menschenwürdigen Daseins für alle", sondern um eine konkretisierte Idee der

---

[382] Vgl. Schott/Tölle: Die Geschichte der Psychiatrie, a.a.O., S. 170.

[383] Vgl. Manz, Ulrike (2007): Bürgerliche Frauenbewegung und Eugenik in der Weimarer Republik. Frankfurt/M., S. 13ff.

[384] Binding, Karl/Hoche, Alfred (1920): Die Freigabe der Vernichtung lebensunwerten Lebens. Ihr Maß und ihre Form. Leipzig.

Tötung sogenannter „Blödsinniger". Im Zusammenhang mit der rechtlichen Entmündigung und den daraus resultierenden Verordnungen zur Sterilisation und zum Schwangerschaftsabbruch wurde insb. auch das Verordnen von „Sterbehilfe" durch den Vormund intensiv besprochen:

> *Und so wäre heute zu fragen: wem gegenüber darf und soll diese Tötung freigegeben werden? Ich würde meinen, zunächst den Angehörigen, die ihn zu pflegen haben, und deren Leben durch das Dasein des Armen dauernd so schwer belastet wird, auch wenn der Pflegling in eine Idiotenanstalt Aufnahme gefunden hat, dann auch ihren Vormündern – falls die einen oder die anderen die Freigabe beantragen.*[385]

Am 14. Juni 1933 wurde schließlich im nationalsozialistischen Reichstag das am 01.01.1934 inkrafttreten sollende *Gesetz zur Verhütung Erbkranken Nachwuchses* verabschiedet. Mit Rekurs auf die seit den 1920er-Jahren virulent diskutierte medizinisch-psychiatrische Degenerationstheorie und populär gewordene sozialdarwinistische Modelle wandte sich diese Konzeption ab von der Prävention gegen Krankheiten und hin zu einer *Prävention gegen kranke Menschen* durch Zwangssterilisationen. Betroffen von dieser Praxis, die, was ja ihr Name schon sagt, auch explizit gegen den Willen der Menschen ausgeführt werden sollte und konnte, waren Menschen, die als *erbkrank* galten, also leiden sollten unter:

> *„1. Angeborene[m] Schwachsinn; 2 .Schizophrenie; 3 .Zirkuläre[m] Irresein; 4. Erbliche[r] Fallsucht; 5. Erbliche[m] Veitstanz; 6. Erbliche[r] Blindheit; 7. Erbliche[r]*

---

[385] Ebd.

Taubheit; 8 .Schwere[n] erbliche[n] Missbildungen; 9 .Schwere[m] Alkoholismus.[386]

Dieses Gesetz bildete in den nationalsozialistischen Folgejahren die Grundlage für Zwangssterilisationen an etwa 400.000 Menschen. Die Tötung von etwa 200.000 weiteren Menschen, meist unter dem Titel der „Euthanasie" gefasst, hatte keine juristisch verankerte Grundlage.[387]

Schwangerschaftsabbruch mit anschließender Sterilisation

Elisabeth Z. wurde in dem Antrag auf ihre Entmündigung und in den im Rahmen der entsprechenden Verhandlung erstellten Gutachten auf unterschiedlichste Weise zum Problem erklärt bzw. gemacht. Ihre Fähigkeiten als Mutter sowie als mündige Bürgerin wurden darin sowohl produziert als auch infrage gestellt. Auslösendes Moment für das Verfahren war in ihrem Fall eine Schwangerschaft und ihre Weigerung, diese abzubrechen.

Als Elisabeth Z. im Jahr 1933 entmündigt werden sollte, sah die juristische Situation eine Entmündigung als Grundlage für und dementsprechend zeitlich vor körperlichen Eingriffen vor. Das *Gesetz zur Verhütung erbkranken Nachwuchses* war zwar bereits seit den 1920er-Jahren (und damit auch schon während der demokratischen Zeit der Weimarer Republik) öffentlichkeitswirksam diskutiert worden, als konkrete Grundlage sollte es jedoch erst im Jahr 1934 inkrafttreten. Als gesetzlicher Vormund von Elisabeth Z.

---

[386] Gesetz zur Verhütung erbkranken Nachwuchses (01.01.1934). In: Reichsgesetzblatt I, S. 529.

[387] Mehr hierzu findet man bei Rotzoll, Maike/Fuchs, Petra/Richter, Paul/Hohendorf, Gerrit (2010): Die nationalsozialistische „Euthanasieaktion T4". Historische Forschung, individuelle Lebensgeschichten und Erinnerungskultur. In: Der Nervenarzt, Jg. 81, Nr. 11, S. 1326–1332.

konnte ihr Vater jedoch bereits zuvor die Schwangerschaft abbrechen sowie eine Sterilisation gegen ihren Willen verordnen lassen.[388]

> *Sie weigert sich, die Unterbrechung ihrer Schwangerschaft vornehmen zu lassen. Nach ärztlichem Erfordernis muss ein solcher Eingriff in den ersten drei Monaten der Schwangerschaft erfolgen. Aus diesem Grunde ist eine Beschleunigung dieser Angelegenheit dringend erforderlich.[389]*

Schwangerschaft(-sabbruch): Juristische Sachlage

Seit 1871 stand der Schwangerschaftsabbruch nach § 218 RStGB unter Strafe. Nach einem versuchten oder durchgeführten Abbruch. drohten bis zu fünf Jahre Zuchthaus, mindestens jedoch sechs Monate Gefängnis. Dies blieb jedoch durchaus nicht unhinterfragt. Abtreibung, so die Historikerin Karen Hagemann, war Teil des *Frauenalltags* der Weimarer Republik. So solle statistisch auf jede Geburt auch eine Abtreibung gefallen sein.[390] Grundsätzlich stand der Paragraph 218 im Zentrum vieler Debatten über den Umgang mit ungewollten Schwangerschaften, vornehmlich solchen von Arbeiterinnen.[391] Viele Arbeiterinnen und zunehmend auch bürger-

---

[388] Interessanterweise ist die Vormachtstellung der „gesetzlichen Betreuer[Innen]" über den Körper der Entmündigten auch heute noch in § 1905 BGB festgelegt. Dieser lässt auch weiterhin eine Sterilisation der unter gesetzlicher Betreuung Stehenden zu (auf Antrag der/des BetreuerIn).

[389] Gerichtsakte Elisabeth Z. (1933): Antrag auf Entmündigung, A Rep 349, 2460.

[390] Vgl. Hagemann, Karen (1990): Frauenalltag und Männerpolitik. Alltagsleben und gesellschaftliches Handeln von Arbeiterfrauen in der Weimarer Republik. Bonn.

[391] Mehr zu Schwangerschaftsabbrüchen in der Weimarer Republik ist nachzulesen bei Grossmann, Atina (1995): Reforming Sex. The German Movement for Birth Control and Abortion Reform 1920–1950. New York;

liche Frauen suchten Hilfe bei sogenannten „Engelmacherinnen"
oder übten in Selbstversuchen den illegalen und nicht ungefährli-
chen Schwangerschaftsabbruch aus.

Das 1888 von dem „Naturheiler" Friedrich Eduard Bilz veröffentlichte *Bilzbuch*[392], in welchem detailreich über Möglichkeiten berichtet wurde, einen entsprechenden Eingriff durchzuführen, ver-
kaufte sich bis in 1920er-Jahre in mehrfachen Neuauflagen über
drei Millionen Mal.[393] Auch innerhalb des Bundes Deutscher Frauenvereine wurde der § 218 heftig diskutiert. Hierbei standen sich
Befürworterinnen sowie Gegnerinnen einer Reformierung des
Strafgesetzes gegenüber.

Im Jahr 1926 wurde der Paragraf schließlich tatsächlich reformiert.
Die Zuchthausstrafe wurde auf eine Gefängnisstrafe reduziert, und
das Strafmaß wurde auf eine Mindestdauer von drei Monaten fest-
gesetzt. In den Jahren 1919 bis 1933 wurden etwa 20.000 Frauen
wegen eines illegal durchgeführten Schwangerschaftsabbruchs verurteilt.[394]

Letztendlich hatte für die besagte Reform der medizinisch durchge-
führte Schwangerschaftsabbruch an einer als „depressiv" diagnosti-

---

Usborne, Cornelia: Abtreibung: Mord, Therapie oder weibliches
Selbstbestimmungsrecht? Der Paragraph 218 im medizinischen Diskurs der
Weimarer Republik. In: Geyer-Kordesch, Johanna/Kuhn, Annette (Hg.):
Frauenkörper, Medizin, Sexualität. Düsseldorf, S. 192–236; Dienel,
Christiane: Das 20. Jahrhundert. Frauenbewegung, Klassenjustiz und das
Recht auf Selbstbestimmung der Frau. In: Jütte, Robert (Hg.): Geschichte der
Abtreibung von der Antike bis zur Gegenwart. München, S. 140–168.

[392] Bilz, Friedrich Eduard (1888): Das neue Heilverfahren. Lehrbuch der
naturgemäßen Heilweise und Gesundheitspflege. Dresden.

[393] Vgl. Hagemann: Frauenalltag und Männerpolitik, a.a.O., S. 146.

[394] Vgl. Manz: Bürgerliche Frauenbewegung und Eugenik, a.a.O., S. 60.

zierten Frau den juristischen Durchbruch gebracht.[395]. Von eugenischem Standpunkt aus und unter den Vorzeichen der Degeneration betrachtet, war die psychiatrische Diagnose einer schwangeren Frau durchaus als medizinische Indikation einzuschätzen und als solche auch durchzusetzen.

Bereits im Jahr 1913 hatte der Gynäkologe Max Hirsch den Schwangerschaftsabbruch nach „eugenischer Indikation" empfohlen. Er rekurrierte hierbei auf die „Pflicht des Arztes", die Verbreitung von Krankheiten zu verhindern und empfahl Schwangerschaftsabbrüche sowie Sterilisationen bei „Hysterie", „Epilepsie" oder „Alkoholismus".[396]

Die Entscheidung des Reichsgerichts im Jahr 1927, nach welcher künftig Schwangerschaften unter medizinischer Indikation abgebrochen werden konnten, bestätigte seine Einschätzung.[397] Der „therapeutische Abort" war mit dieser Gerichtsentscheidung zwar nicht legal geworden, wurde jedoch nicht mehr als Straftatbestand verfolgt.[398]

Sterilisation: Juristische Sachlage

Bereits im Kaiserreich, aber spätestens nach dem Ende des Ersten Weltkriegs gab es in Deutschland einen starken Geburtenrückgang zu verzeichnen. Die Berliner Gesellschaft für Rassenhygiene trat anlässlich dieser Entwicklung im Jahr 1917 zusammen. Vereine und Verbände verschiedener medizinischer und sozialer Diszipli-

---

[395] Ebd., S. 169ff.

[396] Vgl. Hirsch, Max (1921): Die Fruchtabtreibung. Ihre Ursachen, ihre volkshygienische Bedeutung und die Mittel zu ihrer Bekämpfung. Stuttgart. S. 69.

[397] Vgl. RG 1. Strafsenat, I 105/27.

[398] Vgl. Manz: Bürgerliche Frauenbewegung und Eugenik, a.a.O., . 61.

nen diskutierten die Frage des Geburtenrückgangs sowie auch Möglichkeiten eugenischer/rassehygienischer Strategien „zur Sicherstellung eines zahlenmäßig ausreichenden und tüchtigen Nachwuchses".[399]

In den 1920er-Jahren wurde der Gebrauch von Verhütungsmitteln zunehmend akzeptabel. Die Historikerin Ulrike Manz analysierte dies in ihrer Studie über die *Bürgerliche Frauenbewegung* insb. vor dem Hintergrund der Wirtschaftskrise und der Verschiebung der Forderungen nach weniger, aber „erbgesundem" Nachwuchs sowie den anhaltenden Debatten über Geschlechtskrankheiten, die sich durch den Gebrauch von Kondomen verringern sollten.[400] Vor allem sollten so auch aber die Schwangerschaften sogenannter „Minderwertiger" eingedämmt werden.[401]

Im Zuge jener Debatten wurde auch die Sterilisation als mögliche „Verhütung" bei „Minderwertigen" diskutiert. Zwar konnte diese theoretisch juristisch als „vorsätzliche Körperverletzung" gewertet werden, wurde jedoch als solche nicht explizit im Gesetzestext erwähnt. Laut Manz bestand „ein breiter Konsens über eugenische Sterilisation", ob diese auch unter Zwang erfolgen können sollte, wurde jedoch nicht weiter diskutiert. Folgt man der Historikerin Gisela Bock, sind tausende Frauen in der Weimarer Republik von

---

[399] Abdruck des Rundschreibens in: Muckermann, Hermann/Verschuer, Otmar Frh. von: Eugenische Eheberatung. Berlin, Bonn 1931, S. 5f., zit. n. Klautke, Egbert (2004): Rassenhygiene, Sozialpolitik und Sexualität. Ehe- und Sexualberatung in Deutschland 1918–1945. In: Bruns, Claudia/Walter, Tilmann (Hg.): Von Lust und Schmerz. Eine Historische Anthropologie der Sexualität. Köln, S. 293–312, S. 293.

[400] Vgl. Manz: Bürgerliche Frauenbewegung und Eugenik, a.a.O., S. 72.

[401] Vgl. Usborne: Abtreibung, a.a.O., S. 168ff.

der Öffentlichkeit quasi unbemerkt unter eugenischer Indikation sterilisiert worden.[402]

Begründung der Entmündigung von Elisabeth Z.

In der konkreten Begründung für die Indikation eines Schwangerschaftsabbruchs sowie die Sterilisation von Elisabeth Z. wurde sich verschiedenster Motive der Geisteskrankheit bedient. Wie in einem Großteil der medizinisch-psychiatrischen Gutachten aus den Entmündigungsverfahren wurde zunächst auf eine *familiäre Veranlagung* rekurriert:

> *Die Mutter Elisabeths war vor deren Geburt bereits geisteskrank und Elisabeth macht seit etlicher Zeit ebenfalls einen geistesgestörten Eindruck.*[403]

> *Aus belasteter Familie stammend, Mutter schon vor Geburt des Mädchens geisteskrank, befindet sich seit Jahren in Neuruppin. [...] Schwerer Erbschaden in der Familie von seiten der Mutter her ist als sicher anzunehmen [...].*[404]

Hierbei leistete insb. das in die Psychiatrie eingeschriebene Wissen der Degenerationstheoretiker passable Dienste, die nicht bloß eine Vererbung bestimmter Zustände unterstellten, sondern auch deren Verschlimmerung von Generation zu Generation postulierten. Elisabeth Z. sollte jenen „Erbschaden" in sich tragen, der bereits ihre Mutter in eine psychiatrische Anstalt gebracht habe, demnach stünde ihre Schwangerschaft bereits von vornherein unter denkbar

---

[402] Vgl. Bock, Gisela (1986): Zwangssterilisation im Nationalsozialismus. Studien zur Rassenpolitik und Frauenpolitik. Opladen, S. 54.
[403] Gerichtsakte Elisabeth Z.(1933): Antrag auf Entmündigung, A Rep 349, 2460.
[404] Gerichtsakte Elisabeth Z. (1933): Psychiatrisches Gutachten, A Rep 349, 2460.

schlechten Vorzeichen. Im Rahmen der psychiatrisch-eugenischen Vorstellungswelt würde das Kind nicht ohne sogenannte „Erbschäden" zur Welt kommen können. Eine medizinische Indikation wäre somit laut der oben beschriebenen Entscheidung des Reichsgerichts aus dem Jahr 1927 gegeben gewesen.

Um die These der *belasteten Familie* zu untermauern, arbeiteten sich die Gutachten an verschiedenen Indikationen für eine mögliche Geisteskrankheit ab. Insbesondere Elisabeth Z.s sexuelles Verhalten war dabei von besonderem Interesse. Sexualität bildet zum einen generell einen beträchtlichen Bestandteil der Anamnesegeschichten der Frauen in den psychiatrischen Gutachten, zum anderen sollte gerade sie samt ihrer angeblichen Unkontrollierbarkeit sowohl durch äußere Instanzen als auch Elisabeth Z. selbst die Hauptrolle im Drama der Legitimation des Schwangerschaftsabbruchs und der Sterilisation einnehmen:

> *Während des letzten Jahres treibt sich Elisabeth mit Männern umher und bleibt nächtelang von zu Hause fort.*[405]

> *Sie entlief von zuhause, trieb sich planlos herum, neigte zu heftigen und starken Erregungszuständen, ging wahllos mit Männern mit. [...] Im sexuellen Verhalten scheint sie nach den objektiven Schilderungen und auch nach den eigenen Angaben hemmungslos und triebhaft, oft laut und grob, ohne dass sie bisher in der Lage gewesen wäre, feste mit Freundschaft verbundene sexuelle Bindungen herzustellen.*[406]

---

[405] Gerichtsakte Elisabeth Z. (1933): Antrag auf Entmündigung, A Rep 349, 2460.

[406] Gerichtsakte Elisabeth Z. (1933): Psychiatrisches Gutachten, A Rep 349, 2460.

Sowohl im Antrag als auch im psychiatrischen Gutachten wird mit der Figuration eines *unkontrollierbaren Triebes* gearbeitet, wobei keine deutliche – ontologische – Trennung dieses Triebes von der Person Elisabeth Z. zu erkennen ist. Im Gegenteil betont das Gutachten mehrmals das Unvermögen (des Psychiaters), diesen Trieb getrennt von ihr zu erleben und kontrollierbar zu machen. Dieser Gutachter sowie auch derjenige, den die Heimeinrichtung, in welcher Elisabeth Z. lebte, bestellt hatte, argumentierten beide vor allem mit einer angeblichen „moralischen Minderwertigkeit" Elisabeth Z.s:

Schamgefühl und ethische Werte sind ihr vollkommen unbekannt.[407]

Man kann ihr Leben ein triebhaftes Hinvegetieren nennen, dem jegliche höhere Werte fehlen. Da ist nicht die leiseste Regung von sozialem Empfinden, Freundschaft und Treue sind ihr ein leerer Begriff. In all ihren Handlungen äussert sich ein krasser Egoismus, der selbst das werdende Kind ausschliesst. Sie empfindet die Schwangerschaft als unerwünschte Hemmung ihres zügellosen Vorlebens, nach dem sie sich mächtig zurücksehnt.[408]

Auffällig ist in beiden Berichten die Betonung einer Devianz im sozialen Bereich bzw. hinsichtlich ethischer Maßstäbe. Elisabeth Z. werden jegliche dahingehende Kompetenzen abgesprochen – so seien „Freundschaft und Treue" leere Begriffe für sie, Sexualität könne sie nicht mit „festen freundschaftlichen Beziehungen" verbinden, und ein „krasser Egoismus" zeichne sie bzw. „all ihre

---

[407] Gerichtsakte Elisabeth Z. (1933): Psychiatrisches Gutachten. A Rep 349, 2460.

[408] Gerichtsakte Elisabeth Z. (1933): Gutachten des Evangelischen Diakonissenhauses Berlin Teltow, A Rep 349, 2460.

Handlungen" aus. Neben der expliziten Absprache aller mütterlichen Gefühle und der darin implizierten Absprache mütterlicher Fähigkeiten deutet die Charakterisierung als „egoistisch" auch auf den sozialen „Schaden", den Elisabeth Z. durch ihre Schwangerschaft auslösen sollte, hin. Dies ist vor allem auch vor dem beschriebenen Hintergrund der Ängste um den nationalen *Volkskörper* zu betrachten.

Elisabeth Z. würde demzufolge mitnichten daran arbeiten wollen und können, „tüchtigen" Nachwuchs heranzuziehen, sondern – so die Implikation – vielmehr zusätzliche Fürsorgearbeit an die Nation weitergeben. Um darüber hinaus und ganz allgemein ihre Befähigung zu einer aktiven Beteiligung an einer sozialen Gemeinschaft infrage zu stellen, wird zudem auf ihr Verhältnis zur Arbeit eingegangen:

> *Sie hat nach ihrer eigenen Angabe überhaupt nur einmal kurzfristig gearbeitet.*[409]

> *Die ihr aufgetragenen Hausarbeiten verrichtet sie mit innerem Widerwillen, den sie offen zugibt. Sie sei eben nun einmal nicht zur Arbeit geschaffen und erzogen, meint sie mit ihrem beständig blöden Lachen. Vergeblich war es, in ihr die Freude und damit die Befriedigung an der Arbeit zu erwecken. [...] In all der Fülle der sie umgebenden Arbeit sieht sie nichts und klagt über Langeweile.*[410]

Auch diese Argumentation basiert auf der sozialdarwinistischen Idee, dass Elisabeth Z. auf sich alleine gestellt letzten Endes le-

---

[409] Gerichtsakte Elisabeth Z. (1933): Psychiatrisches Gutachten, A Rep 349, 2460.

[410] Gerichtsakte Elisabeth Z. (1933): Gutachten des Evangelischen Diakonissenhauses Berlin Teltow A Rep 349, 2460.

bensunfähig sei und daher ausschließlich mittels der Unterstützung der Familie oder untergebracht in Heimanstalten überleben könne.

Die bereits beschriebenen Fantasien über den Untergang des Abendlandes werden in jenem Gutachten offenbar. Nicht allein die bloße Anwesenheit von Elisabeth Z. als solche bildet das auslösende Moment der Skandalisierung ihrer Person und des Entmündigungsverfahrens, sondern darüber hinaus wird die Tatsache, dass sie drauf und dran sei, sich quasi unkontrolliert zu vermehren, als Problem betrachtet.

Um ihre Abhängigkeit von der Unterstützung anderer zu betonen und damit außerdem nochmals auf die vorausgesetzten „degenerativen Erscheinungen" zu verweisen, wird Elisabeth Z. zudem an verschiedener Stelle als grundsätzlich kindliche und damit abhängige Figur inszeniert/konstruiert:

> *Sie ist langsam im Begreifen der Situation, im Grundverhalten dabei läppisch, infantil, albern[…]. Auch in der Beziehung zu ihren Angehörigen, an die äusserlich eine gewisse Anhänglichkeit besteht, bleibt sie letzten Endes kindisch und leer.*[411]

> *Geht man mit ihr auf ihr verfehltes Leben ein, so zeigt sich, daß sie die gekränkte Unschuld spielt und die Schuld an ihrem jetzigen Schicksal im Wesentlichen auf andere schiebt.*[412]

Trotz des einflussreichen eugenischen Diskurses, dessen sich die Gutachter von Elisabeth Z. bedienten, blieben im Verfahren Fragen

---

[411] Gerichtsakte Elisabeth Z. (1933): Psychiatrisches Gutachten, A Rep 349, 2460.

[412] Ebd.

der Schuld und Verantwortung nicht aus. Trotz der Degenerationsfantasien, mit denen Schwangerschaftsabbruch und Sterilisation legitimiert werden sollten, scheint die moralische Frage also nicht oder jedenfalls nicht gänzlich in den Hintergrund gerückt zu sein. „Moral" wurde zwar allerdings auch hier nicht allein mit der Frage oder Fragwürdigkeit ihrer Schwangerschaft verknüpft, sondern vielmehr an ihr laut Gutachter insgesamt „verfehltes Leben" angeschlossen; eine gewisse Selbstbestimmtheit, angelehnt an psychologische Konzeptionen eines autonomen Selbst, blieb jedoch weiterhin erhalten.

Die Diagnose der „Geistesschwäche" und damit die Grundlage für die Entmündigung mit nach Veranlassung ihres künftigen Vormunds daran anschließender Zwangsabtreibung und Zwangssterilisation legitimierte der Gerichtsgutachter folgendermaßen:

> *Praktisch ist das Mädchen vorläufig als eine geistig geschwächte, infantile, hemmungslose, zerfahrene, alberne und zu Reizbarkeit und Erregung neigende Psychopathin zu bezeichnen.*[413]

> *Sehr wichtig für den hochgradigen Schwachsinn der E.Z. ist auch ihr ganzes Benehmen. Sie trägt vorwiegend eine vollständige gleichgültige Stimmung zur Schau. Sie macht sich nicht das Geringste daraus, ihre ganzen zahlreichen Verfehlungen, man müsste fast sagen, mit Wohlgefallen zu erzählen.*[414]

Während sich zur (moralischen) Legitimation des Schwangerschaftsabbruchs und der operativen Sterilisation – beides gegen den

---

[413] Gerichtsakte Elisabeth Z. (1933): Psychiatrisches Gutachten, A Rep 349, 2460.
[414] Ebd.

Willen von Elisabeth Z. – hauptsächlich Argumenten aus dem Feld einer „eugenischen Panik" bedient wurde, fand die Entmündigung selbst ihre Rechtfertigung weiterhin in moralisch-moralisierenden Argumentationen.

8.2 Die Kindsmörderin Margarete H.

Ostern 1930: Margarete H. hatte ihren Tag mit einem Kaffee begonnen, ihre achtjährige Tochter Irmgard versteckte Ostereier für ihren noch schlafenden Vater. Margarete H. war bei den Vorbereitungen für das Mittagessen, als sie plötzlich aufstand, sich mit dem Kind ins Badezimmer begab und es dort tötete:

> *Frau [H.] ist vor etwa einem Monat plötzlich in Geisteskrankheit verfallen, sie hat das achtjährige Kind der Parteien am 20. April 1930, die Tochter Irmgard [H.], ermordet, indem sie dem Kinde den Hals durchgeschnitten und es aus dem Fenster geworfen hat.*[415]

Unter dem Begriff des „Kindsmordes" oder der „Kindstötung" wird meist die Tötung eines eigenen Kindes durch seine Mutter innerhalb von 24 Stunden nach der Geburt verstanden, der sogenannte „Neonatizid". Eine spätere Tötung des Kindes – unter dem Titel „Filizid" verhandelt – beschreibt in der Regel den sogenannten „erweiterten Suizid", bei dem die Mutter zunächst das Kind und dann sich selbst das Leben nimmt. Margarete H. tötete ihr Kind in dessen neuntem Lebensjahr. Daher wurde auch in ihrem psychiatrischen Gutachten der Frage nach einem solchen „erweiterten Sui-

---

[415] Gerichtsakte Margarete H.: Antrag auf Entmündigung durch den Rechtsanwalt des Ehemannes, A Rep 342, 6484.

zid" nachgegangen.[416] Jedoch scheinen die zeitgenössischen Narrative über den Selbstmord und den Mord an einem Kind im Falle Margarete H.s nicht gegriffen zu haben. Weder ihre finanzielle noch ihre soziale Lage wollten in die über Jahrhunderte angeheizte diskursive Auseinandersetzung um Kindstötung so recht passen.

(Juristische) Verortung

Das Thema des Kindsmordes erlebte in literarischen Schriften und unzähligen öffentlichen Debatten ab dem Ende des 18. Jahrhunderts geradezu Hochkonjunktur. Die *Kindsmörderin* wurde zu einer der prominentesten Verbrecherinnen überhaupt (gemacht).[417]

In der *Peinlichen Rechtsordnung* Kaiser Karl V. stand die Kindstötung unter § 887 ALR II 20 als „Tötung eines neugeborenen Kindes" unter besonders schwerer Strafe. Die darin vorgesehene Hinrichtung der Kindsmutter durch das Schwert wurde im Zuge der Gesetzeskodifikationen Ende des 18. Jahrhunderts unter dem Eindruck eines *aufgeklärten Humanismus* neu debattiert.

Exemplarisch für die Anerkennung des Kindes als sozio- bzw. sozialpolitisches Aushandlungsobjekt und die damit zusammenhängende veränderte Stellung der Mutter ist Jean-Jacques Rousseaus Erziehungsroman *Émile ou De l'éducation*.[418] Darin situierte Rousseau das Kind nicht bloß als – neuartiges – erziehungsbedürftiges Subjekt, sondern diskutierte zudem ausführlich die Rolle der (bürgerlichen) Mutter. Die im 18. Jahrhundert erfolgenden Straf-

---

[416] Gerichtsakte Margarete H. (1931): Psychiatrisches Gutachten, A Rep 342, 6484.

[417] Vgl. Lee, Hyunseon (2013): Vor Gericht. Kindsmord im Sturm und Drang. In: dies./Maurer Queipo, Isabel (Hg.): Mörderinnen. Künstlerische und mediale Inszenierungen weiblicher Verbrechen. Bielefeld, S. 89–110, S. 91f.

[418] Rousseau, Jean-Jacques (1762): Émile ou De l'éducation. La Haye.

rechtsreformen bemühten sich vor diesem Hintergrund erstmalig auch um Präventionsstrategien zur Verbesserung der sozialen Lage von (vor allem ledigen) Müttern. Es kam zu breit angelegten Debatten um Geburtshäuser, Schwangerschaftsabbrüche – und auch das Strafmaß für Kindsmörderinnen.[419]

Die mehr als ein Jahrhundert später angesiedelten Debatten um § 217 RStGB verhandelten die soziale und finanzielle Lage lediger Mütter und deren Zusammenhang mit dem Kindsmord. Das Reichsstrafgesetzbuch räumte letztendlich für Mütter, die ihre nicht-ehelichen Kinder gleich nach der Geburt bzw. bereits während des Geburtsvorgangs getötet hatten, eine Absenkung des Strafmaßes ein.[420] Tatsächlich fanden auf der Folie der Auseinandersetzungen um den Kindsmord und den Paragrafen 217 insb. die Stellung der (bürgerlichen) Ehefrau und Mutter und das damit einhergehende bürgerliche Familienbild als zentrale, positive Maßstäbe Eingang in das Strafrecht jener Zeit. Die Position der verheirateten Frau sollte gestärkt werden und die nichteheliche Mutterschaft in den Hintergrund treten. Daher stand das eheliche Kind, das man sich bestenfalls als Spross einer bürgerlichen Familie dachte, unter besonderem Schutz.[421] Zudem wurde im Zuge jener Debatten um Kindstötung auch die Frage nach der Legitimität von Schwangerschaftsabbrüchen neu aufgeworfen.[422] Der darin vorherrschende negative Fokus auf die nicht-verheiratete und/oder nicht-bürgerliche Frau erforderten im Fall von Margarete H. eine Betonung des *Bizarren* und *Grotesken* ihrer Handlungen:

---

[419] Vgl. Michalik, Kerstin (1994): Vom „Kindsmord" zur Kindstötung. In: Feministische Studien, Jg. 12, Nr. 1, S. 44–55, S. 47.

[420] Vgl. ebd., S. S44f.

[421] Vgl. ebd., S. 49f.

[422] Siehe Kapitel 8.1., S. 142ff. dieser Arbeit.

Es dürfte normalpsychologisch nicht mehr zu erklären sein, dass eine Mutter, die bis dahin deutliche Beweise ihrer natürlichen Mutterliebe für ihr Kind gezeigt hat, plötzlich dieses Kind, das sie noch kurz vorher Ostereier suchen liess, ohne ausreichende Motive – auch nach den angestellten polizeilichen Ermittlungen; mitten unter den Vorbereitungen zum Mittagessen mit einem Rasiermesser die Kehle durchschneidet, und nicht genug damit, das sterbende Kind noch auf das 1 Meter hohe Fenster hebt und auf die Strasse hinauswirft.[423]

In seiner Vorlesungsreihe über *die Anormalen* stellte Foucault am Collège de France 1975 den Fall der Henriette Cornier vor. Diese hatte im Jahr 1825 die Tochter einer Nachbarin getötet, indem sie dem neunzehn Monate alten Kind, als sie mit diesem alleine war, die Kehle aufschnitt. Daraufhin teilte sie der Mutter mit, dass ihr Kind gestorben sei und warf dessen Kopf aus dem Fenster. Nach dem Grund für ihr Handeln befragt, gab sie bloß an, dass es „so eine Idee" gewesen sei. Bevor sie die Tat beging, soll Cornier niedergeschlagen gewirkt und mehrfach mit Selbstmord gedroht haben.[424] Foucault betonte in der Analyse des Falles Cornier insb. die Unergründlichkeit ihrer Handlungen. Anhand dieses Falls –wie auch der im Folgenden dargestellten Untersuchungen Cesare Lombrosos, des ersten Kriminologen – verortete Foucault das Aufkommen des kriminologischen Diskurses, also einer wissenschaftlichen Beschäftigung mit der Kriminalität. Im Rahmen dieses Diskurses wurden kriminelle Figuren wie die der Kindsmörderin geschaffen, wobei die psychologische und physiologische Ursachen-

---

[423] Gerichtsakte Margarete H. (1931): Psychiatrisches Gutachten, A Rep 342, 6484.
[424] Vgl. Foucault : Die Anormalen, a.a.O., S. 147ff.

suche in den Vordergrund der Bemühungen von medizinisch-psychiatrischer Wissenschaft und Justiz trat.

Margarete H. wurde infolgedessen nicht ausschließlich einem straf-rechtlichen Prozess unterworfen, der ihre Tat nachweisen und ein entsprechendes Strafmaß festsetzen sollte, sondern sie wurde dar-über hinaus zum Verhandlungsobjekt psychiatrischer Gutachten. Bereits während ihrer Entmündigungsverhandlung befand Marga-rete H. sich als „schuldunfähig aufgrund von Geisteskrankheit" in einer psychiatrischen Anstalt.[425]

Jedoch schien bei ihr zunächst weder ein „wahnhaftes System" – die Abwesenheit von Vernunft – ihren Handlungen zugrunde zu liegen, noch gab es äußere Erklärungen wie eine Hungersnot oder generell Armut, die zu dem Mord hätten führen können. Der psy-chiatrische Gutachter merkte an:

Es wird noch hinzugefügt, dass die Wohnung sauber und gut bürgerlich ausgestattet war, dass der Mann sein gutes Auskommen habe, nach Zeugenaussagen die Ehe eine glückliche und harmonische war; die Frau war verschlos-sen gewesen, habe aber mit grosser Liebe an ihrem Kinde gehangen.[426]

Er gab zur Untermalung seiner Beschreibung die Aussage des Ehemanns von Margarete H. wie folgt wieder:

---

[425] Mehr zum Thema der Schuld/un/fähigkeit und Geisteskrankheit findet man bei Müller, Christian (2004): Verbrechensbekämpfung im Anstaltsstaat: Psychiatrie, Kriminologie und Strafrechtsreform in Deutschland 1871–1933. Kritische Studien zur Geschichtswissenschaft, Band 160. Göttingen.

[426] Gerichtsakte Margarete H. (1931): Psychiatrisches Gutachten, A Rep 342, 6484.

*Sie habe eine Durchschnittsbegabung gehabt, sei eine ganz
gute Hausfrau und Mutter gewesen, habe sich für den Beruf
ihres Mannes wenig interessiert, im Wesentlichen nur für
die Höhe seines Einkommens. Sie sei eine sehr selbstständige Natur gewesen, habe wenig geistige Interessen gehabt,
eine burschikose Fröhlichkeit im engeren Freundschafts-
und Familienkreise geliebt. Sie sei früher ziemlich ausgeglichen gewesen, nur zur Zeit ihrer Periode etwas empfindlicher.*[427]

Margarete H. hatte in finanziell und sozial gesicherten Verhältnissen gelebt. Als bürgerliche Ehefrau und Mutter hatte sie sich dem
Haushalt und der Erziehung ihres einzigen Kindes gewidmet. Zwar
sollt sie – ähnlich wie Cornier – auch unter einer nicht weiter spezi-
fizierten Niedergeschlagenheit gelitten haben, jedoch unter keinen
ausgeprägten Auffälligkeiten. Solche Fälle, in denen kein offen-
kundiger Grund nachzuweisen war, bildeten, folgt man Foucault,
die Grundlage der kriminalpsychiatrischen Forschung.

Juristische Debatten um kindsmordende Frauen bewegten sich in
der Dimension der juristischen Schuldfähigkeit. Die entsprechenden Strafverfahren kreisten hauptsächlich um juristisch-
psychiatrische Fragen nach dem geistigen Zustand der mutmaßlichen Täterinnen sowie nach sozialen und/oder familiären Umständen, die möglicherweise eine Strafmilderung zur Folge haben
könnten. Im Zentrum des Augenmerks lag dabei stets der Augenblick der Tat. Dieser sollte mittels dieses rückwärtsgewandten
Blicks möglichst genau erfasst werden, als exakte Rekonstruktion
der zum Tatzeitpunkt vorliegenden Situation. Im Falle eines Entmündigungsverfahrens wurden außerdem zusätzlich gegenwartsna-
he Analysen verfasst und Prognosen erstellt. So wurde auch im

---

[427] Ebd.

Falle von Margarete H. zwar hauptsächlich auf ihre Tat als Beleg für ihre „geistigen Störung" verwiesen, dennoch richtete sich die gutachterliche Aufmerksamkeit immer wieder auch auf ihre augenblickliche geistige Verfassung und deren „pathologischen Charakter". Hierbei wurde in Form einer Pathogenese auf seine Entstehungsgeschichte in der „Entwicklung" Margarete H.s verwiesen, die (aktuelle) Handlungen erklärbar und (zukünftige) abschätzbar machen sollte.

Weiblichkeit und Kriminalität: Die Frau als Mörderin

In Kriminalstatistiken aus dem Kaiserreich sowie der Zeit der Weimarer Republik zeigt sich im Vergleich ein deutlich geringerer Anteil an registrierten Straftaten, die von Frauen begangen wurden, zu dem Anteil an registrierten Straftaten, die von Männern begangen wurden.[428] Der Objektivitätsanspruch einer an die Naturwissenschaften angelehnten Sozialwissenschaft fokussiert/e in der Analyse und Bewertung dieser Tatsache durchweg Differenzen zwischen zwei dichotom gesetzten Geschlechtern. Die Statistik kann somit durchaus als Mittel der (Re-)Produktion starrer vergeschlechtlichter und vergeschlechtlichender Eigenschaften gelesen werden. In und durch jene/n Kriminalstatistiken stand und steht „die" Frauenkriminalität in einem bemerkenswert aufgeladenen (nicht allein) diskursiven Zusammenhang.[429]

---

[428] Vgl. Bayerisches Statistisches Landesamt (Hg.) (1937): 50 Jahre Frauenkriminalität 1882–1932. Heft 124 der Beiträge zur Statistik Bayerns. München.

[429] Ausführlich nachzulesen bei Uhl, Karsten (2007): Die Bedeutung der Kategorie Geschlecht für den Wandel des Strafdenkens im 19. Jahrhundert. In: Schauz, Désirée/Freitag, Sabine (Hg.): Verbrecher im Visier der Experten. Kriminalpolitik zwischen Wissenschaft und Praxis im 19. und frühen 20. Jahrhundert. Wissenschaft, Politik und Gesellschaft 2. Stuttgart, S. 101–116.

Eine Reihe zeitgenössischer psychologisch-kriminologischer Schriften befasste sich ausführlich mit Erklärungsansätzen zur Frauenkriminalität. Die geringe Straffälligkeitsrate von Frauen in den Kriminalstatistiken wurde vor allem in eine kausale Relation zu angeblichen physiologischen sowie psychologischen geschlechtlichen Differenzen gesetzt, wobei die Frau als das emotionale, schwache und instinktgesteuerte Andere des Mannes positioniert wurde.

Zu den prominentesten Vertretern der Untersuchung weiblicher Kriminalität zählten um die Jahrhundertwende sicherlich Cesare Lombroso und Erich Wulffen. Lombroso hatte zusammen mit Guglielmo Ferrero in der *Anthropologischen Studie* zum *Weib als Verbrecherin und Prostituierte* – die näher bereits im Kapitel zu Prostitution dargestellt wurde – die angeblichen körperlichen und geistigen Schwächen von Frauen beschrieben.[430] In diesen lag für beide auch die geringere weibliche Kriminalitätsrate begründet. Der Mangel an Energie und Planungsfähigkeit, der den Frauen hier zugeschrieben wurde, wirke sich präventiv auf mögliche Verbrechen aus. Auch Wulffen sah insb. im Charakter bzw. „Wesen" der Frau die Begründung für die statistische Abweichung. Eine grundlegende weibliche Passivität führe zu der geringen Anzahl an von Frauen begangenen Verbrechen.[431]

Wulffen und Lombroso/Ferrero konzentrierten sich in ihren Studien auf *Verbrecherinnen*. Denn nachdem sie einmal festgestellt hatten, dass der „natürliche" Charakter der Frauen diese von kriminellen Handlungen abhalten würde, wurde die *kriminelle Frau* als Andere/s bzw. Abweichende/s dieser Theorie zum Objekt ihrer Untersuchungen. Kriminelle Frauen verstießen nicht bloß gegen

---

[430] Ferrero/Lombroso: Das Weib als Verbrecherin und Prostituierte, a.a.O.
[431] Wulffen: Das Weib als Sexualverbrecherin, a.a.O.

juristische Gesetze, sondern auch gegen zeitgenössische – naturalisierte – Geschlechterordnungen. Insbesondere wurde einmal mehr die weibliche Sexualität ins Zentrum jener Analysen gerückt.

> *Daß sich bei vielen Verbrecherinnen andererseits ein Übermaß von Sexualität findet, die sie bis zur männlichen Aktivität und darüber hinaus aufpeitschen kann, ist eine allgemein bemerkte Tatsache.*[432]

Ihre Sexualität wurde als Antrieb krimineller Handlungen von Frauen inszeniert. Dieser Antrieb resp. diese Aktivität wurde dennoch als grundsätzlich männlich gefasst. Damit wurde die Devianz in geschlechtlichen Verhaltensweisen situiert, mehr noch als in den strafbaren Handlungen an sich. Es finden sich aber auch Erklärungsmodelle, die gerade Weiblichkeit als Ursprung von Straftaten ausgemacht zu haben glaubten. Wenig mit Verweisen auf das Tierreich sparend, konstatierte Wulffen zum Beispiel konsterniert, dass der „Instinkt" der Frauen durchaus ausgeprägter sei als beim Manne, sodass gerade die Grausamkeit von von Frauen begangenen Taten auch in ihrer Konstitution als solcher begründet werden könne. Die Kriminologie der Jahrhundertwende bemühte sich zunehmend um eine „Verwissenschaftlichung"; damit einher gingen zunehmende Biologisierungen der Kriminalität und der Sexualität. Somit stellte die Verbrecherin nicht allein auf juristischer, sondern vielmehr auf anthropologischer bzw. psychiatrisch-naturwissenschaftlicher Ebene eine quasi widernatürliche Abweichung und also ein prädestiniertes Objekt des Forschungsinteresses dar. Die scheinbar gänzlich durch/von Sexualität getriebene „Frau" und die naturalisierte Rolle der „Mutter" wurden hierbei innerhalb der kriminologischen Analysen grundsätzlich als Antonyme gefasst.

---

[432] Ebd., S. 27.

Margarete H. in kriminalistischen Parametern

Auch Margarete H. wird in dem psychiatrischen Gutachten über sie
als emotional aufgeladen und instinktgesteuert beschrieben. Darin
und auch in den Protokollen/Zusammenfassungen der Verhöre na-
her FreundInnen und Verwandter wird – meist mit dem Fokus auf
ihre Affekte – ihre „Mütterlichkeit" betont. Außerdem werden ihre
wechselnden Stimmungen – „Sie sei oft fröhlich und im Handum-
drehen tieftraurig gewesen" – und auch ihre Tat affektiv als „au-
ßergewöhnlich grauenvoll" besetzt.

Die Erklärungsmodelle für die Tat von Margarete H. operieren zu
einem großen Teil mit einer angeblichen emotionalen Devianz, die
auf ihre körperliche und psychische Konstitution als Frau zurückzuführen sei: „Sie sei früher ziemlich ausgeglichen gewesen, nur
zur Zeit ihrer Periode etwas empfindlicher." Eine „Empfindlichkeit", die zunächst bloß „zu Zeiten ihrer Periode" aufgetreten sein
sollte.[433]

Die Menstruation galt dabei als das „Spezifikum des weiblichen
Körpers".[434] Im Kontext der psychiatrischen Gutachten aus den
Entmündigungsakten tritt sie meist als Indikator der besonderen
körperlichen und geistigen Schwäche der Frauen auf – so auch bei
Margarete H., die besondere Empfindlichkeit zeigen sollte.

---

[433] Vgl. Gerichtsakte Margarete H. (1931): Psychiatrisches Gutachten, A Rep
342, 6484

[434] Vgl. Schleicher, Barbara (2005): Geschichtliche Körper – mächtige
Wahrheiten. Über das Projekt „Körper-Geschichte" und den Versuch seiner
Konkretion am Beispiel der Menstruation. Darmstädter Studien zur
Pädagogik und Bildungstheorie, Band 5. Göttingen, S. 43. Mehr zur
Repräsentation der Menstruation in den psychiatrischen Gutachte auf S. 66ff.

Jene spezifisch weibliche Stimmung sowie die Zunahme ihrer
Emotionalität und ihres Ungehalten-Seins , nicht zu vergessen eine
allgemeine „Grausamkeit" wurden zum Fundament der Erschlie-
ßung des späteren Mordens Margarete H.s. Die Figur Margarete H.
wurde im Rahmen kriminologischer Parameter konstituiert. Die
gutachterlichen Beschreibungen ihrer Emotionalität und körperlichen Schwäche sowie jener ihr unterstellten „instinkthafte Grausamkeit" entsprechen den von Wulffen ausgemalten Bedingungen
einer weiblichen Kriminalität. Und doch oder gerade deshalb bewegte sich die Erklärung für die Tat Margarete H.s weiterhin im
Bereich der Geisteskrankheit:

> *Restlos ist die Tat nur als die einer Geisteskranken zu er-*
> *klären, deren Denken und Handeln unter den mannigfalti-*
> *gen äusserst bedrohlichen Sinnestäuschungen und Wahn-*
> *ideen stand.*[435]

Traditionell waren es nämlich Männer, die sich aus rationalen Er-
wägungen zu einer Tat *entschlossen*, während Frauen eher durch
ihre emotionale Veranlagung zu solcher *getrieben werden* würden.
Jene emotionale Veranlagung ge/bot somit der Psychiatrie die (De-
finitions-)Hoheit über die kriminelle Frau.[436]

Durch die bereits veröffentlichten kriminologischen Standardwerke
nahegelegt, zeichnet sich auch im Gutachten über Margarete H. ein
besonderer Fokus auf ihre Sexualität ab. Der von Foucault als „un-
sichtbares Monster" bezeichnete „Trieb" hatte sich innerhalb der

---

[435] Gerichtsakte Margarete H. (1931): Psychiatrisches Gutachten, A Rep 342,
6484.
[436] Vgl. hierzu Roggensack, Walter (1935): Die Kriminalität der Frau;
insbesondere die Kuppelei. Bonn; Schmitz, Käthe (1937): Die Kriminalität
der Frau. Bochum-Langendreer; Krille, Hans (1931): Weibliche Kriminalität
und Ehe (Kriminalistische Abhandlungen). Leipzig.

211

Strafjustiz und der Psychiatrie als bedeutendes diskursives Fragment u.a. rund um die Diskussion des Falls Henriette Cornier etabliert.[437] . Der Trieb konnte, so die gängige Auffassung, losgelöst von der Person selbst identifiziert werden. Nicht die Täterin, sondern ihr Trieb (zu morden) wurde zum Monströsen. Spiegelbildlich ist es nicht erstaunlich, dass der Fokus des Gutachtens über Margarete H. gerade auf den (anderen) *großen Trieb*, die Sexualität, gelegt wurde:

> *Es ist zwar Tatsache, dass sie seit 2 Jahren mit 2 verschiedenen Männern verbotene Beziehungen unterhalten hat. Nach Angabe des Ehemannes hat einer von diesen beiden Männern ehebrecherischen Verkehr bis Ende des Jahres 1929 mit ihr zugegeben. Sie hat ferner seit Weihnachten 29 wiederholt darüber gross Reue gezeigt. Sie hat davon gesprochen, dass sie ihr Vergehen nur durch den Tod sühnen könne.*[438]

Das Narrativ dieses Berichts bedient sich bereits beschriebener Vorstellungen des (sexuellen) Triebes, welcher darin vollkommen losgelöst von Margaretes H.s Verortung als Ehefrau und Mutter zu sein scheint. Auch Margarete H. selbst bediente sich dieses Gedankens zur Erklärung ihrer Tat; auf die Frage hin, ob sie „außerehelichen Verkehr" gehabt habe, antwortete sie laut Protokoll:

> *[Ich] habe es getan, mit dem Mann verkehrt, das hat mich so in Erregung gebracht, dass ich meinen Mann betrogen habe. Glaubte, ich könnte es nie wieder gut machen. [Der andere Manne, C.C.] bedrohte mich; wenn ich es meinem Mann erzählen würde, würde er sich erschiessen. Dadurch*

---

[437] Vgl. Foucault: Die Anormalen, a.a.O., S. 179.

[438] Gerichtsakte Margarete H. (1931): Psychiatrisches Gutachten, A Rep 342, 6484.

ist der Erregungszustand gekommen und nun habe ich mein Kind auf dem Gewissen. "[439]

Hierbei bleibt allerdings unklar ob Margarete H. die Ursache für den „Erregungszustand" im Akt des Betrügens selbst oder in der Bedrohung durch den anderen Mann sah. Die gutachterliche Interpretation der Aussage legte ihren Schwerpunkt auf den begangenen Ehebruch und die Reue darüber. Reue – dass Margarete H. glaubte, *sie* „könnte *es* nie wieder gut machen" (Hervorhebung C.C.) – betont in diesem Zusammenhang außerdem nochmals das spezifische Abgekoppelt-Sein des emotionalen Triebes von der Person Margarete H. So scheint sie wie fremdgesteuert zu jenem „Ehebruch" getrieben worden zu sein. Noch expliziter wird das Gutachten, wenn es auf die Ursachen für den „Ehebruch" zu sprechen kommt:

Es ist viel wahrscheinlicher, dass Frau [H.], die früher nicht nachweisbar sexuell ausschweifend gelebt hatte, und nach Aussagen von Bekannten und Verwandten mit ihrem Manne in glücklicher Ehe lebte, durch die schleichend sich entwickelnde Geisteskrankheit auch z. Zt. der Begehung ihrer sexuellen Verfehlungen bereits hemmungsloser geworden war, wie sie es ja auch nach Aussagen ihres Mannes in auffallenderer Weise zwischen den beiden depressiven Phasen ihrer Erkrankung im Januar/Februar 30 gewesen ist.[440]

Der Trieb wurde in Korrelation zur Geisteskrankheit gesetzt und vom Subjekt Margarete H. abgespalten. Die Geisteskrankheit verbreite sich, so das Gutachten, viral in ihr und *triebe* sie letztlich zu dem Mord. Damit war weniger Margarete H. das Verhandlungsob-

---

[439] Gerichtsakte Margarete H. (1931): Vernehmungsprotokoll, A Rep 342, 6484.

[440] Gerichtsakte Margarete H. (1931): Psychiatrisches Gutachten, A Rep 342, 6484.

jekt jener Gutachten, sondern vielmehr ihr Trieb, der in deren Logik Besitz von ihr genommen zu haben schien.[441]

Der Kindsmord aus kriminalpsychologischer Perspektive

Bezüglich der Kindstötung stand die Kriminologie zunächst vor einem Dilemma. Die Mutterschaft sollte nämlich in ihrer Konzeption auf die Frau grundsätzlich antikriminalisierend wirken, ausgenommen Vorfälle, in denen Frauen bzw. Mütter Verbrechen zum Schutze der Familie, also aus einer Notwehr heraus, begingen.[442] Die „normale Frau" definiere sich, so etwa Lombroso, vornehmlich durch ihre (gänzlich entsexualisierte) Mutterschaft, und dieser gegenüber stünde die gänzlich durch Sexualität (an-)getriebene Verbrecherin.[443] Der Sexualwissenschaftler Henry Havelock Ellis fasste Ähnliches in seinem im Original 1890 erschienenen Band *Verbrecher und Verbrechen* angelehnt an Lombrosos Thesen folgendermaßen zusammen:

> *Während die Mutterschaft wohltätig wirkt, haben vorzeitige und wechselnde geschlechtliche Beziehungen einen gleich schwerwiegenden Einfluss in entgegengesetzter Richtung.*[444]

Die Mutterschaft wurde als „natürliche Bestimmung" der Frau konstruiert. Durch die Verbrecherin als ihr identitätsstiftendes Gegenstück bzw. Anderes wurde jene Normalvorstellung der Frau aufrechterhalten und beständig (re-)produziert. Figurationen kinds-

---

[441] Dies ist nicht allein spezifisch für die Kindsmörderin. Vgl. dazu Kapitel 4 der vorliegenden Arbeit.

[442] Vgl. Uhl: Die Bedeutung der Kategorie Geschlecht, a.a.O., S. 50ff.

[443] Vgl. Lombroso: Der Verbrecher, a.a.O., S. 239.

[444] Havelock Ellis, Henry (1895): Verbrecher und Verbrechen. Mit 7 Tafeln und Text-Illustrationen. Autorisierte, und vielfach verbesserte, deutsche Ausgabe von Dr. Hans Kurella. Leipzig, S. 239.

mordenden Müttern waren vielfach verbreitete und nicht bloß literarische Topoi, und die Kindsmörderin wurde, wie bereits besprochen, im Zuge des 18. Jahrhunderts zur „wichtigsten Figur des weiblichen Verbrechens".[445]

Der von einer bürgerlichen Frau begangene Kindsmord wurde als Indikator für eine gewisse physiologische und psychologische Minderwertigkeit der Frau gesehen. Ihre mangelnde Triebkontrolle sowie ihr Hang zu Emotionalität wurden zur Erklärung der Tat herangezogen. Insbesondere der Mord an der Tochter, die als Verlängerung der Mutter selbst positioniert wurde, wurde in diesem Szenario problematisiert und galt als Indikator eigener Selbstmordabsichten:

> *Wenn die Mutter gegen ihr eigenes Kind, zumal gegen die Tochter ärger und sinnloser wütet als der Vater, so ist dieses Handeln ähnlich zu betrachten wie das Wüten eines verzweifelten Menschen gegen sich selbst, gegen seine Gesundheit, oder wie der Selbstmord.*[446]

Auch bei der Begutachtung des Geisteszustands von Margarete H. wurde, wie erwähnt, nach einem erweiterten Suizid gefragt:

> *Aber auch damit scheint mir die grauenvolle Art der Ermordung des Kindes nicht erklärt zu werden, selbst wenn man annehmen wollte, dass sie aus Reue sich mit dem Kinde habe töten wollen, zum Selbstmord aber nicht mehr den Mut gefunden hätte.*[447]

---

[445] Vgl. Lee: Vor Gericht, a.a.O., S.91.

[446] Wulffen: Das Weib als Sexualverbrecherin, a.a.O., S. 29.

[447] Gerichtsakte Margarete H. (1931): Psychiatrisches Gutachten, A Rep 342, 6484.

Es scheint demnach kaum Anhaltspunkte für einen geplanten Suizid gegeben zu haben. Zwar wird innerhalb des Gutachtens mehrfach eine gewisse Niedergeschlagenheit von Margarete H. betont, jedoch bloß am Rande auf Suizidabsichten eingegangen. Von wesentlich größerem Interesse war da doch ihr scheinbares Unvermögen, ihre Triebe kontrollieren zu können. Ihre Triebhaftigkeit, ihr sexuelles Verhalten und das Ausschweifende daran verknüpfen sich im Gutachten dann aber wiederum assoziativ mit suizidalen Absichten:

> *An Weihnachten 29 äusserte sie, sie habe ihr Leben verscherzt, sie wolle selber Schluss machen, die Männer hätten Schuld, sie müsse ihre Sünden büssen.*[448]

Deutlich zeigt sich insgesamt, dass die Figuration Margarete H. durch ein Zusammenspiel ihrer Rolle als Mutter, derjenigen als Ehefrau sowie durch ihre außerehelichen Männerkontakte konstituiert wurde. Das Unerklärliche und deshalb auch im Bereich des Wahnsinns zu Verortende blieb, dass sie, obwohl sie sich als bürgerliche Ehefrau und wahrhaftig liebende Mutter eigentlich von den Gestalten kindermordender Monster abhob, sie dennoch plötzlich zu einem Messer gegriffen und ihrem Kind den Hals aufgeschnitten hatte. Jeder Versuch, an gängige Erklärungsmodelle der Kriminologie anzuknüpfen, scheiterte an Margareta H. letztendlich. Also wurde sie als geisteskrank deklariert. Dies hatte zweierlei Folgen: Zunächst, dass Margarete H. als „unzurechnungsfähig" bzw. „schuldunfähig aufgrund von Geisteskrankheit" dem System der Strafjustiz (wohlgemerkt: nicht dem der Psychiatrie) entzogen und damit gleichsam ent-kriminalisiert wurde. Hand in Hand ging damit, dass eine demnach „wahnsinnige" – „a-normale" – Frau die Ideologie „normaler" bürgerlicher Mutterschaft nicht nur nicht an-

---

[448] Ebd.

tastete, sondern sie antithetisch sogar stabilisierte. „Gesunde" bürgerliche Ehefrauen und Mütter galten so weiterhin weder als gefährlich noch als gefährdet; Gefahrenpotenzial lag ausschließlich in jenen mit degenerativer Symptomatik. Nachdem sich bereits die Mutter von Margarete H. in psychiatrischer Behandlung befand, zieht das Gutachten ein der Degenerationslehre entsprechendes Fazit, das sich im Grunde wie eine Bankrotterklärung liest:

> *Restlos ist die Tat nur als die einer Geisteskranken zu erklären, deren Denken und Handeln unter den mannigfaltigen äusserst bedrohlichen Sinnestäuschungen und Wahnideen stand.*[449]

[449] Gerichtsakte Margarete H. (1931): Psychiatrisches Gutachten, A Rep 342, 6484.

8.3 Auftritt der bösen (Stief-)Mutter und des Aschenputtels in der Entmündigungsakte

„Was macht der garstige Un-nütz in den Stuben", sagte die Stiefmutter, „fort mit ihr in die Küche, wenn sie Brod essen will, muß sies erst verdient haben, die kann unsre Magd seyn." Da nahmen ihm die Stiefschwestern die Kleider weg, und zogen ihm einen alten grauen Rock an: „Der ist gut für dich!" sagten sie, lachten es aus und führten es in die Küche. [...]. Wenn es müd war abends, kam es in kein Bett, sondern mußte sich neben dem Herd in die Asche legen. Und weil es da immer in Asche und Staub her-umwühlte und schmutzig aus-sah, gaben sie ihm den Namen Aschenputtel.[450]

Im Folgenden werde ich das psychiatrische Gutachten aus der Entmündigungsakte von Hanneliese E. im Zusammenhang mit Re-präsentationen des Aschenbrödels/Aschenputtels aus der Grimm'schen Märchenwelt betrachten. Zunächst werden hierfür die Figuren der (Stief-)Mutter und der Tochter und deren Inszenie-

---

[450] Grimm, Jacob und Wilhelm (2016): Aschenputtel. In: dies.: Kinder und Hausmärchen. Ausgabe letzter Hand. Herausgegeben von Karl Maria Guth. Berlin, S. 100–106, S. 101.

rung im Rahmen des Verfahrens aufgeführt, um hernach das Plädoyer des psychiatrischen Gutachters zu untersuchen.

Kaum ein Gutachten lässt die Hintergründe des Schreibers so offen zu Tage treten wie jenes über Hanneliese E. Gleich zu Beginn macht er die Linie des folgenden Textes deutlich:

> *Diese Prüfung lief im vorliegenden Falle wesentlich auf die Entscheidung aus, wer lügt? Die Mutter, die behauptet, dass die Tochter von Kindheit an ein entartetes, unerziehbares, verbrecherisches und gerissenes, haltloses und von sittlicher Verkommnis bedrohtes Geschöpf sei, oder die zu Entmündigende, die ihre gestandenen und erwiesenen Untaten auf eine phantastisch klingende, jahrzehntelange Misshandlung und Anleitung zum Bösen durch die Mutter zurückführt?*[451]

Der Psychiater positionierte sich hier nicht bloß als „objektiv" begutachtende Instanz, sondern, indem er von vornherein ein Urteil sprach, zugleich auch als eine der Judikative. (Fraglich war für ihn nicht, *ob* gelogen wurde, sondern *wer* gelogen *hat*.) Er erhob sich in die Position eines Entscheidungsträgers, eines Richters. Die Frage nach dem Geisteszustand der zu begutachtenden Person (*ursprünglich* Hanneliese E.) scheint vollkommen in den Hintergrund gerückt. Von Interesse bleibt einzig die Frage nach der Schuld (Hanneliese E.s *oder ihrer Mutter*).

---

[451] Gerichtsakte Hanneliese E. (1921): Psychiatrisches Gutachten, A Rep 345, 1021.

Historische Inszenierungen des Aschenputtels

Hauptsächlich bedient sich das psychiatrische Gutachten einer szenisch aufgezogenen Erzählung, die nicht bloß an das Märchen vom Aschenputtel/Aschenbrödel, erinnert, sondern dies sogar klar benennt:

> *Sie musste einen verschüchterten, schläfrigen abnormen Eindruck erwecken, wenn sie trotz regem Gewissen so viele Diebstähle beging, von allem ausgeschlossen, als Aschenbrödel misshandelt wurde, nicht einmal zur Einsegnung einen Anständigen Anzug erhielt, wenn die Gegend von ihren Schandtaten sprach, wenn sie den Tag übermüdet begann.*[452]

„Aschenbrödel" geht zurück auf das *Pentamerone,* eine neapolitanische Märchensammlung von Giambattista Basile von Mitte des 17. Jahrhunderts (1634/36).[453] Darin war unter dem Titel „Aschenkatze" (*La gatta cennerentola*) die erste bekannte Niederschrift des Märchens erschienen. In Deutschland war das *Fünftagewerk* mit einem Vorwort Jacob Grimms Mitte des 19. Jahrhunderts erstmalig publiziert worden. 1812 erschien die Erstversion des Grimm'schen Märchens, „Aschenputtel", dieser folgte eine durch die Gebrüder Grimm leicht veränderte Version im Jahr 1850.[454] Ludwig Bechstein betitelte in seiner zwischen 1845 und 1847 entstandenen Märchensammlung die Geschichte als „Aschenbrödel".[455] Bereits zu Beginn des 20. Jahrhunderts entstanden mit u.a. *Cendrillon, ou la*

---

[452] Ebd.

[453] Basile, Giambattista (2000): Das Märchen der Märchen. Das Pentamerone. Herausgegeben von Rudolf Schenda. München.

[454] Grimm, Jacob und Wilhelm: Aschenputtel, a.a.O.

[455] Bechstein, Ludwig (1966): Deutsches Märchenbuch – Sämtliche Märchen. Herausgegeben von Walter Scherf. Darmstadt.

Pantoufle merveilleuse (Georges Méliès, F 1912) und *Aschenbrödel* (Urban Gad, D 1916) erste (teilweise auch sehr freie) Verfilmungen.

Alle genannten Variationen des Märchens handeln dabei von einer Tochter aus gutem Hause, die von ihrer (Stief-)Mutter und/oder ihren Stiefschwestern zu „niederer" Hausarbeit gezwungen und durch die Heirat mit einem Prinzen aus dieser Situation befreit wird.

Devianz und Klasse

Im Moment der Devianz sind sich die rechtsanwaltlichen Stellungnahmen und das psychiatrische Gutachten über Hanneliese E. weitestgehend einig. Als Indizien ihrer „moralischen Verkommenheit" werden ihre nicht-standesgemäße Kleidung, ihr Leben unter Hausangestellten und ihre nicht-vorhandene Bildung in allen Schreiben skandalisiert. Gerade der „Abstieg" der bürgerlichen Tochter in die Arbeiter[Innen]klasse galt als unzumutbarer Zustand, in dessen Hintergrund eine wie auch immer geartete Pathologie stehen sollte.

Deutlich wird dies vor allem auch anhand des Berichts des gerichtlichen Gutachters. Es stellt sich an dieser Stelle die Frage, ob dasselbe Verhalten einer Arbeiter[Innen]tochter vor Gericht auf dieselbe Art verhandelt worden wäre – die Vermutung liegt nahe, dass dies keineswegs der Fall gewesen wäre.

Unter der Prämisse „*Bourgeoise women were analyzed, working-class women criminalized*"[456] untersuchte der Historiker Warren J. Breckman Anfang der 1990er-Jahre die je nach Klassenzugehörig-

---

456 Breckman, Warren J. (1991): Disciplining Consumption. The Debate about Luxury in Wilhelmine Germany 1890–1914. In: Journal of Social History, Jg. 24, Nr. 3, S. 485–505, S. 496.

keit der DelinquentInnen unterschiedlichen Bewertungen von Diebstählen vor Gerichten des Wilhelminischen Kaiserreichs. Zwar wurde seine These zu einem späteren Zeitpunkt aufgrund ihrer sehr verallgemeinernden Tendenzen relativiert, dennoch taugt sie zur Analyse dessen, was in dem Fall von Hanneliese E. passierte. So wurde der Diebstahl, den sie mutmaßlich begangen hatte, nicht innerhalb juristischer Parameter verhandelt, sondern in ihrer Psycho/patho/logie verortet. Selbst im abschließenden Gerichtsurteil wurde die ihr offenbar buchstäblich stiefmütterlich missgönnte gesellschaftliche Stellung Hanneliese E.s betont: Ihre Mutter habe sie „schlimmer als eine Dienstmagd" behandelt.[457]

Der psychiatrische Gutachter spielte damit auf die wenigstens seiner Ansicht nach eigentlichen, quasi naturrechtlichen Privilegien einer Tochter aus bürgerlichem Hause an. Dementsprechend sei Hanneliese E.s gesellschaftliche Position, laut Gutachten wörtlich „ein Anrecht", von der Mutter unterwandert und ihr die Vorzüge eines bürgerlichen Lebens genommen worden.

Unschuld und die romantische Weiblichkeit Aschenputtels

Eines der Leitmotive stellt innerhalb des Gutachtens die „Unschuld" der zu Entmündigenden dar. Wie der Psychiater bereits eingangs festhielt, ging es in der Frage der Entmündigung hauptsächlich um die Suche nach der Ursache (bzw. der Schuld) für die „moralische Verkommenheit" Hanneliese E.s. Diese sollte sich zuspitzen auf die Suche nach der (eigentlichen) Täterin hinter ihren (angeblichen) Vergehen.

---

[457] Gerichtsakte Hanneliese E. (1921): Gerichtliches Urteil, A Rep 345, 1021.

Der Psychiater arbeitete hierzu mit einem romantisch-romantisierenden Frauenbild. So erscheint auch der Rekurs auf das Aschenputtel-Märchen innerhalb seiner Argumentation durchaus schlüssig. Der Figur Aschenputtel wird zu Beginn des Märchens eine Belohnung in Aussicht gestellt, sofern es auch weiterhin „fromm, gehorsam und gut" bleibe. Während des Märchenverlaufs bleibt Aschenputtel dies auch und erledigt alle ihm aufgetragenen Arbeiten trotz der andauernden Demütigungen durch Stiefmutter und Stiefschwestern weitgehend klaglos. Aschenputtel wurde durch ihre Passivität, Genügsamkeit und Unterwürfigkeit zur *idealen Frauenfigur der Romantik*. Einzig der Drang hin zum Prinzen lässt sie diese Eigenschaften ablegen. Wegen der Etablierung der Heirat als höchstes Ziel der Erziehung bürgerlicher Töchter stellte jedoch dieser Akt kaum einen Bruch mit den romantischen Idealen der Weiblichkeit dar – möglicherweise allerhöchstens einen Bruch mit der Apostrophierung Aschenbrödels unter sächlichen Personalpronomen und Artikeln.

Das psychiatrische Gutachten argumentiert zwar „positiv" für die zu Entmündigende, dabei aber unter starkem Rekurs auf jene ihrer Eigenschaften, die vor allem ihre Passivität in diesem Sinne betonen sollen. Mehrfach wird etwa ihre Genügsamkeit herausgestellt:

> *Der Unterricht, der allerdings nur in wenigen wöchentlichen Stunden besteht, erfreut sie; sie interessiert sich für alles, was ihr geboten wird. Eigene Studien oder Lektüre treibt sie aber nicht, weil sie nicht müssig scheinen will, wenn die Familienmitglieder im Haushalt oder mit Handarbeit tätig sind.*[458]

---

[458] Gerichtsakte Hanneliese E. (1921): Psychiatrisches Gutachten, A Rep 345, 1021.

Veranschaulicht wird, angelehnt an die Figur des Aschenputtels, der Wille Hanneliese E.s, auch ungeachtet ihrer gesellschaftlichen Position alle anfallenden Aufgaben, wenn sie diese schon nicht selbst erledigen könne (oder sollte), dann sie sich jedenfalls zu gewärtigen, und dies noch im Nachhinein, trotz der überstandenen Demütigungen (auf die noch näher eingegangen werden wird). In diesem Willen (als Naivität und Unwissen über ihren eigentlichen Stand) manifestiere sich außerdem eine mangelhafte Erziehung:

> *Dass sie ein Anrecht auf standesgemäße Bildung hat, war ihr noch nicht klar geworden, sie begriff es aber sofort.* [459]

Letztendlich handle es sich in ihrem Fehlverhalten um Defizite in der Erziehung und nicht in der Person Hanneliese E. So „begriff" diese die Erläuterungen über ihre Ansprüche, nachdem sie über jene unterrichtet worden sei, „sofort". Letztendlich zog der psychiatrische Gutachter daran anschließend auch seine Rückschlüsse über „das Wesen" der Hanneliese E.:

> *Ihr Benehmen ist das eines feinfühligen, gesitteten jungen Mädchens, allerdings jüngerem Alters als das ihre. Ihr Gemüt zeigt sich in der zarten Art, wie sie von ihrer Mutter spricht, ihre Zuneigung zu Tieren. Sie errötet vor Freude über Anerkennung und bei der ersten Andeutung, dass ihre Entmündigung nicht nötig erscheine.* [460]

Die in diesem Gutachten beschriebene Kindlichkeit, Naivität und Genügsamkeit Hanneliese E.s sollten vor allem ihre *Unschuld* untermalen und somit als Argumente für ihre moralischen Fähigkeit dienen.

---

[459] Ebd.
[460] Ebd.

Wie das Aschenputtel der Märchenerzählungen sollte sich Hanneliese E. durch eine besondere Nähe zu Tieren und der Natur auszeichnen. Ihre Genügsamkeit und ihr Arbeitswille sollten sie die Missstände überstanden haben lassen. Oder war es am Ende doch auch eigener Antrieb, der Aschenputtel und Hanneliese E. sich aus unsäglichen Situationen befreien ließ?

Sexualität, Genuss und Lügenhaftigkeit

Die Inszenierung der Tochter Hanneliese E. *als Tochter* begann bereits mit dem Antrag auf Entmündigung durch ihre Mutter. Diese hatte zunächst von ihr ein Bild gezeichnet als „trotz aller erzieherischen Bemühungen moralisch degeneriert, bis zur Krankhaftigkeit verlogen, in einer unglaublichen weise naschhaft".[461] Sie solle unter diversen, auch offiziell attestierten, Geistesstörungen leiden. Sie sei „kleptomanisch", leide unter *moral insanity* und könne kaum einer Versuchung widerstehen: „[…] so hat sie vor kurzem 7 Gläser eingemachte Erdbeeren hintereinander heimlich aufgezehrt und dann bestritten, etwas genommen zu haben, obwohl sie noch den Löffel mit den Erdbeerresten hinter ihrem Rücken hielt."[462]

Auch der Hausarzt der Familie E. bestätigte in einem Schreiben an das Gericht, dass Hanneliese E.s „Unarten" bald „ins Pathologische" abzurutschen drohten.[463] Sie solle „gegenüber Mensch und Tier" Aggressionen zeigen.[464] Bezug nahm er insb. auf ihre Sexualität. So masturbiere sie häufig und wirke zudem „stumpfsinnig –

---

[461] Gerichtsakte Hanneliese E. (1921): Antrag auf Entmündigung, A Rep 345, 1021.
[462] Ebd.
[463] Gerichtsakte Hanneliese E. (1921): Attest des Hausarztes, A Rep 345, 1021.
[464] Ebd.

blöde".[465] Er entsann sich, „dass inbezug auf sexuelle Dinge ich der Mutter sagte, es würde eine Zeit kommen, wo man die Hanneliese nicht unbeobachtet lassen könnte, da sie sonst der Mutter plötzlich ein Kind ins Haus bringen würde."[466].

Die Narrative dieses Antrags auf Entmündigung sowie die der ihm beigefügten ärztlichen Atteste gleichen jenen der bewilligten Anträge in großem Maß. Darin wird sich beispielsweise auch der Figur der „niemals gesättigten Nymphomanin" bedient, der „Erbkranken", die trotz ihrer „guten Herkunft" kein standesgemäßes Benehmen an den Tag legen könne, und der „moralisch Degenerierten", welche selbst die an Gesetze geknüpften Strafen nicht von ihrem Handeln hätten abhalten können.[467]

Hanneliese E. wandte sich ihrerseits an einen Rechtsanwalt. Dieser folgte seiner Rolle als Verteidiger und befleißigte sich einer überraschenden Strategie. Er räumte das aufgezählte Fehlverhalten zunächst in Teilen ein: „Es ist richtig, daß Fräulein [E.], so lange sie bei ihrer Mutter war, vielfach Unredlichkeiten begangen hat und, als sie von ihr fortging, äußerlich ziemlich verwahrlost war."[468] Da es in dem Verfahren hauptsächlich um ihren Geisteszustand gehen sollte, begann der Verteidiger, ihr Verhalten zu rationalisieren bzw. dem Gericht erklärbar zu machen. Er suchte nach einer Begründung für die begangenen „Unredlichkeiten", fand sie in ihrer sozialen Situation und ging zum Gegenangriff gegen die antragstellende Mutter über:

---

[465] Ebd.

[466] Ebd.

[467] Vgl. ebd. sowie Gerichtsakte Hanneliese E. (1921): Antrag auf Entmündigung, A Rep 345, 1021. Zur Nymphomanie s. das entsprechende Kapitel ab S. 43 dieser Arbeit.

[468] Gerichtsakte Hanneliese E. (1921): Schreiben des Anwalts von Hanneliese E., A Rep 345, 1021.

Das ist aber nicht auf eine geistige Schwäche, sonder im Wesentlichen auf die unglaublich harte Behandlung und auf böse Einflüsse der Mutter zurückzuführen. Das Kind mußte die gröbsten Arbeiten, vielfach barfuß bei großer Kälte, verrichten und oft zur Strafe im Stall schlafen [...]. Diese Behandlung, in Verbindung mit schlechter Ernährung, hat das Kind dazu gebracht, manchmal Lebensmittel zu stehlen. [...] Was die Verwahrlosung in ihrer Kleidung und Körperhaltung anbetrifft, so wird das durch die ihr von der Mutter aufgezwungene Lebensweise und dadurch erklärt, daß sie nur sehr spärlich Kleidung [...] und fast gar keine Wäsche hatte.[469]

Auch die Mutter ließ daraufhin ihren Anwalt für sich sprechen. Es folgten eine Reihe Briefe. Der Anwalt der Mutter verwies mithilfe zweier medizinischer Gutachten auf psychiatrisch-medizinische Fachexpertise, um die Position Hanneliese E.s als „lügenhaft" und Äußerung ihrer „Degeneration" zu kategorisieren: „Die bei der Entmündigten vorhandene ausgesprochene geistige Schwäche beruht anscheinend auf Vererbung."[470] Er führte außerdem eine Reihe angeblicher „Erbkrankheiten" in der Familie ihres verstorbenen Vaters auf.[471]

Mit der Verknüpfung von Verhalten und Vererbung bediente sich der Anwalt der Mutter eines in der Gesellschaft und der psychiatrischen Wissenschaft zur Zeit der Weimarer Republik weit verbreiteten Konsenses. Umso erstaunlicher erscheint deshalb zunächst die Position des Psychiaters, der seinerseits gerade sie sozialen Umstände Hanneliese E.s ins Zentrum seines Gutachtens rückte.

---

[469] Ebd.
[470] Gerichtsakte Hanneliese E. (1921): Schreiben des Anwalts von ... E., A Rep 345, 1021.
[471] Vgl. ebd.

Pathologisierung der „bösartigen" Mutter

Nachhaltig in die Märchencharaktere eingeschrieben sind die Typologien von *Gut* und *Böse*. *Das Böse* wird in den Märchen der Romantik dabei meist von Frauen- bzw. Mutterfiguren besetzt.[472] So dienten auch die (Stief-)Mutter und die (Stief-) Schwestern in den Aschenputtel-Erzählungen als Figurationen des Bösen.

Auch im psychiatrischen Gutachten legt sich der Blick rasch vor allem auf die Mutter – als Antragstellerin und zugleich Angeklagte in einem imaginierten (Straf-)Verfahren. Die älteren Brüder Hanneliese E.s, die tatsächlich auch im gemeinsamen Haushalt lebten, spielen keine tiefgreifende Rolle in seiner Erzählung.

Doch anders als bei den mythisch-märchenhaften stiefmütterlichen Personae griff der Gutachter auf das in der psychiatrischen Wissenschaft etablierte Bild der Hysterikerin zurück, um das Verhalten der Mutter zu theoretisieren. Hierbei wurde die „gute", wohlwollende Mutter als gleichwohl unmarkierte Norm gesetzt, von der sich die Antragstellerin abheben sollte:

> *Dass solche Ausschreitungen einer Mutter einen krankhaften Grund haben müssen, ist die naheliegende Vermutung des ärztlichen Beurteilers. Ohne Kenntnis ihrer Person ist ein bestimmtes Urteil natürlich ausgeschlossen. Aber Hinweise für die Lösung des Rätsels bieten die ehelichen*

---

[472] Vgl. Liebs Elke (1993): „Spieglein, Spieglein an der Wand". Mutter-Mythen/Märchen-Mütter/Tochter-Märchen. Brüder Grimm. Marienkind, Frau Trude, Schneewittchen, Die Gänsemagd, Frau Holle, Schneeweißchen und Rosenrot. In: dies./Kraft, Helga (Hg.): Mütter – Töchter – Frauen: Weiblichkeitsbilder in der Literatur. Stuttgart, Weimar, S. 115–149, S. 115.

Der Mutterschaft wurde sich Anfang des 20. Jahrhunderts, begin-
nend mit einer Reihe pädagogischer Schriften, auch in der Psychoanalyse und damit einhergehend der psychiatrischen Wissenschaft
zugewandt. Die Mütter sollten durch das *Fachwissen* der dabei
nach wie vor männlich konnotierten Wissenschaften belehrt werden. Zwar wurde auch immer wieder auf einen mütterlichen *Instinkt* verwiesen, dieser sollte bzw. musste jedoch, mit pädagogischer Hilfe, in den Müttern erst *erweckt* werden.[474]

Die Abweichungen/Devianzen der antragstellenden Stiefmutter
wurden jedoch als durchaus tiefgreifender als reine „Erziehungs-
schwierigkeiten" eingeschätzt. Der psychiatrische Gutachter brachte eine Reihe von Ereignissen aus ihrem Leben zusammen und
überführte diese in einen Sinnzusammenhang, der letztlich nur folgenden Schluss zuließ:

---

[473] Gerichtsakte Hanneliese E. (1921): Psychiatrisches Gutachten, A Rep 345,
1021.
[474] Vgl. Braun: Nicht Ich, a.a.O., S. 216ff.

greifliche Tatsache erklären, dass alle Aertze in ihrem Sinne ausgesagt haben.[475]

Das psychiatrische Gutachten über (eigentlich) Hanneliese E. kommt also mitnichten ohne psychiatrische Diagnose aus. Doch im Gegensatz zum üblichen Verfahren endete die Unterredung mit der zu Entmündigenden hier in einem Urteil über den Gesundheits- bzw. Geisteszustand der Antragstellerin.

Der Richter folgte den Argumentationen des psychiatrischen Gutachtens und lehnte den Antrag auf Entmündigung von Hanneliese E. ab. Zwar versuchte sich ihre Mutter insb. gegen die Anschuldigungen ihrer Person gegenüber zu wehren und stellte einen Revisionsantrag; auch dieser wurde jedoch abgelehnt.

8.4 Zusammenfassung

Aus den Debatten und Verfahren um Schwangerschaftsabbrüche und Zwangssterilisationen wird deutlich, welche Menschen nicht zur (Re-)Produktion einer bürgerlichen Nation beitragen sollten. Anhand der Konstruktion sogenannter „Erbkrankheiten" und der sozialen sowie auch körperlichen Konsequenzen dieser Konstruktion lässt sich zeigen, dass bereits damals, vor dem Nationalsozialismus, die Idee einer „idealen Mutterschaft" auch mittels gefährlicher körperlicher Eingriffe bis hin zum Schwangerschaftsabbruch durchgesetzt werden sollte. Die Analyse des Beendens der Mutterschaft durch den sogenannten „Kindsmord" zeigte mögliche, spiegelbildliche Abweichungen von diesem während der Weimarer Republik bereits weitgehend etablierten Mutterbild auf und führte die Problematiken der richterlichen Gutachten im Zusammenhang

---

[475] Gerichtsakte Hanneliese E. (1921): Psychiatrisches Gutachten, A Rep 345, 1021.

mit einem Verhalten vor Augen, das sich weit außerhalb der Norm bewegte: als Aktivität selbst sowie auch in der Plötzlichkeit ihres Auftretens als offenbar weder ab-sichtlich geplante noch verhinderbare Handlung. Der dritte Abschnitt des Kapitels behandelte eine weitere Form inadäquater Mutterschaft, die der nicht liebenden und unliebsamen Mutter. Drei auf den ersten Blick also vollkommen verschiedene Devianzen, deren gemeinsames Gegenüber sich dabei bzw. durch deren Markierung als abweichendes Andere/s allerdings in der Konstruktion idealer bürgerlicher Mutterschaft herausschälen sollte.

Vor allem im ersten Abschnitt dieses Kapitels zu Mutterschaft als Gegenstand der Aushandlung in den Entmündigungsverfahren zeigte sich die enge Verbundenheit der zuvor bereits besprochenen Diskurse um Sexualität und Triebhaftigkeit. Ihre gewaltvolle Materialisierung fanden jene Diskurse in Form von radikalen körperlichen Eingriffen, Abtreibungen und Sterilisationen – alle gegen den Willen der betroffenen Frauen.

Der zweite Teil und dritte Teil dieses Kapitels schließlich führten nochmals die im ersten Kapitel der Dissertation vorgestellten Debatten um die Rolle der psychiatrischen Gutachter bei Gericht vor Augen. Es wurde der Frage nachgegangen, weshalb und in welcher Form eine Entmündigung mit Fokus auf die „Täterin" die Abhandlung einer Straftat ersetzte. Hierbei wurde nochmals auch die Vormachtstellung der psychiatrischen Wissenschaft gegenüber der Rechtsprechung deutlich. Zu welchen durchaus absurden Formen jene Vormachtstellung und die damit zuweilen einhergehenden Herrschaftsfantasien der psychiatrischen Gutachter führen konnte, zeigte sich vorwiegend im dritten Teil dieses Kapitels, in welchem ein psychiatrischer Gutachter dargestellt wird, der, weit davon entfernt, sich auf seine gutachterliche Rolle zu beschränken, außerdem auch den Gegenstand seines Gutachtens bzw. die Angeklagte als Täterin selbst auswählen wollte.

9 Zur Relation der Entmündigungs- zu Scheidungsverfahren

9.1 Die Ehe als bürgerliche Institution

Das Familienrecht war und ist eines der umstrittensten Bücher des Bürgerlichen Gesetzbuches und obliegt damit auch bis heute andauernd Änderungen.[476] Nach Erlangung der Volljährigkeit waren Frauen in der Weimarer Republik verfassungsgemäß uneingeschränkt geschäftsfähig und dem volljährigen Mann nahezu gleichgestellt. Mit dem Eintritt in eine Ehe wurde jedoch ein Großteil ihrer Rechte wieder auf den Ehemann übertragen. So mussten Frauen den Namen des Mannes annehmen, Wohnort sowie Lage der Wohnung wurden durch ihn bestimmt, und während die Ehefrau zwar weiterhin Geschäfte außerhalb der ehelichen Wohnung tätigen konnte, geschah dies unter „Schlüsselgewalt" des Mannes. Zudem musste sie bei Abschluss eines Arbeitsvertrags um seine Genehmigung bitten, und der gemeinsame Besitz stand unter seiner Verwaltung.[477]

Das Familienrecht des Bürgerlichen Gesetzbuchs sollte 1900 durch die staatliche und damit vertragliche Regulierung der Ehe kirchliche Regelwerke ablösen. Dass dies nicht in strikter Abgrenzung geschah, sieht man daran, dass der erste Entwurf des BGB eine traditionell-patriarchal strukturierte Auslegung der Ehe privilegierte, in der der Ehemann grundsätzliche Entscheidungsgewalt über einen Großteil des gemeinsamen Lebens beibehalten sollte. Auch

---

[476] Vgl. Rauscher, Thomas (2008): Familienrecht. Heidelberg, München, Landsberg, Berlin, S. 56.

[477] Vgl. §§ 1356ff. BGB in der Fassung von 1896, zit. n. Cordes, Oda (2012): Frauen als Wegbereiter des Rechts. Die ersten deutschen Juristinnen und ihre Reformforderungen in der Weimarer Republik. Hamburg.

das Sorgerecht bzw. die Vormundschaft für etwaige Kinder stand unter väterlicher Gewalt. In den Kämpfen und Auseinandersetzungen um die Rechtsstellung und volle Gleichberechtigung der Frauen standen daher auch häufig das Familienrecht des Bürgerlichen Gesetzbuchs und die damit einhergehende Institution der *bürgerlichen Ehe* im Zentrum.

In der Reichsverfassung der Weimarer Republik (WRV) war im Jahr 1918 das „weibliche Wahlrecht" anerkannt worden. In Artikel 109 Abs. 1 und 2 WRV von 1919 wurde festgehalten: „Alle Deutschen sind vor dem Gesetz gleich"; außerdem: „Männer und Frauen haben grundsätzlich dieselben staatsbürgerlichen Rechte und Pflichten." Dies wurde insb. vor dem Hintergrund festgehalten, dass das Gleichheitsprinzip bisher als „Mannesrecht" gegolten hatte. Jene „Gleichheit vor dem Gesetz" konnte jedoch, je nach Auslegung, auch lediglich einen Einschluss der „Ungleichen" als Ungleiche in die Rechtsordnung bedeuten und diente somit auch der juristischen Naturalisierung geschlechtlicher und vergeschlechtlichender Differenzen. Auch die bürgerliche Ehe arbeitet(e) weiterhin mit der binären Aufteilung geschlechtlicher Differenzen in *männlich* und *weiblich*.

Die Ehe stand „als Grundlage des Familienlebens und der Erhaltung und Vermehrung der Nation unter dem besonderen Schutz der Verfassung".[478] Dies bedeutete für die Ehe, dass sie als Institution letztlich nur noch über verfassungsändernde Gesetzgebungen umzubilden war. Eine Gefährdung der Ehe als einer seiner Grundsäulen stand diskursiv gleich mit einer Gefährdung des Staates.[479] Nichtsdestotrotz waren (Lebens-)Formen der *wilden* bzw. *freien*

---

[478] Artikel 119 Weimarer Reichsverfassung WRV, Stand 1919.

[479] Vgl. Eitz, Thorsten/Engelhardt, Isabelle (2015): Diskursgeschichte der Weimarer Republik, Band 2. Hildesheim, S. 172.

Ehe und *außerehelicher Geschlechtsverkehr* keine Ausnahmen in der Weimarer Republik. Daher ist es nicht verwunderlich, dass es auch außerhalb der Frauenvereine heftige Debatten um den verfassungsmäßig gesicherten Stand/Status der bürgerlichen Ehe gab.

Die bürgerliche Ehe schränkte, wie gesagt, dabei vor allem Frauen auf den meisten Gebieten des politischen, wirtschaftlichen und gesellschaftlichen Leben ein. In ihr materialisierte sich trotz des eigentlichen Gleichheitsanspruchs des Bürgerlichen Rechts eine deutliche Diskriminierung der Frauen.[480]

Reaktionen aus Frauenvereinen

Die Lesung des ersten Entwurf für das BGB war1888 kaum auf Widerspruch seitens der Frauenvereine gestoßen. Sie wurde durchaus zwar als „schwere Enttäuschung"[481] wahrgenommen, jedoch schien der Entwurf insgesamt wenig Überraschung auszulösen. Auch unterschied er sich kaum von der bereits bestehenden rechtlichen Situation der Frauen. Erst einige Jahre später sollte es zu konkreten Auseinandersetzungen mit und Widerständen (bürgerlicher Frauen) gegenüber der Rechtslage kommen.[482]

Mit Emilie Kempin, der ersten deutschen Juristin und ersten promovierten Juristin Europas, begann auch die Aufmerksamkeit für die juristische Stellung der Frau innerhalb bürgerlicher Frauenvereine zu wachsen. Kempin wurde im Jahr 1892 beauftragt, eine Broschüre über die juristische Situation der Frau zu verfassen und er-

---

[480] Vgl. Blasius Dirk (1988): Bürgerliche Rechtsgleichheit und die Ungleichheit der Geschlechter. Das Scheidungsrecht im historischen Vergleich. In: Frevert, Ute (Hg.): Bürgerinnen und Bürger. Kritische Studien zur Geschichtswissenschaft 77. Göttingen, S. 67–84, S. 68f.
[481] Vgl. Riedel: Gleiches Recht, a.a.O., S. 143ff.
[482] Vgl. ebd., S. 144.

arbeitete damit eine neue Informationsquelle, die konkrete Widerstandskämpfe ermöglichte.[483] Explizit schrieb sie die Broschüre unter der Zielsetzung, dass „alle die deutschen Frauen aller Stände endlich verstehen lernen, daß sie Schwestern sind und Schicksalsgenossinnen!"[484]. Faktisch waren jedoch weiterhin hauptsächlich bürgerliche Frauen adressiert, sodass die Broschüre jenseits von deren Kreisen kaum Verwendung fand.[485] Kempin versuchte im Zuge ihrer Arbeit immer wieder auch eine positive Auslegung des bürgerlichen Rechts bzw. eine bessere Rechtsstellung der Frau durch alternative Auslegungen des bestehenden Rechts zu erreichen. Bezeichnenderweise endeten ihre dahingehenden Bemühungen und Aktivitäten mit einer Entmündigung und der damit einhergehenden Einweisung in eine psychiatrische Klinik.[486]

Im Zuge der folgenden Entwürfe geriet das BGB immer stärker in die Kritik verschiedenster Frauenrechtsaktivistinnen. So bezeichnete etwa Helene Lange es als „Jahrtausende altes Unrecht".[487] Insbesondere das Familienrecht und dessen patriarchale Auslegung standen im Zentrum des Widerstands.

Eine grundlegende Reform bzw. Verbesserung der rechtlichen Situation der (Ehe-)Frau im Rahmen des BGB fand jedoch erst nach

---

[483] Vgl. ebd., S. 242.

[484] Kempin, Emilie (1892): Die Stellung der Frau nach den zur Zeit gültigen Gesetz-Bestimmungen sowie nach dem Entwurf eines bürgerlichen Gesetzbuches für das Deutsche Reich, zit. n. Czelk, Andrea/Duncker, Arne/Meder, Stephan (Hg.) (2010): Die Rechtsstellung der Frau um 1900. Eine kommentierte Quellensammlung. Köln, Weimar, Wien, S .505 [Im Original-Manuskript sind keine Seitenzahlen enthalten].

[485] Vgl. Riedel: Gleiches Recht, a.a.O., S. 252.

[486] Vgl. ebd., S. 526.

[487] Lange, Helene: Das bürgerliche Gesetzbuch und die Frauen. In: Kampfzeiten, Band 1, S. 177, zit. n. Riedel: Gleiches Recht, a.a.O., S. 513.

dem Ende des Zweiten Weltkriegs statt. Auch die Debatten um die Leitbilder der Ehe im Verfassungsrecht hält bis heute an.

9.2 Juristische Hintergründe der Ehescheidung

Auch die Scheidung einer Ehe wurde während der Weimarer Republik und wird nach wie vor durch das BGB geregelt. Sie konnte nur unter strengen Auflagen erfolgen. Dabei wurde in drei absolute und zwei relative Scheidungsgründe unterteilt; über die Schuldfrage wurden Unterhaltsansprüche geklärt. Die absoluten Scheidungsgründe setzten die Vorsätzlichkeit der Ehescheidung voraus. Im Falle der relativen Scheidungsgründe konnte auch ein „fahrlässiges Verhalten" zur Scheidung führen; außerdem gab es auch eine Möglichkeit, ohne Be- bzw. Verhandlung der Schuldfrage geschieden zu werden – die Scheidung bei Geisteskrankheit.

Generell konnte eine Ehe auf zwei Arten enden: zum einen durch den (erklärten) Tod einer/s EhepartnerIn, zum anderen durch die Ehescheidung.[488] Eine Ehescheidung setzte jedoch auch nach den diesen Scheidungsreformen gesetzlich festgeschriebene Scheidungsgründe voraus. Zu den *absoluten* (vorsätzlichen) *Gründen* zählten dabei der *Ehebruch,* die *Lebensnachstellung* (Gefährdung des Lebens der/des einen PartnerIn durch die/den andere/n) sowie die *bösliche Verlassung*:

Als *Ehebruch* zählten neben der Doppelehe auch homosexuelle Handlungen zwischen Männern sowie Sodomie (im Sinne sexueller Handlungen zwischen Mensch und Tier).[489] Dies galt jedoch nicht,

---

[488] Da viele Ehemänner aus dem Ersten Weltkrieg nicht zurückgekehrt waren, kam in der Nachkriegszeit insb. der Todeserklärung eine nicht zu unterschätzende Bedeutung zu.

[489] Zur Nichtbenennung homosexueller Handlungen zwischen Frauen siehe das entsprechende Kapitel dieser Arbeit, insb. S. 85ff.

wenn jene Handlungen mit Wissen und Billigung der/s jeweils anderen EhepartnerIn stattgefunden hatten. So war insb. weibliche Prostitution nach dem Willen des Ehegatten (oder mit dessen Zustimmung) ohne drohende Scheidung möglich.

Die *Lebensnachstellung* als Scheidungsgrund ließ eine Scheidung zu, sollte ein/e EhepartnerIn erfolglos versucht haben die/den jeweils andere/n zu töten.

Die *bösliche Verlassung* schließlich setzte getrennte Wohnungen voraus. Die EhepartnerInnen sollten über einen Zeitraum von mindestens einem Jahr getrennt gelebt haben, wobei eine der beiden Personen durch die andere aus der ehelichen Wohnung nachweislich „vertrieben" worden sein musste bzw. sich in „böslicher Absicht" gegen den Willen der/des PartnerIn von dieser fernhalte.

Als *relative Scheidungsgründe* galten „schwere Verletzungen der durch die Ehe begründeten Pflichten sowie ehrloses oder unsittliches Verhalten eines Gatten". „Ehrloses Verhalten" sollte sich vor allem in Gewaltakten zeigen; hierzu zählten „nicht nachvollziehbare" Misshandlungen und Beschimpfungen („nachvollziehbare" Gründe für Misshandlungen in der Ehe wurden durchaus in den entsprechenden Ausführungsverordnungen aufgezählt, darunter fiel etwa „die Provokation durch Sticheleien"; eine Maßgabe, die bis in die ersten Jahre der Bundesrepublik Deutschland Gültigkeit behalten sollte[490]) sowie die Verweigerung des ehelichen Geschlechtsverkehrs oder die Vernachlässigung etwaiger ehelicher Kinder.

---

[490] Vgl. Flügge, Sibylla (2007): Vom Züchtigungsrecht zum Gewaltschutzgesetz: Rechtforderungen der neuen Frauenbewegung zum Schutz vor Gewalt in der Ehe. In: Opfermann, Susanne (Hg.): Unrechtserfahrungen. Geschlechtergerechtigkeit in Gesellschaft, Recht und Literatur. Königstein/Ts., S. 111–136.

Die einzige Möglichkeit, eine Ehe zu scheiden, ohne die Schuldfrage zu verhandeln, war die Scheidung wegen Geisteskrankheit (§ 1569 BGB). Die Geisteskrankheit sollte dafür erst während der Ehe diagnostiziert worden bzw. nachweislich während dieser entstanden sein, über einen Zeitraum von mindestens drei Jahren angedauert und zum Zeitpunkt der Scheidung noch angehalten haben. In einem solchen Fall wurde die Ehe annulliert.

In diesem Ehescheidungsparagrafen bediente man sich also ein weiteres Mal im Rahmen des Bürgerlichen Gesetzbuchs der Terminologie der Geisteskrankheit. Jedoch unterschied sich hierbei der Begriff der „Geisteskrankheit" von der psychiatrischen Diagnose. Ob die Begrifflichkeiten aus § 6 bzw. § 1569 BGB identisch zu behandeln seien, wurde innerhalb juristischer wie psychiatrischer Kreise vehement diskutiert. Weder war eine psychiatrische Diagnose unter allen Umständen ein Scheidungsgrund, zusätzlich unterschied sich der Begriff der „Geisteskrankheit" im *Scheidungsrecht* von jenem der *Entmündigungsverfahren*. So kam es dazu, dass trotz gegenteiliger Scheidungsurteile Entmündigungen ausgesprochen bzw. abgelehnt wurden.[491]

9.3 Das Ende einer bürgerlichen Ehe qua Entmündigungsverfahren am Beispiel Ida H.

Im Januar 1933 stellte der Ehemann Ida H.s den Antrag auf ihre Entmündigung. Zuvor war Ida H. mehrmals auf seine Veranlassung hin in der Heilanstalt Wittenau untergebracht worden. Nachdem

---

[491] Vgl. Vokastner, Willi (1929): Forensische Beurteilung. In: ders./Birnbaum, Karl/Nitsche, Paul: Handbuch der Geisteskrankheiten, Band IV: Allgemeiner Teil IV. Herausgegeben von Oswald Bumke. Berlin, S. 123–389, S. 348.

Ida H. schließlich aus der Anstalt zu ihrem Bruder geflohen war, wandte sich der Ehemann an das Gericht.

In der Verfahrensakte von Ida H. befinden sich ausführliche Protokolle der Aussagen der Antragsgegnerin sowie ihres Ehemanns und ein abschließendes psychiatrisches Gutachten. Im Folgenden werde ich anhand verschiedener Berichte, Briefe und Protokolle den Zusammenhang von Vorstellungen über Geisteskrankheit mit jenen von Ehe und Ehefähigkeit sowie deren beider Vergeschlechtlichung aufführen.

Das Argumentationsmuster des Ehemanns

Der Ehemann Ida H.s stellte Anfang 1933 den Antrag auf ihre Entmündigung. Hierfür verfasste er ein ausführliches Antragsschreiben in Form eines Briefes. Wie sich zeigen wird, bezog er sich darin hauptsächlich auf die Frage nach der „Ehefähigkeit" Ida H.s und weniger auf ihren seelischen Zustand als solchen. In den zurückliegenden Jahren war Ida H. mehrmals durch ihren Ehemann und gegen ihren Willen in psychiatrische Anstalten verbracht worden. Warum seine Argumentation sich hauptsächlich um den Bereich der Ehe drehte, wird am Ende seines Anschreibens deutlich:

> *Ich habe mich daher entschlossen, das Entmündigungsverfahren wieder aufnehmen zu lassen mit dem Endziel einer Scheidung.*[492]

Der Ehemann Ida H.s versuchte auf dem Weg einer Entmündigung eine Scheidung von seiner Ehefrau wegen Geisteskrankheit zu erreichen. Hierbei ging er von einem analogen Gebrauch des Begriffs der „Geisteskrankheit" in Scheidungs- und Entmündigungsverfahren aus. Dass dies jedoch, wie erwähnt, nicht ohne Weiteres der

---

[492] Gerichtsakte Ida H. (1933): Schreiben des Antragstellers, A Rep 345, 16617.

Fall war, wird sich im Zuge der Analyse zeigen. Dennoch lassen
sich seine Argumente insb. bezüglich legitim/iert/er Scheidungsgründe im Rahmen der entsprechenden gesetzlich-juristischen Vor-
gaben der Weimarer Republik lesen.

Zunächst berief sich der Ehemann auf die Figur der *hysterischen
Falschbeschuldigerin,* um Ida H. zu diskreditieren und den Zeitpunkt ihrer Eheuntauglichkeit bereits vor Beginn des Eheverhält-
nisses ansetzen zu können.[493] Durch das Heranziehen einer „behaupteten" Vergewaltigung Ida H.s vor Beginn der Ehe nahm er
außerdem – nachträglich – Bezug auf den Scheidungsgrund der
ehelichen Untreue und betonte mehrfach die Lügenhaftigkeit, die
wahlweise im Akt des Verschweigens oder jenem der Falschbeschuldigung liegen sollte. Daran anschließend bezog er sich jedoch
ausschließlich auf Vorkommnisse innerhalb seiner Ehe, daher wird
auf diese auch der Schwerpunkt der Analyse gelegt.

Er bediente sich in seiner Argumentation hauptsächlich *relativer
Scheidungsgründe.* Bereits in seinem einleitenden Verweis auf die
„erfundene" Vergewaltigung versuchte er aber auch, Ida H.s angebliche Neigung zum Ehebruch (ein *absoluter* Grund) zu thematisieren. Das Verhältnis zu seiner Frau führe, laut seinem Brief, auch zu
gesellschaftlichen Schwierigkeiten:

> *Meine Frau war nun nicht mehr dazu zu bewegen, den bis-
> her von uns gepflegten gesellschaftlichen Verkehr fortzuset-
> zen, und ich habe sie auch nicht weiter dazu gezwungen.*[494]

> *Ich kann nun aber nicht länger dulden, dass meine Frau
> weiterhin diese unwahren Behauptungen anderen Leuten*

---

[493] Die Figuration der *hysterischen Falschbeschuldigerin* wurde bereits auf S.125
der vorliegenden Arbeit ausführlicher diskutiert.

[494] Gerichtsakte Ida H. (1933): Schreiben des Antragstellers, A Rep 345, 16617.

erzählt, wie sie es bisher getan hat. Da wir zusammen in der letzten Zeit keinen gemeinsamen gesellschaftlichen Verkehr gehabt haben, entzieht es sich meiner Kenntnis, ob sie es heute noch tut.[495]

Ein „gesellschaftlich höchst anstößliches Verhalten" stellte durchaus eine Begründung für eine Ehescheidung dar. Die Weigerung, an gesellschaftlichen Unternehmungen teilzunehmen, und die Verbreitung „unwahrer Behauptungen" könnten als solches gelesen werden, hätten jedoch in ihrer Verhältnismäßigkeit nicht unbedingt standgehalten. Denn der Ehemann hätte mindestens nachweisen müssen, dass seine Frau vor der Trauung ein anderes Verhalten gezeigt habe. Mit seiner einleitenden Beschreibung Ida H.s als „lügenhaft" hätte diese Argumentation jedoch trotzdem plausibel gemacht werden können. Hierbei sowie in der Inszenierung der *Ehefrau* Ida H. war es besonders wichtig aufzuführen, dass jene Verhaltensweisen erst nach Antritt der Ehe in aller Deutlichkeit hervorgetreten sein sollten, wohingegen sie – wahrscheinlich bzw. angeblich – als *Eigenschaften* bereits zuvor in ihrem Charakter angelegt gewesen wären.

Auch in Bezug auf ihr eheliches Zusammenleben musste der Ehemann sich einer solchen Dramaturgie der Verschlimmerung bedienen. Er beschrieb es als zunehmend unerträglich und führte an verschiedenen Stellen die „Zerrüttung" seiner Ehe an:

Die erste Zeit ging ja auch alles wieder gut. Bald machte sich aber wieder ihr alter Widerspruchsgeist bemerkbar. Fast an allem, was ich tat und sagte, hatte sie etwas auszusetzen. Ich kann aber doch nicht immer jedes Wort, was ich mit ihr spreche, wie ein Diplomat abwägen und überlegen,

---

[495] Ebd.

Er zeichnete den Charakter seiner Frau als widerspenstig und nicht
zu domestizierend. Auch seine Selbstinszenierungen als Diplomat
untermalen sprachlich den *Kriegszustand*, als den er seine Ehe darzustellen suchte. Mit den Begriffen der „Hölle" und dem des „Ver-
leidens" der Wohnung legte er die Weichen für seine folgenden
Argumente.

Insbesondere musste herausgearbeitet werden, weshalb dieser „Zustand" für den Ehegatten nicht aushaltbar sei. Er versucht des Weiteren also aufzuführen, welches Leid er durch die Pflichtverletzun-
gen seiner Ehefrau erdulden müsse:

*Ich will nun aber durchaus nicht behaupten, dass ich immer
so zu ihr gewesen bin, wie ich hätte sein müssen. Wohl habe
ich nicht immer nach ihrem Willen gehandelt, auch hat es
wohl manchen Streit gegeben, wie er in anderen Ehen sicher ebenso zu finden ist. Wie meine Frau nun beim Miss-
lingen einer gemeinsam unternommenen Sache immer nur
mir die Schuld zuschieben wollte, sah ich mich gezwungen,
die Verantwortung auf mich alleine zu nehmen und mich
nicht mehr um ihre Wünsche zu kümmern. Sie hat dabei
wohl manch kurzes oder hartes Wort hinnehmen müssen,
das mir später oft selbst leid getan hat. Ich habe mich durch
ihr Verhalten hinreissen lassen, sie auch zu schlagen. Wie
ich aber doch immer habe einsehen müssen, dass es schein-*

---

[496] Ebd.

bar unmöglich ist, sie von ihrem Wesen zu bekehren, hat sich bei mir eine Art Gleichgültigkeit eingeschlichen. Meine Frau bildet sich nun immer ein, ich suche sie mit Gewalt los zu werden und sie wieder vor allen Dingen in eine Heilanstalt zu bringen.[497]

Physische Gewalt wurde zwar als Scheidungsgrund aufgeführt, jedoch nur unter bestimmten Umständen als ein solcher zugelassen. Sogenannte „Misshandlungen" mussten zwar nicht notwendigerweise gesundheitsgefährdend sein, um als Scheidungsgrundlage zu dienen, jedoch sollten sie möglichst nicht nachvollziehbar sein.

Durch die erwähnte Entschuldigung des Mannes sollte vermutlich auch seine eigene mögliche schuldhafte Beteiligung an der Zerrüttung der Ehe argumentativ ausgeschlossen werden. Die Ehe wäre demnach bereits von vornherein durch ihre Geisteskrankheit *zerrüttet gewesen* und nicht etwa als Folge seiner Gewalt *zerrüttet worden*.

Reaktionen der Familie: Der Bruder Ida H.s

Ida H. floh, nachdem ihr Ehemann sie in eine psychiatrische Klinik hatte einweisen lassen, im Zuge des Entmündigungsverfahrens zu ihrem Bruder. Dieser nahm sie auf und versuchte in einem Brief an den Ehemann Ida H.s, in ihrem Sinne Stellung zu beziehen.

Ida H.s Bruder nahm hierbei insb. auf ihre Kinderlosigkeit Bezug. Jene Kinderlosigkeit und deren Ursachen flossen im Zuge des Verfahrens immer wieder in die jeweiligen Argumentationen ein; für Ida H. selbst war dies vermutlich ein zentrales Problem ihrer Ehe:

---

[497] Ebd.

Ihr Unglück sieht sie nur darin, dass sie keine Kinder hat, die sie doch so gerne haben möchte, was an ihr nicht liegt. Du willst keine Kinder und bist von Anfang an dagegen gewesen. Paar Mal sind ihr die Kinder abgetrieben, was die alleinige Ursache ihrer Krankheit ist. Sie behauptet, dass die Abtreibung nur durch heimliche Vergiftung erfolgt ist, indem ihr immer heimlich Hurengift gerade in ihr Essen gemischt worden ist. In anderem Falle hätte sie längst Kinder. Mit aller Gewalt willst du aber solche menschenheitswidrigen Verhütungsmittel anwenden. Die ersten Jahre der Verheiratung wolltest Du aus dem Grunde keine Kinder, weil Du sie nicht ernährend konntest und so hattest Du bis jetzt Ausreden.[498]

Die Einschränkung der weiblichen Reproduktionskraft durch wiederholte Fehlgeburten bzw. (heimlich) erzwungene Schwangerschaftsabbrüche sollte laut Bruder zu Ida H.s Krankheit geführt haben. Ida H. hatte ihm gegenüber offenbar verlautet, ihr Ehemann habe ihre Schwangerschaften ohne ihr Wissen durch Verabreichung von „Hurengift" abgebrochen.[499] Der Ehemann wiederum sah in jenen Behauptungen den Beweis für ihre „wahnhaften Vorstellungen" und „boshaften Unterstellungen", die ihn letztlich dazu getrieben hätten, die Scheidung zu veranlassen.

Insbesondere nach dem Einsetzen der Weltwirtschaftskrise und der sogenannten „Hyperinflation" seit den 1920er-Jahren hatte sich in Deutschland ein starker *Geburtenrückgang* eingestellt. Dieser verschränkte sich diskursiv mit Debatten um einen sogenannten „Frauenüberschuss" in den Nachkriegsjahren sowie der Reformie-

---

[498] Gerichtsakte Ida H. (1933): Brief des Bruders, A Rep 345, 16617.

[499] Als „Hurengift" wurden verschiedene Mittel bezeichnet, die zum illegalen Schwangerschaftsabbruch genutzt werden konnten. Mehr hierzu auf S. 141 ff. dieser Arbeit.

rung und Vereinfach der Ehescheidung. Darin wurden das *Recht der Frau auf Mutterschaft* und das *Recht der Frau auf ihren eigenen Körper* sich als einander widersprechende Positionen gegenübergestellt und verhandelt.[500]

Die finanzielle Situation des Ehemanns von Ida H. war womöglich im Zuge der Wirtschaftskrise prekär geworden. Bereits bei der Frage, ob die Ehe grundsätzlich zu Kindern hätte führen sollen, hätten, so taucht es immer wieder in den Argumentationen auf, auch Finanzierungsengpässe immer wieder eine Rolle gespielt. Generell konnte etwa auch eine durchaus ansehnliche *Mitgift* durch Fehlinvestitionen und die starke Inflation schnell einfach verschwinden.[501]

im Rahmen des Verfahrens wurde einzig in dem Brief ihres Bruders die finanzielle Situation angeschnitten, die *Ida H.* im Falle einer Scheidung erwarten würde:

> *Weiter sagt Ida, dass Du sie immer damit ärgerst, dass Du ihre Aussteuer nicht herausgeben willst, insbesondere weil alles Dein Eigentum ist. Wegen so was brauch allerdingt auch kein Streit zu sein, denn das macht einen kranken Menschen nicht besser.[502]*

Die *Aussteuer* (auch *Mitgift* oder *Heimsteuer* genannt) war eine finanzielle oder aus Sachleistungen bestehende Zuwendung des Brautvaters an die Familie des (zukünftigen) Ehemannes der Toch-

---

[500] Vgl. Eitz/Engelhardt: Diskursgeschichte der Weimarer Republik, a.a.O., S. 115ff.

[501] Mehr zur Thematik der Inflation findet man bei Taylor, Frederick (2013): Inflation. Der Untergang des Geldes in der Weimarer Republik und die Geburt des deutschen Traumas. München.

[502] Gerichtsakte Ida H. (1933): Brief des Bruders, A Rep 345, 16617.

ter. In Ida H.s Fall handelte es sich um eine offenbar nicht unbeträchtliche Geldsumme.

Die finanziellen Konsequenzen einer Scheidung waren für bürgerliche Frauen der Weimarer Republik fatal. Denn die meisten von ihnen, darunter auch Ida H., hatten weder eine entsprechende Ausbildung absolviert noch sonstige finanzielle Möglichkeiten, sich selbst ohne Unterstützung durch ihren Ehemann einen Lebensunterhalt zu sichern. Die soziale Position einer geschiedenen Ehefrau und ihre finanzielle Absicherung waren in der Entstehungsphase des BGB gänzlich ausgeblendet worden. Vornehmlich standen damals moralisch-christliche Fragen in den Verhandlungen um das Eherecht im Vordergrund, und eine Scheidung sollte in dieser Hinsicht möglichst streng reglementiert werden.[503] Der Ehemann hatte danach nur dann Unterhalt für die (ehemalige) Ehefrau zu zahlen, wenn er im Rahmen des Scheidungsverfahrens für schuldig befunden worden war, während die Frau selbst allein nicht dazu in der Lage sein würde, ihren sozialen Standard bzw. Status zu erhalten.

Die Vernehmung Ida H.s

Die Vernehmung Ida H.s durch den medizinischen Gutachter im Jahr 1933 wurde von einem Gerichtsschreiber dokumentiert. Nach dem Antrag auf Entmündigung erfolgte neben persönlichen Gesprächen auch ein gerichtliches Verhör. Im Gegensatz zu Ehemann und Bruder Ida H.s legte der Gutachter den Schwerpunkt seiner Befragung weniger auf die Scheidung der Ehe, sondern, seiner Rolle entsprechend, auf den Geisteszustand der Ida H.:

---

[503] Vgl. Blasius, Dirk (1987): Ehescheidung in Deutschland 1794–1945. Kritische Studien zur Geschichtswissenschaft 74. Göttingen, S. 134f.

Professor: Halten sie den Antrag [auf Entmündigung, C.C.] für richtig?

Frau H.: Niemals gerechtfertigt.

Prof.: Sind gesund?

Frau H.: Ja.

Prof: Waren sie früher krank?

Frau H: Ernstlich nein. Verzweifelt darüber, daß mein Mann alles in mir getreten hat, kann man einmal zusammenbrechen.[504]

Die Fragen an die zu Entmündigende nach der Einschätzung ihrer Situation sowie nach ihrer *Krankheit* selbst folgten hierbei jedoch nicht dem Prinzip einer autonomen Selbsteinschätzung, sondern dienten vielmehr der Prüfung einer *Krankheitseinsicht* und setzten als *deviant* definiertes Verhalten voraus. Diese Prüfung führt auf, dass und wie das Konzept der psychiatrischen Diagnose in die Biografie und somit das Selbst der PatientInnen eingeschrieben wurde.

Bereits Foucault untersuchte jene biografische Einflechtung psychiatrischer Denkmodelle als Teil der psychiatrischen Prüfung. Nur durch seine/ihre Einsicht in die Krankheit kann und konnte die/der PatientIn in der psychiatrischen Logik zur Heilung gelangen. Hierbei wurden und werden klare (*kranke*) Identitäten geschaffen. Die daran anschließenden Krankheitsperformanzen werden wiederum

---

[504] Gerichtsakte Ida H. (1933): Protokoll der gutachterlichen Befragung, A Rep 345, 16617.

als Bestätigung der jeweiligen Diagnose angesehen.[505] „Psychischen Krankheiten" einen performativen Charakter zu attestieren bedeutet in Anlehnung an Butlers Performativitätskonzept[506], dass die Sprechakte und Handlungsvorlagen, an welchen sich innerhalb psychiatrischer Anstalten sowohl die InsassInnen als auch das Personal orientier/t/en, Anteil haben an der Konstruktion der Identitätskategorie „psychisch krank". Der Zusammenhang mit den wiederum von Foucault ausführlich analysierten Geständnispraxen[507] verdeutlicht außerdem den identitätsstiftenden Charakter, der sich zum einen aus der sprachlich-performativen Kategorisierung als „psychisch krank" ergibt, zum anderen in den daran angelehnten Praktiken – wie dem Entmündigungsverfahren –, die zu jener Kategorisierung führen, beständig (re-)produziert wird. So begann auch kaum eine Befragung der zu Entmündigenden, ohne zunächst deren Selbsteinschätzung zu prüfen.

Ida H. versuchte in dieser Prüfungssituation, ihr Verhalten im Kontext einer bürgerlichen Logik erklärbar zu machen und es somit wieder in den Bereich der Nachvollziehbarkeit und Normalität (Normativität) zu setzen. Der biografische Ansatz war dabei freilich nicht frei gewählt, sondern ergab sich aus der Befragung als solcher:

Frau H.: Ich machte meinem Mann viele Vorwürfe, als Folge dieses Zusammenbruchs. Ich war zusammengebrochen. Ich habe viel geweint. Ich habe meinem Mann Verschiedenes gesagt, was ich heute nicht ganz aufrecht halten kann. Ich kanns nicht beweisen. U.a. habe ich gesagt, er habe ein

---

[505] Vgl. Foucault, Michel (2015): Die Macht der Psychiatrie – Vorlesungen am Collège de France 1973–1974. Frankfurt/M., S. 392ff.
[506] Vgl. Butler: Gender Trouble, a.a.O.
[507] Vgl. Foucault: Der Wille zum Wissen, a.a.O.

Kind mit einer anderen, und mir war es so als hätte ich das Kind früher mal gesehen.[508]

Ida H. setzte ihre Situation in einen Zusammenhang mit der bürgerlichen Ehefrauen zugesprochenen reproduktiven Rolle als Mutter. Die dem Ehemann zugeschriebene Unerreichbarkeit dieser Position betrachtete sie als ursächlich für ihren „Zusammenbruch".[509]

Mit der Entstehung der bürgerlichen (heterosexuellen Klein-) Familie ab dem 18. Jahrhundert wurde auch die Rolle der Ehefrau klar verortet, nämlich in der bzw. die privatisierte Sphäre der Reproduktion. In all ihrer Wirkmächtigkeit zog und zieht sich diese Figur der *Frau als Mutter* durch die Jahrhunderte.[510] Mit ihrer Aussage traf Ida H. auf jene zugewiesene Rolle. Dem gesellschaftlichen Anspruch nach sollte die familiäre Mutter-Kind-Beziehung auch die Geschlechterbeziehungen und -positionen innerhalb der Ehe festschreiben und stabilisieren. Kinderlos schien das dagegen kaum möglich (was vielleicht auch als ein Hinweis auf die Fragilität dieser Konzeption zu lesen ist).

Neben der Weigerung ihres Ehemannes, Kinder mit Ida H. zu zeugen, führte sie auch ein weiteres für sie einschneidendes Erlebnis vor Gericht an:

Ich hatte eine Eierstockoperation. Es muß im Herbst (Oktober) 1927 gewesen sein. [...] Ich hatte ihn gebeten, mich

---

[508] Gerichtsakte Ida H. (1933): Protokoll der gutachterlichen Befragung, A Rep 345, 16617.

[509] Mehr zu Mutterschaft findet man im Kapitel 8 dieser Arbeit.

[510] Vgl. Schütze, Yvonne (1988): Mutterliebe – Vaterliebe. Elternrollen in der bürgerlichen Familie des 19. Jahrhunderts. In: Frevert, Ute (Hg.): Bürgerinnen und Bürger. Geschlechterverhältnisse im 19. Jahrhundert. Kritische Studien zur Geschichtswissenschaft 77. Göttingen, S. 17–48.

einmal zu untersuchen. Ich wollte gern Kinder haben. Ich hatte eine Geschwulst am Eierstock. Herr Dr. Oppenheim erklärte mir, daß diese weg müsse. Dann bekäme ich Kinder wie die Orgelpfeifen. Dann sollte mein Mann noch einmal hinkommen. Er ging auch hin, und zwar allein. Er blieb lange weg. Wie ich operiert war, eröffnete mir Herr Dr. Oppenheim, ich bekomme keine Kinder. Ich kam mir vor wie geschlagen. Später habe ich meinem Mann vorgeworfen, er hätte Dr. O. beeinflusst, mich unfruchtbar zu machen. Das ging mir alles zu fix. Ich machte Herrn O. Vorwürfe, daß er sich von meinem Mann hat beeinflussen lassen. Er erklärte mir: „Sie sind wohl krank". Ich nehme an, daß die Operation so vorgenommen ist, daß ich nun keine Kinder kriegen soll auf Veranlassung von meinem Mann.[511]

Ida H. unterstellte demnach ihrem Ehemann sowie dem behandelnden Arzt eine Absprache zur Zwangssterilisation. Auch dies stellt einen Versuch dar, ihr Verhalten ins Erklärbare zu (über-)setzen. Die Hoheit des Arztes über ihren Körper und die für sie undurchschaubaren Praktiken, vor allem aber auch die daraus resultierenden, ganz sicher jedenfalls gefühlten Konsequenzen hatten laut dieser Aussage zu ihrer Verzweiflung in und an der Ehe geführt. Ida H. fand sich mit einem unlösbaren Dilemma konfrontiert: Einerseits war sie als Frau quasi dazu verpflichtet, ihren Körper als „organische Verbindung mit dem Gesellschaftskörper"[512] seiner reproduktiven Funktion als Mutter zuzuführen, zum anderen wurde sie an der Erfüllung dieser Aufgabe durch staatlich-institutionalisierte (ihr Ehemann) bzw. medizinische Organe (der Arzt) als Repräsentanten eben jenes Gesellschaftskörpers gehin-

---

[511] Gerichtsakte Ida H. (1933): Protokoll der gutachterlichen Befragung, A Rep 345, 16617.
[512] Foucault: Der Wille zum Wissen, a.a.O., S. 126f.

dert. Ihre daraus resultierende Verzweiflung wurde sowohl von ihrem Ehemann als auch den behandelnden Ärzten sogleich als *geisteskrank* identifiziert, sodass auch hier Ida H. im Grunde keine Möglichkeit eines Auswegs blieb.

Als weiteres Argument zu ihrer Verteidigung versuchte Ida H., das Augenmerk umzukehren und von ihr selbst weg auf den psychischen Zustand ihres Ehemannes zu lenken:

> *Nein, nein, mein Mann war komisch. Er ist ruhig, redet kein Wort. Selbst jetzt. Er ist völlig rücksichtslos. Er mußte Bücher lesen, hörte Radio, verlangte von mir die gleiche Bildung. Er verlangte z.B., daß ich jeden Flieger kennen müßte und wer das Flugzeug führt und wohin es fliegt. Zuletzt erzählte er, Leute im Haus hätten gesagt, ich gehe schmutzig und schlampig angezogen. Ich erwiderte ihm, daß das die Leute ja nicht sagen können, ich gehe ja immer sauber angezogen. Ich mache mir meine Sachen alle allein. Habe ich mal genäht, dann kribbelten meinem Mann schon die Finger. Ich habe mir jeden Fetzen alleine genäht. Ich hatte immer Geldmangel. Ich hatte nie genug. Mein Mann gab mir wohl Geld, aber machte mir Vorwürfe, er könne nicht saufen gehen. Er treibt sich bis nachts um 3 Uhr rum. Ich war so empört, und habe ihm eine ins Gesicht gehauen, weil er sich immer rumtreibt.*[513]

Üblicherweise kamen Forderungen nach geschlechtlicher Bildungsgerechtigkeit eher aus dem Kontext der aufkommenden Frauenrechtsbewegung der Weimarer Republik. Der Ehemann berief sich laut Ida H. jedoch weniger auf Frauenemanzipationsdiskurse,

---

[513] Gerichtsakte Ida H. (1933): Protokoll der gutachterlichen Befragung, A Rep 345, 16617.

sondern deutete diese Bildungsfragen in seinem Sinne als mögliche Erniedrigungsstrategien um. Auch die von ihm (zumindest als Drohung) ausgehende physische Gewalt zeigt sich in der Aussage Ida H.s, wenn auch bloß indirekt in dem Ausdruck, dass ihm „die Finger kribbelten".

Ida H. bestand im Zuge der Vernehmung auf ihrer Position als psychisch gesunde, jedoch verzweifelte Ehefrau in unglücklicher, denn kinderloser Ehe mit einem ihr schlecht gesinnten Ehemann. Sie verweigerte sich psychiatrischen Performanzen und bediente sich stattdessen der wenn auch in ihrem Fall verunmöglichten vergeschlechtlichten Normalvorstellungen und -ansprüche an Ehe- und Reproduktionsverhältnisse zur Erklärbarmachung ihres Verhaltens.

Argumentation des Gutachtens

Die Natur der Frau

Im Gutachten über Ida H. können mehrere Themenfelder ausgemacht werden, in deren Bereich entmündigungsrelevante angebliche Devianzen in Erscheinung treten oder getreten seien. So standen allgemein Ida H.s Geschlechterperformanz und ihre Feminität sowie ihr Verhalten innerhalb der Ehe ebenso wie ihre vergeschlechtlichen emotionalen und kognitiven „Abweichungen" im Augenmerk des Gutachters.

> *Das Interesse der Frau H. richtet sich naturgemäss auf häusliche Arbeiten. Viel beschäftigte sie sich mit dem Gedanken, ob und welchen Beruf sie nach ihrer Scheidung aufnehmen könne. Dem Entmündigungsverfahren brachte Frau H. ein natürliches, jedoch nicht irgendwie grosses Interesse entgegen. „Ich denke garnicht daran, wie mein*

Der psychiatrische Gutachter verwies zunächst auf eine „naturgemäße Häuslichkeit der Frau“, der Ida H. entsprechen sollte. Seit dem 1762 erstmals erschienen Erziehungsroman *Émile*[515] von Rousseau und dem „Jahrhundert der Aufklärung“ hatten sich wissenschaftliche und andere Diskurse zunehmend des Naturbegriffs zur Festschreibung geschlechtlicher Differenzen bedient. Frauen sollten, folgt man Rousseau, das Bindeglied zwischen Kindern und Vätern bilden. Zur Legitimation dieser Ansicht berief er sich auf eine „natürliche Ordnung“, nach welcher öffentliche Räume als männlich und private als weiblich markiert werden sollten.[516] Häuslichkeit und die damit verknüpfte Hausarbeit stellten auch für die folgenden Generationen den *natürlichen* Arbeitsbereich bürgerlicher Ehefrauen dar (wobei, wie deutlich wurde, zwischen für bürgerliche Damen angemessenen und unangemessenen Tätigkeiten differenziert wurde; gröbere, insb. mit körperlicher Anstrengung verbundene Aufgaben überließ man dem Personal).[517] Diese Auffassung teilte auch die psychiatrische Wissenschaft bis weit ins 20. Jahrhundert hinein.

---

[514] Gerichtsakte Ida H. (1933): Psychiatrisches Gutachten, A Rep 345, 16617.

[515] Vgl. Rousseau: Émile, a.a.O. Die deutsche Erstübersetzung von Carl Friedrich Cramer erschien zwischen 1791 und 1794 in Braunschweig.

[516] Vgl. ebd. Mehr zur Geschlechterordnung bei Rousseau findet sich bei Honegger: Die Ordnung der Geschlechter, a.a.O., und Laqueur: Making Sex, a.a.O.

[517] Vgl. hierzu Bock, Gisela/Duden, Barbara (1977): Arbeit aus Liebe – Liebe als Arbeit. Zur Entstehung der Hausarbeit im Kapitalismus. In: Frauen und Wissenschaft. Beiträge zur Berliner Sommeruniversität 1976. Berlin, S. 118–199; Kontos, Sylvia/Walser, Karin (1979): Weil nur zählt, was Geld einbringt: Probleme der Hausfrauenarbeit. Gelnhausen.

Das psychiatrische Gutachten bestätigt affirmativ zunächst die angepasste Geschlechterperformanz Ida H.s. Dass sie die häusliche Sphäre zugunsten einer beruflichen Tätigkeit zu verlassen gedachte, kann mit ihrer finanziellen (Not-)Lage nach einer Scheidung erklärt werden; relativiert wird dieses Bestreben außerdem durch die Formulierung, sie denke darüber nach, *ob* sie nach der Scheidung einen Beruf aufnehme. Von ihrer Hausarbeit über ihre Erwerbsarbeitssuche bis hin zu ihrem mäßigen Interesse an dem Entmündigungsverfahren wird unter Rekurs auf ihre vergeschlechtlichte Performanz alles als natürlich und somit nicht deviant verstanden.

Weiter argumentierte der Gutachter:

> *Im Allgemeinen war die Stimmungslage eine gleichmässige, jedoch ganz leicht zeitweise nach der traurigen Seite hin betont. Bei Besprechung ihrer Ehe und der Konflikte mit ihrem Mann fing Frau H. wiederholt an, zu weinen. Dieser plötzliche Gefühlsausbruch, der in seiner Art und seinem Ablauf vollkommen natürlich war, war auch im Hinblick auf den Inhalt des Gesprochenen durchaus verständlich. Ebenso lachte Frau H. in einer durchaus natürlichen Weise, z.B. beim Betrachten von Bildern. Aus ihren Schilderungen über das eheliche Verhältnis war zu entnehmen, dass Frau H. von jeher sehr empfindsam und leicht verletzt war. [...] Seit August 1933 lebe sie von ihrem Mann getrennt, jedoch in der gleichen Wohnung. Einige Tage vorher habe auch der letzte Sexualverkehr stattgefunden. Die Gefühlskälte gegenüber ihrem Manne in letzter Zeit beruhe auf einer inneren Abneigung, die eine Folge der ganzen Einstellung ihres Mannes zu ihr sei.[518]*

---

[518] Gerichtsakte Ida H. (1933): Psychiatrisches Gutachten, A Rep 345, 16617.

Auf der Folie der Idee, dass Männlichkeit durch Rationalität und Geistigkeit repräsentiert werden würde, während sich Weiblichkeit durch Emotionalität und Irrationalität auszeichne, wird hier auch Ida H.s Verhalten zwar als emotional, jedoch nicht als deviant markiert. Der Gutachter legte in seiner Beschreibung besonderen Wert auf die Betonung plötzlicher Gefühlsausbrüche, Empfindsamkeit und Verletzlichkeit, er betonte ihr Lachen wie ihr Weinen, alles ganz im Rahmen der Natürlichkeit der dichotom angelegten Geschlechterkodierungen. Selbst ihre Sexualität wird als domestiziert und dem Manne untergeordnet beschrieben. So habe Ida H. zwar eine Abneigung gegen ihren Mann, sei dennoch aber wenigstens bis vor Kurzem dem Sexualverkehr mit ihm nachgegangen – eine brave, also natürlich-naturalisiert unterwürfige Gattin in jeder Hinsicht.

Die Vorstellung einer der männlichen untergeordneten (und unterzuordnenden) weiblichen Sexualität war innerhalb psychiatrischer und sexualwissenschaftlicher Theorien durchaus umstritten. Während einige Gutachter dem Sexualwissenschaftler Henry Havelock Ellis folgten, der den „überlegenen Geschlechtstrieb der Frau"[519] mit am vehementesten postuliert hatte, orientierten sich andere den Thesen Krafft-Ebings, nach denen Frauen „weniger sinnlich"[520] sein sollten als Männer.

Der psychiatrische Gutachter Ida H.s verband Vorstellungen einer untergeordneten femininen Sexualität mit starker Emotionalität und einer daraus resultierenden Abneigung gegen den Mann, die aber nicht – oder jedenfalls sehr lange nicht – zur Verweigerung des Geschlechtsverkehrs geführt habe.

---

[519] Vgl. Havelock Ellis, Henry (1913): The Sexual Impulse in Women. In: ders.: Analysis of the Sexual Impulse, Love and Pain, The Sexual Impulse in Women. Studies in the Psychology of Sex, Band 3, S. 189–256.
[520] Vgl. Krafft-Ebing: Psychopathia Sexualis, a.a.O.

Die Natur der Frau als seelische Störung

Doch trotz jener Einführung Ida H.s als *natürlicherweise* emotional kam der psychiatrische Gutachter zu folgenden Schlüssen:

> *Zweifellos ist Frau H. eine von Haus aus seelisch abnorme Persönlichkeit, die zur Gruppe der sogenannten schizoiden Psychopathen zu rechnen ist, welche sich durch eine gewisse Gefühlskälte, eine erhöhte Reizbarkeit und Ueberempfindlichkeit sowie verschroebenes Verhalten der Umwelt gegenüber auszeichnen. Alle diese typischen Wesensmerkmale sind bei Frau H. in einem mehr oder weniger stark ausgeprägten Masse vorhanden, am deutlichsten jedoch die gesteigerte Empfindsamkeit. Besonders charakteristisch für diese psychopathischen Persönlichkeiten ist weiterhin, wie auch im vorliegenden Falle, die Neigung zur Abkehr von der Aussenwelt, zu einer Trennung von den Mitmenschen, um sich allein dem eigenen Leben widmen zu können, also eine vornehmlich auf das persönliche Innenleben gerichtete autistische Lebenseinstellung, streng zu unterscheiden von der ich-betonten, egozentrischen Auffassung, wie sie bei hysterischen Persönlichkeiten meist vorzukommen pflegt.*[521]

Die zunächst als *natürliche* vergeschlechtlichte Eigenschaft betrachtete Emotionalität Ida H.s wird nun als pathologisch gesetzt. Zugleich mit ihrer angeblichen Reizbarkeit und Überempfindlichkeit weist das Gutachten paradoxerweise außerdem auch auf eine „gewisse" Gefühlskälte hin, ohne dies jedoch weiter zu vertiefen. Auch die Trennung und die (von ihrem Ehemann angestrebte!) Scheidung, auf die an dieser Stelle angespielt werden, werden als

---

[521] Gerichtsakte Ida H. (1933): Psychiatrisches Gutachten, A Rep 345, 16617.

symptomatisch gedeutet, als „Trennung von den Mitmenschen", als „autistische" Handlungen interpretiert.

Ein nicht-pathologischer Ausweg aus dem Scheidungsverfahren schien damit kaum möglich. Ida H. war nun als geisteskrank, als „schizoid", als „Psychopathin" dar- und hergestellt. Der Widerspruch dieser Konstruktion zu den vorherigen Ausführungen über die Natürlichkeit ihrer Interessen und ihrer Emotionalität wird innerhalb des gutachterlichen Fazits nicht aufgelöst, sodass davon auszugehen ist, dass bereits jener natürliche weibliche Zustand wenigstens latent pathologisch gedacht wurde.

Ihre Wahrnehmungen ihrer Situation der Kinderlosigkeit, ihre Schilderungen (auch sexualisierter) Gewalterfahrungen sowie ihre Sorgen um die Treue ihres Mannes werden dafür nochmals explizit-implizit aufgegriffen, da das Gutachten fragt:

> *Waren die vorausgegangenen Erscheinungen – die Beeinträchtigungs-, Beziehungs- und Verfolgungsideen der Frau H. nur vorübergehende Aeusserungen ihrer psychopathischen (schizoiden) Veranlagung, oder die Merkmale einer beginnenden Geisteskrankheit, eines Spaltungsirreseins?*[522]

„Spaltungsirresein" leitet sich ab vom Begriff der „Schizophrenie". Dieser geht zurück auf den Schweizer Psychiater Eugen Bleuler. Im Jahr 1911 war unter dem Titel *Dementia praecox oder Gruppe der Schizophrenien*"[523] seine Typologie verschiedenster Handlungs- und Denkweisen erschienen, die künftig unter die Schizophrenie bzw. das Spaltungsirresein fallen sollten. Die Bedeutung von *Schizophrenie* als „das Gespaltene", das elementar „Ver-

---

[522] Ebd.

[523] Bleuler, Eugen (1911): Dementia praecox oder Gruppe der Schizophrenien. Leipzig, /Wien.

rückte" war in den eingedeutschten Ausdruck „Spaltungsirresein"
eingeschrieben. Voraus ging der Terminologie die Vorstellung einer Krankheit, welche durch Beobachtung festgestellt und durch
das Mittel der Diagnose objektivierbar und behandelbar gemacht
werden können sollte.[524]

Mit der Idee des Spaltungsirreseins wurde jede Erfahrung, die Ida
H. beschrieben hatte, und jede Handlung, der sie nachgegangen
war, in den Bereich des Krankhaften und Halluzinatorischen ver-
bzw. abgeschoben. Durch diese Diagnose wurde ihre Perspektive
auf die Geschehnisse gänzlich delegitimiert. Damit waren die
Grundlagen geschaffen, sowohl die Verhandlung über ihre Entmündigung als auch das letztendliche Urteil über ihren Geisteszustand uneingeschränkt von ihren Positionen führen bzw. sprechen
zu können. Indes:

> *Für die hier zur Frage stehende Beurteilung der
> Notwendigkeit einer Entmündigung ist aber vor-
> nehmlich der heutige Zustand der Frau H. entschei-
> dend. Da jedoch – wie ausgeführt – z.Z. keine Anzei-
> chen einer Geistesschwäche oder Geisteskrankheit,
> insbesondere eines erneuten Schubes eines Spal-
> tungsirreseins, bestehen, ist ärztlicherseits eine
> Entmündigung der Frau H. nicht zu rechtfertigen.
> Denn der, wenn auch begründete, Verdacht, dass
> früher vorübergehend eine Geistesstörung im Sinne
> des Spaltungsirreseins vorgelegen hat, rechtfertigt
> allein niemals die Massnahme einer Entmündigung,
> wenn, wie in diesem Falle, eine so weitgehende
> praktische Gesundung eingetreten ist, dass die be-*

---

[524] Zum Neutralitätsbegriff und -selbstverständnis der psychiatrischen
Wissenschaft siehe S. 135ff.

treffende Persönlichkeit, die ihr obliegenden persön-
lichen Angelegenheit selbstständig und sachgemäss
erledigen kann.[525]

Am Ende des Gutachtens stand für den Gutachter fest: Ida Hs. Verhalten konnte *zwar* als symptomatisch für eine Schizophrenie gelesen werden, ihre *zwar* als deviant markierte Emotionalität sowie die
ihr *zwar* unterstellte Ich-Bezogenheit waren jedoch nicht ausrei-
chend, um eine Entmündigung zu rechtfertigen. Dabei berief sich
der Gutachter auf die nun wieder eher juristische Frage nach der
Fähigkeit, die persönlichen Angelegenheiten besorgen zu können,
und bejahte dieses.

Das Verfahren gegen Ida H. ist auch insofern ungewöhnlich, als
gerade in Bezug auf die Diagnose des Spaltungsirreseins in der
psychiatrischen Literatur immer wieder davor gewarnt wurde, eine
ihr gemäß als „schizophren" katalogisierte Person für geheilt zu
erklären bzw. entsprechende Entmündigungen aufzuheben oder
abzulehnen.[526] Dennoch behielt sich der Gutachter hier beides vor:
die psychiatrische Diagnose und die Erklärung der Zurechnungsfähigkeit Ida H.s. Dies ist insb. mit Blick auf das anstehende Scheidungsverfahren zu verstehen. So gab der Gutachter denn auch zuletzt noch folgenden Hinweis an das Gericht und den Ehemann:

> *Besonders hervorzuheben ist zum Schluss dieser*
> *Ausführungen noch, daß die Erörterungen dieses*
> *Gutachtens, welche nur im Hinblick auf die Frage*
> *der Notwendigkeit einer Entmündigung angestellt*
> *wurden, keinerlei Rückschlüsse auf die Frage einer*

---

[525] Gerichtsakte Ida H. (1933): Psychiatrisches Gutachten, A Rep 345, 16617.
[526] Vgl. etwa Bleuler, Eugen (1955): Lehrbuch der Psychiatrie. Umgearbeitet von
Manfred Bleuler. Berlin, Göttingen, Heidelberg, S. 532f.

eventuellen Ehescheidung wegen Geisteskrankheit erlauben.[527]

Verfahren nach § 6 BGB entschieden demnach nicht den Verlauf eines Scheidungsverfahrens bzw. waren davon abgekoppelt.[528] Dennoch konnte der Ehemann Ida H.s eine Eheaufhebung aufgrund der Diagnose des Spaltungsirreseins beantragen, obwohl die Entmündigung wegen Geisteskrankheit zuvor gescheitert war.

Die von ihm, dem Bruder und Ida H. selbst genannten Argumente hatten sich hauptsächlich auf den Zustand der Ehe bezogen. Der Ehemann hatte insb. deren Gefährdung durch das Verhalten seiner Ehefrau betont. Im Blickpunkt der Entmündigungsverfahren stand allerdings die Gefährdung der gesellschaftlichen Ordnung. Eine solche schien von Ida H. nicht auszugehen.

9.4 Zusammenfassung

Der Begriff der Geisteskrankheit ist also, je nach Rechtsgrundlage bzw. Art des Verfahrens, anders zu betrachten und oblag in seiner Auslegung grundsätzlich der Fragestellung des Gerichts. Da § 6 BGB nicht mit der Frage der Zumutbarkeit einer Ehe befasste, sondern mit der Aufklärung darüber, ob eine Person im Stande sei, ihre Angelegenheiten zu besorgen, sind die Antworten der Gutachter in diesem Kontext zu bewerten.

Im Falle von Ida H. wurde diese zwar für geisteskrank befunden, was grundsätzlich in der Natur der Frau angelegt sei, jedoch war man der Auffassung, sie sei durchaus im Stande, selbstständig sich um ihre Angelegenheiten zu kümmern. Sie gefährde die gesell-

---

[527] Gerichtsakte Ida H. (1933): Psychiatrisches Gutachten, A Rep 345, 16617.
[528] Vgl. Vokastner: Forensische Beurteilung, a.a.O., S. 346f.

schaftliche Ordnung nicht durch ihr Verhalten, auch wenn dieses für ihren Ehemann eine Störung der seinen darstellte. Trotz ihrer Diagnose bewegte sich Ida H. weiterhin in einem an Weiblichkeitsideale wie jenes der Mutterschaft und das der bürgerlichen Ehefrau angepassten Diskursfeld.

Nicht selten waren Ehemänner die Antragsteller in (für sie) erfolgreich verlaufenden Entmündigungsverfahren gegen (Ehe-)Frauen. Der Ehemann Ida H.s hatte jedoch offenbar das falsche Narrativ gewählt, um eine Entmündigung zu legitimieren.

10 Zur Repräsentation des (deutschen) Kolonialismus in psychiatrischen Gutachten

Das folgende Kapitel befasst sich mit dem Konstruktionsprozess des Kaiserreichs und der Weimarer Republik als koloniale Macht und damit, wie sich dieses Selbstverständnis in den Entmündigungsverfahren materialisierte.[529] Die (kolonial-)rassistischen Diskurse, die in den Gutachten zur Herstellung und Erhaltung *weißer* hegemonialer Positionen dienten, werden im Folgenden beispielhaft anhand zweier Entmündigungsakten nachgezeichnet.[530]

Paula Karsten und Beatrice von N. wurden unter Bezugnahme auf koloniale Diskurse vor Gericht gebracht. Ihre Geschichten bzw. die ihrer Entmündigungen verdeutlichen die Rolle, die *weißen* bürgerlichen Frauen im Rahmen kolonialer Politiken zukam. Paula Karsten und Beatrice von N. werden jedoch beide nicht ausschließlich als passive Opfer juristischer und psychiatrischer Gewalt begriffen, sondern es wird außerdem auch ihre zum Teil (zumindest im Falle Karstens) durchaus aktive Beteiligung im kolonialen Diskursfeld beleuchtet.

---

[530] Das Kursivsetzen des Begriffs *weiß* soll dessen Konstruktionscharakter verdeutlichen und Weißsein als Norm/al/kategorie infrage stellen. Die im Folgenden verwandte Großschreibung des Begriffs Schwarz verweist auf seine Verwendung als sozio-politischer Identitätsbegriff im Zuge emanzipatorischer Selbstbeschreibungen und Kämpfe. Vgl. hierzu etwa Ayim, May (2001): Die afro-deutsche Minderheit. In: Arndt, Susan (Hg.): Afrika-Bilder. Studien zu Rassismus in Deutschland. Münster, S. 71–86; Ha, Kien Nghi/Lauré al-Samarai, Nicola/Mysorekar, Sheila (2007): Einleitung. In: dies. (Hg.): re/visionen. Postkoloniale Perspektiven von People of Color auf Rassismus, Kulturpolitik und Widerstand in Deutschland. Münster, S. 9–21.

Paula Karsten und Beatrice von. N. waren Frauen adliger Herkunft. Die Geschichte Paula Karstens sowie die Gutachten über Beatrice von N. dienen im Folgenden als Grundlage für die Analyse kolonialer Diskurse des Kaiserreichs und der Weimarer Republik. Während Paula Karsten 1907 und somit während der Zeit des deutschen Kolonialismus entmündigt worden war und nach dem „Verlust" der deutschen Kolonien wieder mündig gesprochen wurde, wurde Beatrice von N. im Jahr 1929 entmündigt, jedoch unter vehementer Bezugnahme auf koloniale Diskurse, die an Stärke kaum verloren hatten.

In diesem Kapitel werde ich die Rolle der psychiatrischen Wissenschaft im Kontext kolonialer, geschlechtlich-vergeschlechtlichender und klassenspezifischer Wissensbildung beleuchten. Anhand der Entmündigungsverfahren und ihrer Hintergründe wird die enge Verbundenheit von psychiatrischem Wissen mit kolonialen Herrschaftsfantasien und an Klasse geknüpften Vorstellungen von Geschlecht aufgezeigt. Ich werde herausarbeiten, inwieweit die psychiatrische Wissenschaft der Weimarer Republik an Geschlecht geknüpfte Vorstellungen von Geisteskrankheit eng mit kolonialem Wissen verband.

10.1 Paula Karsten: Kolonialromanautorin, Kriegsgegnerin, Geisteskranke?

„Sind Sie noch heute der Mei-
nung, dass Sie zu Unrecht ent-
mündigt worden sind?" –
„Ich bin niemals auch nur an-
nähernd anderer Meinung ge-
wesen." [531]

Paula Karsten wurde am 08. März 1880 in Pasewalk geboren.[532] Im Jahr 1907 wurde sie vor dem Amtsgericht Charlottenburg entmündigt und dreiundzwanzig Jahre später, im Jahr 1930, wieder mündig gesprochen. Die wohlhabende Baronin lebte sie zum Zeitpunkt ihrer Entmündigung in Berlin-Charlottenburg. Sie bemühte sich um eine Karriere als Schriftstellerin und engagierte sich in Fragen rund um die deutschen Kolonien.

Paula Karsten prangerte öffentlich den aggressiven Kolonialismus des deutschen Kaiserreichs an, sie forderte ein Ende der Morde in „Deutsch-Südwestafrika" und stand in regem Briefverkehr mit in „Deutschland sozialisierten Schwarzen"[533], die aus europäischen Kolonien entführt und in Deutschland ausgestellt worden waren und danach in *weißen* Familien gelebt hatten. Dieser Briefwechsel hielt mindestens bis zu dem Zeitpunkt der Wiederaufhebung der

---

[532] Die folgenden biografischen Daten gehen aus der Akte über Paula Karsten hervor.

[533] Der Begriff lehnt sich an den in der Akte verwendeten Ausdruck „in Deutschland erzogene Schwarze" an, vgl. Gerichtsakte Paula Karsten (1929): Psychiatrischer Bericht, A Rep 342, 6465.

Entmündigung an, mit großer Wahrscheinlichkeit auch darüber hinaus.[534]

Die Schriftstellerin Paula Karsten erlebte verschiedene (auch sexualisierte) Übergriffe durch ihre Verleger. Sie wurde zum Geschlechtsverkehr aufgefordert und verweigerte sich dem, ihre Bücher wurden zensiert und Co-Autoren hinzugefügt, die sie nicht einmal namentlich kannte. Karsten zeigte die Übergriffe an, scheiterte aber vor Gericht. Stattdessen wurde schließlich ein Entmündigungsverfahren gegen sie eröffnet.

Als Paula Karsten nach dem Ersten Weltkriegs verarmt und krank war und als Folge ihrer Entmündigung jeglichen Kontakt zu „Hofkreisen" verloren hatte und nachdem ihre Verleger verstorben waren, wurde sie wieder mündig gesprochen.

Im Folgenden werde ich Paula Karstens Entmündigung in Zusammenhang mit der deutschen Kolonialgeschichte stellen und die Verbindungslinien wie auch Brüche zwischen ihren Positionen, denen des Kaiserreichs und den gutachterlichen Argumentationen im Rahmen ihres Entmündigungsverfahrens erörtern.

Paula Karstens erste Bewegungen im kolonialen Feld

Die Frage nach der Rolle bürgerlicher *weißer* Frauen in den deutschen Kolonien und den entsprechenden Diskursen in den Metropolen wurde in der deutschen feministischen Forschung erst in den letzten Jahren thematisiert. Gründe hierfür sind in der Geschichtswissenschaft sowie der feministischen Wissenschaft selbst zu fin-

---

[534] Leider sind die Kopien dieser Briefe nicht archiviert. Sie wurden nach dem Gerichtsverfahren aus der Akte entfernt.

den. So wurde in der Geschichtswissenschaft dem deutschen Kolonialismus aufgrund seiner vergleichsweise kurzen Dauer lange Zeit kaum Beachtung geschenkt. Hinzu kam die Annahme großer Teile der Geschlechterforschung, dass Frauen wegen ihres Abgedrängtseins in den privaten Raum kaum gesellschaftspolitische Relevanz gehabt hätten. Erst mit der zunehmenden Infragestellung dieser Thesen kam es vermehrt zu Auseinandersetzungen mit der Rolle der Frauen im deutschen Kolonialismus.[535] Paula Karsten war eine dieser Frauen, deren Beteiligung am kolonialen Projekt lange ausgeblendet blieb – explizit ihre Kritik daran sollte vielleicht auch durch ihre Entmündigung ungehört gemacht werden.

Im Jahr 1896 fand in Berlin die erste *Deutsche Colonial-Ausstellung* statt. Im Zuge einer im Treptower Park angesiedelten Großen Gewerbeausstellung erfolgte die erste sogenannte „Völkerschau". Vor den Augen einer Vielzahl von BesucherInnen mussten Schwarze SchauspielerInnen sieben Monate lang ihren angeblich *authentischen* Alltag präsentieren.[536] Tatsächlich wurden jene *exotisierten* „Alltagspraktiken" von *weißen* bürgerlichen Regisseuren in Szene gesetzt, und die SchauspielerInnen waren angewiesen, sich an die vorgegebenen Skripte zu halten. Ein zentraler Aspekt dieser „Völkerschauen" lag darin, die Differenz zwischen Kolonialisierten und Kolonialisierenden als Gegensatz zwischen *barbarisch* und *zivilisiert* zu verdeutlichen und darüber auch einen breiten gesellschaftlichen Konsens über die Legitimität der kolonialen

---

[535] Vgl. Lorey, Isabell (2006): Der weiße Körper als feministischer Fetisch. Konsequenzen aus der Ausblendung des deutschen Kolonialismus. In: Tißberger, Martina; Dietze, Gabriele; Hrzán, Daniela; Husmann-Kastein, Jana (Hg.): Weiß – Weißsein – Whiteness. Kritische Studien zu Gender und Rassismus. Frankfurt/M. u.a., S. 61–83, S. 61.

[536] Laukötter, Anja (2007): Von der Kultur zur „Rasse" – vom Objekt zum Körper? Völkerkundemuseen und ihre Wissenschaften zu Beginn des 20. Jahrhunderts. Bielefeld, S. 10f.

Herrschaftsverhältnisse herzustellen. BesucherInnen dieser Ausstellung kamen aus allen sozialen Schichten.

Abseits der Ausstellung war es den Schwarzen SchauspielerInnen selten und wenn, dann auch bloß in Begleitung möglich, die Räumlichkeiten zu verlassen. Einige SchauspielerInnen stellten am Ende der Ausstellung einen Antrag, auch weiterhin in Berlin bleiben zu können. Mit dem Verweis auf die Ausbildungsmöglichkeiten und den Gewinn, welcher mit gut ausgebildeten Schwarzen, die in die Kolonien zurückkehren sollten, erzielt werden könne, wurde dem zugestimmt. Ein lebenslanger Verbleib in Deutschland wurde jedoch nicht diskutiert. Der *Berliner Lokalanzeiger* gab einen Aufruf an das Bürgertum heraus, die vorübergehend mit Aufenthaltsrecht ausgestatteten Schwarzen Menschen als „SchülerInnen" aufzunehmen.

Die daraus resultierenden Beziehungen waren zwar weiterhin hierarchisch strukturierte SchülerInnen-LehrerInnen-Verhältnisse, folgten jedoch nicht der Logik jener Ausstellungen, bei denen keine persönliche Interaktion mit den Kolonialisierten stattfand.

Paula Karsten war für den Kameruner Bernhard Epassi[537] vermutlich eine solche „Lehrerin" oder stellte für ihn zumindest einen wichtigen Kontakt in die bürgerliche *weiße* Gesellschaft dar.[538]

---

[537] Als nicht unbedeutender Teilaspekt des deutschen Kolonialismus ist die Namenspolitik anzusehen, in deren Rahmen kolonialisierten Menschen explizit deutsche Vornamen gegeben wurden, um ihre kulturelle Eigenständigkeit bzw. Identität innerhalb des deutschen Herrschaftsgebiets zu schwächen. Auch der Vorname von Bernhard Epassi ist in diesem Zusammenhang zu verstehen.

[538] Aitken, Robbie/Rosenhaft, Eve (2013): Black Germany: The Making and Unmaking of a Diaspora Community, 1884–1960. Cambridge, S. 56f.

Bernhard Epassi und Briefwechsel Schwarzer Männer mit Paula
Karsten

Bernhard Epassi war fünfzehn Jahre alt, als er 1896 zur Kolonial-
ausstellung nach Berlin kam. Wahrscheinlich erhoffte er sich durch
die Ausstellung seines Körpers die Möglichkeit der Reise sowie
weitere Ausbildung und Geld.[539] Eine gewaltvoll erzwungene Ein-
reise ist im Fall Epassis eher unwahrscheinlich. Bernhard Epassi
stellte den Antrag, in Deutschland bleiben zu können, und nahm im
Zuge dessen an einem eigens für Schwarze eingerichteten Ausbil-
dungsprogramm teil. Epassi arbeitete im Kolonialwarenkaufhaus
von Kaufmann Antelmann, am Abend besuchte er die Schule.
Während dieser Zeit lernte er Paula Karsten kennen. Diese beschrieb ihn in ihrem Bericht „Kamerun in Berlin" u.a. als einen
höflichen und freundlichen Mann.[540]

Bernhard Epassi verweigerte jedoch die Rolle des *zivilisierbaren
Wilden*. Er wurde im Rahmen seiner Möglichkeiten zunehmend
widerständiger. So änderten sich auch die Berichte des Kaufmanns
Antelmann über ihn. Epassi wurde nach Kassel versetzt, um in dem
dortigen Warenhaus zu arbeiten. Dort stand er mit einer Vielzahl
weißer Frauen in Briefkontakt. Er floh jedoch etwa 1900 wieder in
Richtung Berlin. Dort angekommen, arbeitete er zunächst in einer

---

[539] Vgl. Bowersox, Jeffrey (2008): Kolonial-Lehrling wider Willen: Bernhard
Epassi in Deutschland 1896–1901. In: Heyden, Ulrich van der (Hg.):
Unbekannte Biographien: Afrikaner im deutschsprachigen Raum vom 18.
Jahrhundert bis zum Ende des Zweites Weltkrieges. Berlin.
[540] Vgl. Karsten, Paula (1897): Kamerun in Berlin und deutsche Briefe von
Kamerun. In: Globus: Illustrierte Zeitschrift für Länder- und Völkerkunde,
Nr. 72 (1897), S. 97–99, zit. n. Aitken/Rosenhaft: Black Germany, a.a.O., S.
59.

Weinbar, wurde jedoch nach kurzer Zeit auf Empfehlung Antelmanns wieder nach Kamerun abgeschoben.[541]

Paula Karsten stand vermutlich auch nach seiner Abschiebung mit Bernhard Epassi in Briefkontakt. In ihrem Werk „*Wer ist mein Nächster?*" zitierte sie aus einigen Briefen, die ihr aus den Kolonien von einheimischen Männern zugesendet worden waren. Ob einer davon von Epassi war, lässt sich leider nicht nachvollziehen.

Diese Briefwechsel fanden ihren Weg auch in das Entmündigungsverfahren gegen Paula Karsten. Zum einen wurden sie genutzt, um ihre als problematisch betrachtete Nähe zu Schwarzen Männern zu illustrieren, an anderer Stelle dienten sie als Beleg für ihre „rege geistige Tätigkeit":

> *Ihre rege geistige Tätigkeit geht aus den vielen Büchern, die auf dem Tisch liegen, hervor, und aus den Briefen von in Deutschland erzogenen Schwarzen unserer verlorenen Kolonien, mit denen sie noch in Schriftwechsel steht.*[542]

Paula Karsten stand mit großer Wahrscheinlichkeit auch über das Verfahren hinaus in Briefkontakt mit diesen Männern. Insbesondere deren Reiserouten und die Eindrücke der Männer stehen im Zentrum der von ihr abgedruckten Briefe. Einige davon inszenieren Paula Karsten als eine Figur, die sich durch ihre besondere Empathie für Schwarze Männer auszeichnen sollte. Ein Anschreiben eines „Herrn T." aus Togo beschreibt ihr Verhältnis zu einem von ihnen wie folgt (ob „er" in diesem Fall tatsächlich Epassi war, lässt sich nur vermuten):

---

[541] Vgl. Bowersox: Kolonial-Lehrling wider Willen, a.a.O.
[542] Gerichtsakte Paula Karsten (1929): Psychiatrischer Bericht, A Rep 342, 6465.

Als er hier ankam, erzählte er mir viel von Ihnen und sagte mir, dass er so viele Freundlichkeiten von Ihnen erfahren hätte, und Sie immer so gut zu ihm waren; darum bat er mich auch, Ihnen zu schreiben und Ihnen zu danken für all das Gute, was Sie ihm erwiesen haben. Sie behandelten ihn wie jeden anderen Menschen. Er ist Ihnen so dankbar. Soviele Weisse missachten und verachten uns, weil wir schwarz sind.[543]

Paula Karsten wurde im Zuge des Entmündigungsverfahrens auf zweifache Art funktionalisiert. Zum einen wurden ihre Nähe zu Schwarzen Männern und die damit assoziierte Kritik am Kolonialismus als Beleg für ihre Pathologie herangezogen, zum anderen wurden jedoch ihre Bücher und Briefe im Aufhebungsverfahren 1929 als konservierend-kompensatorisches Reservat der *verlorenen Kolonien* hervorgehoben.

Ihre Kontakte zu Schwarzen Männern wurden dabei vollkommen entsexualisiert dargestellt. Auch ihre Anschuldigungen wegen sexueller Belästigung durch ihre Verleger führten nicht zu einer Diagnose aus dem Bereich der sexuellen Devianz. Warum dies so war, warum Paula Karsten gänzlich entsexualisiert wurde, kann leider auf diesem Weg nicht eindeutig nachvollzogen werden, es sei lediglich angemerkt, dass dies für die Entmündigungsverfahren jener Zeit äußerst ungewöhnlich war. Die schriftstellerische und also geistige Tätigkeit Karstens führte im Rahmen des Verfahrens zur Wiederaufhebung der Entmündigung zu einer Intellektualisierung ihrer Person. Die Intellektuelle Paula Karsten hatte jedoch zunächst in großem Widerspruch zu den Geschlechtervorstellungen des beginnenden 20. Jahrhunderts gestanden. Während damals

---

[543] Auszug aus einem Brief der Herrn T. In: Karsten, Paula (1903): „Wer ist mein Nächster?" – Negertypen aus Deutschwestafrika. Berlin, S. 20.

Weiblichkeit sich anhand von Kategorien der Emotionalität und Sexualität konstituierte, war es Männlichkeit, die an Vernunft und Intellektualität geknüpft war. Die Vorstellung, dass intellektuelle Frauen vermännlichen würden, schuf womöglich im Anschluss an zeitgenössische antifeministische Polemiken gegenüber Akademikerinnen[544] die Grundlage für die Entsexualisierung Paula Karstens.

„Wer ist mein Nächster?" zwischen Kolonialroman und Reisebericht

Im Jahr 1903 hatte Paula Karsten ihr Werk *„Wer ist mein Nächster?" – Negertypen aus Deutschwestafrika* veröffentlicht.[545] Laut eigener Aussage waren von Verlagsseite Teile des Inhalts zensiert sowie der Titel verändert worden (was Karsten vor ihrem ersten Verfahren auch zur Anzeige gebracht hatte). Die Auflagenhöhe lässt sich nicht rekonstruieren.[546]. Leider ist außerdem hier nicht mehr feststellbar, inwiefern sich Paula Karstens Entwurf von dem tatsächlich verlegten Buch unterschied.

---

[544] Vgl. Bruns, Claudia (2010): Vertreibt der weibliche Zugang zum Logos den Eros? Zu einer erstaunlich aktuellen Debatte unter Studentinnen der 1920er Jahre. In: dies./Auga, Ulrike/Harders, Levke/Jähnert, Gabriele (Hg.): Das Geschlecht der Wissenschaften. Zur Geschichte von Akademikerinnen im 19. und 20. Jahrhundert. Frankfurt/M., New York, S. 43–74.

[545] Paula Karsten hatte neben dem oben erwähnten Text „Kamerun in Berlin" zuvor bereits mindestens einen Artikel über die britische Kolonie in Indien publiziert. Dieser blieb jedoch im Zuge des Entmündigungsverfahrens unerwähnt. Vgl. Karsten, Paula (1899): Indische Zigeuner. In: Deutsche Rundschrift für Geographie und Statistik, Jg. 22, Nr. 1, S. 6–19.

[546] Ein weiteres Buch Karstens zur Volksgesundheit (Karsten, Paula (1925): Biochemie. Gesundes Leben durch die Volksbiochemie. Berlin) wurde laut ihrer Aussage in einer Auflage von 30–50.000 Stück publiziert, dies könnte als Indikator für die Zahlen von *„Wer ist mein Nächster?"* dienen. Eine zweite Auflage gab es von beiden Werken nicht. Vgl. Gerichtsakte Paula Karsten (1929): Psychiatrischer Bericht, A Rep 342, 6465.

Sie erzählt sehr ausführlich, dass sie von ihren Verlegern betrogen sei, indem man ihr ein Teil des Honorars vorenthalten habe, die Titel ihrer Arbeiten seien geaendert und der Inhalt öfter gegen ihren Wunsch und Einverständnis umgearbeitet worden.[547]

Der psychiatrische Gutachter interpretierte noch im zweiten Verfahren die Anzeigen Karstens als Teil ihrer *Geisteskrankheit*. So wurden zwar das Buch und dessen Inhalt nicht infrage gestellt, jedoch die Autorin selbst. Eine ausgiebige Auseinandersetzung mit ihren politischen Positionen fand auch im Zusammenhang des Wiederaufhebungsverfahrens nicht statt. Vielmehr stand ihr Geisteszustand im Zentrum. Durch die Pathologisierung der Autorin konnte auch ihre politische Haltung aus dem Diskursfeld exkludiert werden. Gerade deshalb möchte ich im Folgenden einen Blick in das Werk werfen, nach dessen Erscheinen Paula Karsten entmündigt werden sollte.

„Wer ist mein Nächster?" – *Negertypen aus Deutschwestafrika* kann, was für fast alle Texte Karstens gilt, keinem Genre direkt zugeordnet werden. Die Einleitung erinnert an damalige Reiseliteratur, die folgenden Kapitel entsprechen jedoch dem Format des Kolonialromans. Geschmückt wurde der Band mit verschiedenen Fotografien des kolonialen Raumes sowie seiner Bevölkerung.

Paula Karsten hatte – wie andere bürgerliche Frauen auch – an kolonialen Reiseexpeditionen teilgenommen. Einen Großteil der reisenden Frauen bildeten zu Beginn des 20. Jahrhunderts bürgerliche Ehefrauen in bzw. als Begleitung ihrer Ehemänner; außerdem nahmen auch im Haushalts- und Erziehungssektor angestellte Frau-

---

[547] Ebd.

en die Möglichkeit zu einer solchen Reise wahr.[548] Als alleinstehende Schriftstellerin war Paula Karsten, vermutlich dank ihrer Familienstiftung, in der privilegierten Situation, ohne weitere Anbindungen reisen zu können. Sie arbeitete zeitweise an einer Missionsschule in Westafrika.

Ihr Werk widmete sie dem Herzog Johann Albrecht zu Mecklenburg. Dieser war nach seiner militärischen Karriere im Jahr 1895 zum Präsidenten der Deutschen Kolonialgesellschaft (DKG) gewählt worden.[549] Ob Paula Karsten auch Mitglied der DKG war, lässt sich nicht rekonstruieren. Laut § 4 der Satzung der DKG wäre dies möglich gewesen, da darin explizit eine Mitgliedschaft von Frauen erlaubt wurde, was im Kontext der von ihr verfolgten biopolitischen Strategien auch erwünscht war: Johann Albrecht selbst engagierte sich u.a. dahingehend, *weiße* deutsche (bürgerliche) Frauen zu einem Umzug in die deutschen Kolonien zu bewegen.[550] Dies hing damit zusammen, dass sich koloniale Vereine vermehrt mit der Frage der *weißen* Machtsicherung innerhalb der kolonisierten Räume beschäftigten. Die Herrschaftssicherung der *weißen Rasse* sollte insb. auch durch die Ansiedlung unverheirateter *weißer* Frauen und Mädchen vonstattengehen, die durch eine Verehelichung mit den männlichen Kolonial-Herren sowohl deren *Verkafferung* als auch die damit einhergehende Verbreitung interethnischer (sexueller – freiwilliger und unfreiwilliger) Beziehungen und ein Anwachsen der sogenannten „Mischlingsbevölkerung" eindämmen

---

[548] Vgl. Loosen, Livia (2014): Deutsche Frauen in den Südsee-Kolonien des Kaiserreichs. Alltag und Beziehungen zur indigenen Bevölkerung, 1884–1919. Bielefeld, S. 143f.

[549] Deutsches Kolonial-Lexikon (1920): Band II, S. 130f. Online abrufbar unter http://www.ub.bildarchiv-dkg.uni-frankfurt.de/Bildprojekt/Lexikon/Standardframeseite.php (letzter Zugriff am 23.06.2016).

[550] Vgl. hierzu den Abschnitt über Beatrice von N. in dieser Arbeit ab S 220.

sollten.[551] Auch der alleinstehenden Paula Karsten wurde der koloniale Raum zugänglich gemacht.

„Wer ist mein Nächster?" – Reiseberichte und Rassentheorie

Anfang des 20. Jahrhunderts etablierten sich laut Ina Kerner zwei Modelle zur Erklärung und Erhaltung kolonialer Machtstrukturen. Verschaltet mit sozialdarwinistischen und eugenischen Modellen suggerierte die Idee menschlicher *Rassen* insb. die Vorstellung eines weltweiten *Rassenkrieges*, aus dem die *weiße Rasse* als überlegenerer Sieger hervorgehen sollte. Dieses Modell knüpfte vornehmlich an naturwissenschaftliche Theorien zur Etablierung biologisierter *Rassekategorien* an. Es stand dabei einem hauptsächlich auf Mythen basierenden Konzept gegenüber, das geistige und/oder seelische Unterschiede der verschiedenen *Rassen* postulierte. Diese sollten sich in besonderer Deutlichkeit in den jeweiligen (zivilisatorischen) Errungenschaften zeigen. Rekurriert wurde auf *Volks-* und *Rassenseelen* – Konzepte, deren somatische Aspekte eher marginal zu Tage traten.[552]

Paula Karsten lehnte sich mit ihrem Werk stark an jenen mythologisch erschlossenen Rassismus an und übte innerhalb ihrer Veröffentlichung immer wieder Kritik an den eugenischen Ansätzen.

So nahm sie etwa im Vorwort von *„ Wer ist mein Nächster? "* Bezug auf die biblische Schöpfungsgeschichte. Diese setzt sie in di-

---

[551] Vgl. Mamozai, Martha (1989): Schwarze Frau, weiße Herrin. Frauenleben in deutschen Kolonien. Reinbek bei Hamburg, S. 136ff; zu Fragen des *Verkafferens* vgl. Walgenbach, Katharina (2005): „Die weiße Frau als Trägerin deutscher Kultur". Koloniale Diskurse über Geschlecht, „Rasse" und Klasse im Kaiserreich. Frankfurt/M., New York.

[552] Vgl. Kerner, Ina (2009): Differenzen und Macht. Zur Anatomie von Rassismus und Sexismus. Frankfurt/M., New York, S. 82.

rekten Vergleich zur *Njueli-Alimi-Sage* der *Yumale*.[553] Dabei handle es sich um eine von Lorenz Tutschek niedergeschriebene Schöpfungsgeschichte eines in Zentralafrika lebenden „Stammes". Karsten hob in diesem Zusammenhang insb. die von ihr so bezeichnete *Brüderlichkeit* aller Menschen hervor und kritisierte speziell den geringschätzigen Blick der Kolonialisierenden auf die sogenannten „Wilden".

Keineswegs stellte sie dabei allerdings grundlegend gängige *Rasse*-Vorstellungen ihrer Zeit infrage, sondern betonte, dies jedoch nach ausgiebiger Kritik an der Homogenisierung Schwarzer Männer:

> *Er [der Schwarze, C.C.] erkennt unumwunden und voller Bewunderung die geistige Überlegenheit des Weissen an, und er unterstellt sich ihm gern und vertrauensvoll – mit dem Wunsch und in der Hoffnung, sehr viel Gutes von ihm zu lernen.*[554]

Sie tendierte auch im weiteren Verlauf ihres Buches zur (Re-) Produktion hierarchischer *Rasse*-Konstruktionen, vertrat jedoch dabei die Auffassung, dass die hierarchische Abstufung zwischen den einzelnen *Rassen* zum einen wesentlich geringer sei als bisweilen behauptet, zum anderen müsste sie außerdem durch das Miteinbeziehen verschiedenster weiterer Aspekte verfeinert werden.[555] Karstens Werk ist somit auch als Teil kolonialer Wissensprodukti-

---

[553] Als *Yumale* bezeichnete Paula Karsten eine zentralafrikanische Gesellschaft. Außerihrer und der von ihr zitierten Veröffentlichung Lorenz Tutscheks gibt es jedoch keine weiteren Verweise auf diese. Vgl. Karsten: „Wer ist mein Nächster?", a.a.O., S. XX; Tutschek, Lorenz (1847): Ethnologische Skizzen aus Tumale in Centralafrika. In: Das Ausland. Wochenschrift für Länder- und Völkerkunde, Nr. 263, S. 1049–1050.

[554] Karsten: „Wer ist mein Nächster?", a.a.O., S. XXIVf.

[555] Vgl. ebd. S. XXI.

on zu lesen. Die durchaus arrogante und überhebliche Perspektive des kolonialen Blicks in „*Wer ist mein Nächster?*" lässt sich nicht verleugnen.[556]

Anhand ihrer Aussagen vor Gericht ist jedoch des Weiteren davon auszugehen, dass einige Teile ihrer Kritik zensiert und vor der Veröffentlichung entfernt worden waren. Vor allem die erwähnte Homogenisierung der Kolonialisierten hielt Karsten für ein großes Unrecht:

> *Denken wir an die einzelnen europäischen Nationen und schon an die verschiedenen Völkerschaften grösserer Länder mit ihren sich oft scharf widersprechenden Individualitäten, so wird niemand glauben, dass ich meine Beobachtungen widerspruchslos auf alle Neger angewandt wissen will. Afrika ist gross.*[557]

Diese sich „scharf widersprechenden Individualitäten" verortete Karsten meiner Meinung nach hauptsächlich in der Klassenordnung der europäischen Nationen. Dieses Klassenverständnis übertrug sie unmittelbar auf die von ihr betrachteten Kolonien. So bezeichnete sie die Homogenisierung und Klassenblindheit der *weißen* Menschen bzw. Männer gegenüber Schwarzen Männern als das „grösste Unrecht", das Schwarzen angetan würde.[558] Vor allem betonte sie den Lerneifer und die scharfe Auffassungsgabe der Schüler aus adligen Schwarzen Familien, die sie in ihrer Zeit als Lehrerin unterrichtet hatte. Dementsprechend formulierte sie auch das Hauptanliegen ihres Reiseberichts:

---

[556] Zum kolonialen Blick vgl. Melber, Henning (1992): Der Weißheit letzter Schluß. Rassismus und kolonialer Blick. Frankfurt/M.

[557] Karsten: „Wer ist mein Nächster?", a.a.O., S. XXIX.

[558] Vgl. ebd., S. XXI.

Meine Absicht ist ja auch gerade, zu beweisen, dass die wohlgesitteten wohl beanspruchen dürfen, anders behandelt zu werden, als die völlig wilden.[559]

Das rassistische Denken Paula Karstens war vor allem durch ihr Klassendenken geprägt. Die laut ihr „wohlgesitteten Schwarzen", schienen darin keine Bedrohung für die *weiße* bürgerliche Ordnung darzustellen, vielmehr seien sie sogar bestrebt, diese zu unterstützen. Die von ihr als „völlig wild" Bezeichneten dagegen bildeten nach wie vor eine Gefahr.

Karsten befasste sich hauptsächlich mit der sozialen Situation Schwarzer Männer. Sie bemühte sich um die Anerkennung ihrer „schwarzen Brüder" innerhalb des Kaiserreichs. Die Lage Schwarzer Frauen findet in ihren Veröffentlichungen kaum Raum. Einzig in einem kurzen Bericht über ihre Versuche, eine togoische Sprache (*Ewe* oder *Kabiyé*) zu erlernen, erwähnte sie Begegnungen mit Frauen:

> *Wohl freundlich lächelnd, aber mit liebenswürdiger Gemessenheit meinten sie [die Schwarzen Frauen, C.C.], das Gesprochene wäre ja ganz gut; wie ich aber so dastehen könnte, ohne irgendwelche Bewegungen zu machen! Mienenspiel und Gesten müssten dem gesprochenen Worte doch erst den richtigen Ausdruck verleihen. [...] Von nun an sprach ich nie mehr ohne die gehörige Beweglichkeit, was immer grosse Heiterkeit bei meinen Lehrmeisterinnen hervorrief.*[560]

---

[559] Ebd., S. XXIV.

[560] Karsten: „Wer ist mein Nächster?", a.a.O., S. XXX.
Welche Sprache es war, die Karsten erlernen wollte, lässt sich nicht rekonstruieren.

Während Karstens Begegnungen mit Schwarzen Männern darauf abzielten, diesen möglichst viel europäisches *Kulturgut* näherzubringen, stand in der Begegnung mit den Frauen das Erlernen der örtlichen Sprache im Mittelpunkt. Die rassifizierten Frauen wurden innerhalb der Vorstellungswelt Paula Karstens zu einer Art lebendigem Speichermedium der regionalen und als minderwertig geltenden Kultur. Als zivilisierbar, als kultivierbar galten (ihr) ausschließlich kolonialisierte Männer, die hierbei zugleich als staatstragend inszeniert wurden. Paula Karsten ihrerseits fungierte in den kolonialen Diskursen als *Trägerin deutscher Kultur*, die sie sowohl während ihrer Reisen als auch im Rahmen ihrer Berliner Begegnungen Schwarzen Männern übermitteln sollte und wollte.[561]

In einer späteren Veröffentlichung vertrat Karsten die These, dass „alles geschaffene [...] denselben Daseinsbedingungen unterworfen" sei.[562] In diesem Band rekurrierte sie, ähnlich wie in „*Wer ist mein Nächster?*", immer wieder auf die prinzipielle Gleichheit jener bzw. aller „Brüder". Ihr Rassismus bedient sich hier hauptsächlich affirmativer Zuschreibungen:

> *Wer den Schwarzen kennt – nicht nur als Wundertier, Reklame oder Spielzeug – weiss, dass er viel Schönheitssinn besitzt, und auch immer bestrebt ist, denselben zum Ausdruck zu bringen.*[563]

Immer wieder betonte Paula Karsten die positiven Eigenschaften Schwarzer Männer. Hierbei bediente sie jedoch weniger damals unter *weißen* bürgerlichen Frauen (neben Vergewaltigungsdrohsze-

---

[561] Zur diskursiven Verknüpfung von *Frau* und *Kultur* in deutschen Kolonialdiskursen s. Walgenbach: „Die weiße Frau als Trägerin deutscher Kultur", a.a.O.

[562] Karsten: Biochemie, a.a.O., S. 67.

[563] Karsten: „Wer ist mein Nächster?", a.a.O., S. XXIII.

narien) gängige sexualisierte Vorstellungen Schwarzer Männlichkeit, sondern besprach vielmehr künstlerisches, sprachliches und musikalisches Talent. Ihre anfängliche These, dass es sich bei allen Menschen um Brüder handle, ist vor dem Hintergrund dieser Schilderungen nicht als Gleichheitspostulat zu verstehen. Auch Paula Karsten bediente sich in erheblichem Maße der Rassifizierung und Exotisierung des „Anderen", vielleicht auch als Legitimationsstrategie für ihre eigenen Reisen und Bücher. Dennoch widersprach sie in Vielem den gängigen Thesen zeitgenössischer Kolonialautorinnen.[564] Die vielfach angewandten Topoi *„weißer* Herrschender" und „Schwarzer Knechte" wurden von Karsten durchgehend angefochten – gleichzeitig aber auch substituiert durch Figuren *weißer* LehrerInnen und Schwarzer Schüler.[565]

Die Betonung der *Kultivierbarkeit* und *Talentiertheit* des „Anderen" entzog sich zwar mitnichten kolonialen Blickregimen, stellte deren gängige Kategorien aber dennoch auch stark infrage. So wurde auch ihre vermeintliche übergroße Nähe zu Schwarzen Männern im Kontext ihrer Entmündigungsverhandlung mehrfach problematisiert.

Frau Pastor Aner habe dem Gericht geschrieben, dass sie wegen Verschwendungssucht entmündigt werden solle, weil sie Wohltaten verschleudere, besonders mit den Schwarzen.[566]

---

[564] Vgl. Gippert Wolfgang (2009): Frauen und Kolonialismus. Einblicke in deutschsprachige Forschungsfelder. In: Ariadne. Forum für Frauen- und Geschlechtergeschichte, Nr. 56 (2009), S. 6–13.

[565] Vgl. Michels, Stefanie (2009): Weiße Frauen in Afrika. Grenzwächterinnen und Grenzüberschreiterinnen im postkolonialen Haushalt. In: Ariadne. Forum für Frauen- und Geschlechtergeschichte, Nr. 56 (2009), S. 24–30, S. 25.

[566] Gerichtsakte Paula Karsten (1929): Psychiatrischer Bericht, A Rep 342, 6465.

Frau Aner schloss damit an zeitgenössische Vorstellungen einer domestizierten *weißen*, bürgerlichen Weiblichkeit an.[567] Paula Karsten wurde innerhalb spezifischer Macht-Wissensverhältnisse situiert und hatte deren Grenzen gefälligst nicht zu überschreiten – weder in empathischer noch finanzieller Hinsicht. Der Kontakt zu Schwarzen Männern, das darin implizite Infragestellen gängiger *Rassen*ordnungssysteme und -grenzregime und nicht zuletzt die Eigenverwaltung des Geldes bewegten sich weit außerhalb des ihr zugewiesenen Rahmens. Karsten arbeitete selbstständig, sie begab sich auf Reisen, blieb unverheiratet. Die Nähe zu „Schwarzen" überging nicht bloß die an Klasse und Sexualität gebundenen räumlichen Vorstellungen des Bürgertums, sondern auch die rassifizierten Grenzen jenes Raumes.

Die von Isabell Lorey als „scheinbar schizophren"[568] bezeichnete Situation *weißer* deutscher Frauen, die zugleich strukturelle Diskriminierungen innerhalb des Geschlechterverhältnisses als auch strukturelle Überlegenheit im Zusammenhang kolonialrassistischer Machtverhältnisse erfuhren, zeigte sich im Entmündigungsverfahren Paula Karsten in besonderer Deutlichkeit. So brach sie nicht bloß aus der ihr zugewiesenen Rolle der bürgerlichen Frau aus, sondern begab sich zudem in die Position einer Kritikerin der *Rassen*ordnung jener Zeit.

Anmerkung: Die Entmündigungsakte aus dem Jahr 1907 ist nicht mehr vorhanden, sodass die Begründung des Gerichts sich nur anhand der Aussagen der ZeugInnen aus dem Verfahren im Jahr 1929 rekonstruieren lässt. Frau Aner war die Vormünderin Paula Karstens.

[567] Vorstellungen des Domestizierens sind, angelehnt an Ann McClintock, mit geografischen und/oder architektonischen Raumvorstellungen verbunden, die sich innerhalb sozialer Macht-Wissens-Geflechte und somit auch unter kolonialen Bedingungen ausbilde/te/n. Vgl. McClintock, Ann (1995): Imperial Leather. Race, Gender and Sexuality in the Colonial Contest. New York, S. 34ff.

[568] Lorey: Der weiße Körper als feministischer Fetisch, a.a.O., S. 73.

Schizophrenie, deren Synonyme auch an vielen Stellen im psychiatrischen Gutachten über Paula Karsten zu finden sind, wurde infolgedessen hier auch hauptsächlich im Zusammenhang mit kolonialpolitischen Fragen thematisiert. Jegliche Auseinandersetzung Karstens damit wurde zu einem manifesten Teil ihrer Pathologie erklärt. So hatte sie zwar die Möglichkeit (gehabt), sich außerhalb des bürgerlich-europäischen Rahmens bzw. Raums zu bewegen, die konkrete und materielle Folge dieses Verhaltens war aber ihre Pathologisierung – und letzten – oder vielmehr, wie angesprochen: vorletzten – Endes ihre Entmündigung.

Trotz aller Spekulationen Paula Karstens blieb und bleibt dabei unklar, wer den Antrag auf Entmündigung tatsächlich stellte. Frau Pastor Aner sollte ihre Vormünderin werden. Jedoch vermutete Paula Karsten ihre Verleger hinter allem. Außerdem wurde gegen Paula Karsten wegen „Vaterlandsverrat" ermittelt. Da die Akten aus ihrem ersten Prozess verschwunden sind, lässt sich diese Angelegenheit bis heute nicht rekonstruieren.

Kolonialkrieg und Entmündigungsverfahren

Paula Karsten war keine Gegnerin kolonialer Politiken. Im Gegenteil: Ihre Zivilisierungsfantasien sind als Teil kolonialer Herrschaftsfantasien anzusehen. Der große Bruch Paula Karstens mit der Kolonialherrschaft des Kaiserreichs fand im Zuge des sogenannten „Hereroaufstandes" bzw. der kolonialen Kriege und des daraus resultierenden Genozids an den Herero und Nama statt.

Während Karsten den deutschen Kolonialismus noch als *Kulturmission* gegenüber ihren „Schwarzen Brüdern" verstanden hatte[569],

---

[569] Vgl. Schubert, Michael (2001): Der schwarze Fremde. Das Bild des Schwarzafrikaners in der parlamentarischen und publizistischen

waren diese im generellen Zusammenhang der Kolonialpolitik des Kaiserreichs zunehmend als *wilde und unzivilisierbare Reichsfeinde* konstruiert worden. Nachdem zusätzlich zu den stetigen Aneignungen von Weidegebieten durch die Kolonisatoren und den andauernden Demütigungen und Herabsetzungen in „Deutsch-Südwestafrika" außerdem die Rinderpest, ausgebrochen war, kam es 1904 zu einem Aufbegehren der einheimischen Herero und Nama.[570]

Sie begannen unter der Führung Samuel Mahareros, deutsche Farmen und Einrichtungen zu attackieren. Daraufhin gab der Generalleutnant Lothar von Trotha, unter dessen Kommando die deutschen Schutztruppen standen, seinen berüchtigten Schießbefehl zur Vernichtung aller Herero.[571] Ein Großteil wurde in die Wüsten Omaheke und Kalahari vertrieben. Dort wurde den Menschen der Zugang zu Wasserstellen verboten, sodass viele verdursteten. Manche konnten sich in englische Kolonien retten. Die übrig gebliebenen Herero innerhalb der deutschen *Schutzgebiete* wurden in Konzentrationslager verbracht.[572]

Kolonialdiskussion in Deutschland von den 1870er bis in die 1930er Jahre. Stuttgart, S.277.

[570] Vgl. ebd., S. 227ff.

[571] Dies ist hier sehr verkürzt dargestellt, um den Rahmen dieser Arbeit nicht zu sprengen. Ausführlicher kann man die Geschichte dieses ersten von Deutschen im 20. Jahrhundert begangenen Völkermords zum Beispiel nachlesen bei Zeller, Joachim/Zimmerer, Jürgen (Hg.) (2003): Völkermord in Deutsch-Südwestafrika. Der Kolonialkrieg (1904–1908) in Namibia und seine Folgen. Berlin; Kößler, Reinhard/Melber, Henning (2004): Völkermord und Gedenken. Der Genozid an den Herero und Nama in Deutsch-Südwestafrika 1904–1908. In: Brumlik, Micha/Wojak, Irmtrud (Hg.): Völkermord und Kriegsverbrechen in der ersten Hälfte des 20. Jahrhunderts. Frankfurt/M., New York, S. 37–76.

[572] Vgl. Krüger, Gesine (1999): Kriegsbewältigung und Geschichtsbewußtsein. Realität, Deutung und Verarbeitung des deutschen Kolonialkriegs in Namibia 1904 bis 1907. Göttingen.

Das offizielle Kaiserreich bemühte sich in seiner Darstellung des Krieges um eine Bild- und Wissensproduktion, die sich um *frauenmordende, Menschenfleisch essende* Schwarze organisierte.[573] Ein Bedrohungsszenario, das schon zuvor entworfen worden war und dessen man sich nun bediente, um die faktisch folgenden Morde an fast hunderttausend Menschen zu rechtfertigen: „Wenden Sie nicht allzu viel Humanität gegen blutdürstige Bestien in Menschengestalt an."[574] Die koloniale Propaganda inszenierte einen *Rassen*-Krieg.[575] So kam es auch innerhalb des Kaiserreichs unter der *weißen* Bevölkerung zu wenig Widerstand gegen die durchaus offengelegten Pläne zur Ermordung aller Herero auf deutschem Gebiet.

Der koloniale Krieg und seine Folgen, die insgesamt geschätzt 250.000–300.000 Schwarze Menschen das Leben kosteten[576], ließen Paula Karsten allerdings nicht unbeeindruckt. Sie verfasste eine Reihe von Schreiben an den Kaiserstab, darin sie sich ein Ende der Morde und des Krieges erhoffte. Vermutlich nutzte sie ihre damaligen Hofkontakte, um möglichst an höherer bis höchster Stelle Gehör zu finden.

Im psychiatrischen Gutachten über Paula Karsten werden ihre politischen Interessen als *wahnhafte Visionen* inszeniert. Insbesondere die scheinbaren Hintergründe ihrer politischen Forderungen waren von besonderem Interesse für den Gutachter:

> *Sie glaubte, prophetische Gaben zu besitzen, hatte visionäre Erlebnisse und versuchte, durch diese veranlasst, bei den*

---

573 Vgl. Schubert: Der schwarze Fremde, a.a.O., S. 236.

574 Graf zu Reventlow in: Sten. Ber.RT. XI/I/60, S. 1900, zit. n. Schubert: Der schwarze Fremde, a.a.O., S. 236.

575 Vgl. Schubert: Der schwarze Fremde, a.a.O., S. 239.

576 Vgl. ebd., S. 244.

zuständigen Behörden und bei dem damaligen deutschen Kaiser die Einstellung der Feindseligkeiten gegen die Hereros, deren Aufstand Deutschland damals im Begriff war zu unterdrücken. Sie hält auch jetzt noch ihre Forderungen für berechtigt und behauptet nach wie vor, dass ihr Unrecht geschehen sei.[577]

Doch außerhalb des psychiatrischen Gutachtens hatte Paula Karsten tatsächlich Gehör gefunden. Die Zeitschrift *Wehr* habe, sagte sie aus, eines ihrer Gedichte gedruckt, „Dreuung dem Vaterlande", das sie in den Verdacht brachte, *Vaterlandsverräterin* zu sein. Ihre Entmündigung im Jahr 1907 bewahrte sie in diesem Fall vor weiteren polizeilichen Ermittlungen. Dennoch blieb jenes Gedicht ihr letzter Kommentar zu kolonialen Fragen im Kaiserreich. Kurz nach ihrer Entmündigung wurden all ihre Forderungen als Wahnvorstellungen verworfen. Karsten widmete sich in den folgenden Jahren der Naturheilkunde. Im Zuge des Ersten Weltkriegs verlor sie all ihren Besitz und im Zuge ihrer Entmündigung alle Kontakte zu Hof- und Literaturkreisen.

> *„Was haben wir [im großen Krieg, C.C.] verloren?" — „Das Vertrauen von vielen, das wir früher noch hoch geachtet haben. Im Osten alles, was um den Korridor herum liegt; die Kolonien, Elsass-Lothringen. Die wollen garnicht französisch bleiben. Ich habe mir das von Anfang an garnicht klar macht, könnte man ja verrückt werden.[578]*

---

[577] Gerichtsakte Paula Karsten (1929): Psychiatrischer Bericht, A Rep 342, 6465.
[578] Gerichtsakte Paula Karsten (1929): Protokoll der gutachterlichen Befragung, A Rep 342, 6465.

Das Ende der deutschen Kolonialherrschaft und das Ende der Entmündigung

Paula Karsten stellte in den dreiundzwanzig Jahren ihrer Entmündigung mehrfach einen Antrag auf Wiederaufhebung. Jedoch wurde eine unumstößlich Forderung an sie gestellt, nämlich die, ihre „Behauptungen" zurückzuziehen.

> *Bei späteren Untersuchungen gelegentlich der Wiederaufhebungsanträge ihrer Entmündigung habe man sie veranlassen wollen, zu widerrufen, sonst würde sie weiter für geisteskrank erklärt werden. Dazu habe sie sich nicht entschliessen können. Wie bei den früheren Untersuchungen erzählt sie auch jetzt von ihren verschiedenen illusionären Erlebnissen.*[579]

Unter jenen „illusionären Erlebnissen" verstand der Gerichtsgutachter die Kritik Paula Karstens an der Ermordung der Herero, die Anklage gegenüber ihren Verlegern, ihre Arbeiten zensiert und verändert zu haben, sowie ihre Anschuldigungen wegen sexueller Belästigung.

Insgesamt schien Karstens Devianz, trotz aller Verweise auf ihren Geisteszustand, hauptsächlich im Bereich ihrer politischen Haltung zu liegen. Wäre sie bereit (gewesen), diese aufzugeben und damit auch ihr Aufbegehren gegen die gängige Ordnung einzustellen, so wäre auch ihre Entmündigung aufgehoben worden bzw. könnte dies endlich werden. Paula Karsten wurde mithilfe der Entmündigung auf ihren sozialen Platz verwiesen. Eigenständige Handlungen wurden ihr ebenso wie Veröffentlichungen außerhalb des Ge-

---

[579] Gerichtsakte Paula Karsten (1929): Psychiatrischer Bericht, A Rep 342, 6465.

biets der Heilpraktik verwehrt, Kontakte zu Hofkreisen und jegliche Plattform für ihre (kritische) Arbeit wurden ihr entzogen. Man habe ihr die Existenzgrundlage genommen, so Paula Karsten.

Als Folge des (verlorenen) Ersten Weltkriegs endete das deutsche Kolonialreich. Dies war jedoch nicht gleichbedeutend mit einem Ende kolonialer Diskurse. Paula Karstens Buch wurde, wie viele weitere, zu einem Speicher für koloniale Herrschaftsfantasien und -ansprüche. Ihre Vorstellungen von *Rasse* und gesellschaftlicher Ordnung blieben jedoch weiterhin deviant und ihre sogenannte „Nähe zu Schwarzen" blieb auch bis ins Jahr 1929 für ihre *weiße* Umgebung problematisch.

Erst in diesem Jahr wurde ihre Entmündigung schließlich aufgeboben. Jedoch nicht etwa, weil Paula Karsten beschlossen hatte, ihre Positionen aufzugeben, oder wegen einer Verschiebung der relevanten Diskursfelder.

> *Es ist ferner zu berücksichtigen, dass sie infolge ihres Alters doch an ihrer früheren Activität eingebüsst hat; wenn sie auch noch die Absicht hat, gegen ihre tatsächlichen und gegen ihre vermeidlichen Widersacher etwas zu unternehmen, so würde sie sich doch erst mit dem Richter darüber beraten, was darin zweckdienlich sei. Wenn sie schliesslich durch ihre Eingaben und Gesuche an Behörden und höchste Personen früher lästig gefallen ist, so dürfte dies jetzt gleichfalls fortfallen, weil ihre früheren Beziehungen zu Hofkreisen nicht mehr in Frage kommen und die meisten ihrer vermeintlichen Widersacher inzwischen verstorben sind.[580]*

---

[580] Ebd.

Paula Karsten hatte an Wirkmächtigkeit verloren. Sie war nun erkrankt, verarmt und aus – im Kontext der Weimarer Republik ohnehin nicht mehr relevanten – Hofkreisen ausgeschlossen.[581] Die potenziell von ihrer Positionierung ausgehende Gefährdung hatte sich insofern signifikant reduziert, als sie künftig weder (politische) Arbeiten publizieren konnte, noch jenseits ihrer Äußerungen als Heilpraktikerin Gehör fand. Über den weiteren Verlauf der Biografie Paula Karstens ist nichts festzustellen.

---

[581] Zum Zusammenhang von Alter und Wahnsinn siehe Kapitel 11 dieser Arbeit.

10.2 Beatrice von N.: Tropische T/Raumbilder in der psychiatrischen Wissenschaft

Auf Wunsch bescheinige ich, dass ich Frau Baronin N., deren Bruder und Kinder ich behandelt habe und die ich sehr oft sah und sprach, für nervös und hysterisch halte. Die jüngsten Ereignisse, deren Ausmass ich auf Grund der mir vorgelegten Unterlagen (Briefe der Frau v.N., etc.) sowie den Aussagen des Bruders und des Ehemannes abzuschätzen vermag, lassen m.E. keinen Zweifel an der psychopathischen Konstitution der Patientin übrig [582]

Im Jahr 1929 begann der Prozess um die Entmündigung von Beatrice von N. Sie lebte zu diesem Zeitpunkt gemeinsam mit ihren beiden Kindern, ihrem Bruder sowie ihrem Ehemann in Berlin. Beatrice von N. hatte mehrmals erfolglos versucht, aus dieser Wohn- und Lebenssituation zu fliehen. Zuletzt hatte sie das ihr von ihrem Ehemann zugewiesene Haushaltsgeld genommen und war nach England geflüchtet. Von dort erfuhr der Ehemann, dass sie nun gedenke, nach Deutsch-Südwestafrika" auszuwandern. Um dies zu verhindern, beantragte er ihre Entmündigung:

---

[582] Gerichtsakte Beatrice von N. (1929): Bescheinigung des Hausarztes, A Rep 324, 6381.

> *Jetzt am 19. August ist sie [...] um die Mittagszeit plötzlich,*
> *ohne von ihren Kindern, ihrem Bruder oder mir Abschied*
> *genommen zu haben, abgereist und hat eine Nachricht aus*
> *England gegeben, dass sie aus Freiheitsdrang ins Ausland*
> *gegangen sei. Wie ich auf zufälligem Wege durch die Ost-*
> *Afrika-Linie feststellen konnte, hat sie ein Billett nach*
> *Deutsch-Südwest-Afrika genommen.*[583]

Während ihrer Abwesenheit wurden gleich zwei Gutachten über ihre geistige Verfassung abgegeben. Der Gerichtsgutachter bescheinigte ebenso wie der Hausarzt ihres Bruders und ihrer Kinder Beatrice von N. schwere psychische Störungen; beide sprachen die Empfehlung für eine Entmündigung aus. Insbesondere ihre Auswanderungspläne standen hierbei im Fokus der ärztlichen Argumentation.

Nachdem Beatrice von N. (aus unbekannten Gründen) wieder in Berlin eingetroffen war und nach Unterredungen mit ihrem Ehemann versprochen hatte, die Familie kein weiteres Mal zu verlassen, wurde das Verfahren zur Entmündigung der Frau N. eingestellt.

Im Folgenden werde ich besonders auf die Zusammenhänge von Raum- und Sexualitätsvorstellungen sowie die biopolitischen Strategien eingehen, die in den Gutachten betreffend die Entmündigung von Beatrice von N. eine maßgebende Rolle spielten.

---

[583] Gerichtsakte Beatrice von N. (1929): Antrag des Ehemannes, A Rep 324, 6381.

Tropen als Raum in der Akte

Beatrice von N. hatte bereits vor ihren konkretisierten Auswanderungsplänen versucht, ihre Familie zu verlassen. Als der Ehemann jedoch erfuhr, dass sie diesmal auch *Deutschland* verlassen wollte, beantragte er ihre Entmündigung. Die geplante Auswanderung in *die Tropen* wurde zum auslösenden Moment für den Antrag:

> *Sie hat für die tropischen Gegenden weder irgendwelche Ausrüstungen mit noch irgendwelche Geldmittel. Ich schätze sie höchstens im Besitze von ca. 100.—RM. Dieser jetzt mehrere Male plötzlich auftretende Freiheitsdrang beruht nach Aussagen der Ärzte auf psychopathischen Anlagen, weshalb sie ihre Angelegenheiten nicht allein vertreten kann. Insbesondere soll es durch die Vormundschaft ermöglicht werden, meine Frau aus den Tropen zurückzuschaffen.*[584]

Der Ehemann Beatrice von N.s verwendete – wie später auch die Gutachter – hier den Tropenbegriff. Die *Tropen* sind dabei jedoch weniger als geografischer Raum zu verstehen, sondern bilden vielmehr ein konzeptuelles Konstrukt, das als Projektionsfläche okzidentaler Fantasien diente.

Diese Vorstellung der *Tropen* hatte sich ab dem 15./16. Jahrhundert etabliert und verfestigt. Zunächst aus europäischer Perspektive als „nicht bewohnbar" klassifiziert, begann mit den Reisen Christoph Kolumbus', die die europäischen Aneignungs-Expeditionen in die „Neue Welt" initiierten, die Etablierung eines exotisierten und exo-

---

[584] Ebd.

tisierenden Tropenbildes. Spätestens seit dem frühen 18. Jahrhundert standen und stehen die Tropen sinnbildlich für Überfluss.[585]

Es wurde ein romantisiertes Bild von Reichtum und Fülle geschaffen. Reichtum an Sonne, Früchten, an Vogelarten und anderen Tieren sowie eine Fülle an Pflanzen und Farben. So beschrieb beispielsweise der Chemie- und Physikprofessor Dr. Vollmar in seinem Reisetagebuch aus dem Jahr 1828 *die Tropen* und deren Bevölkerung wie folgt:

> *[...] ihr Mon-repos, und ihr Sans-souci, ein paar Pisang- oder Musapflanzen, geben ihre Hauptnahrung, wollen sie sich recht pflegen so kratzen sie ein wenig Erde auf, eine Handvoll Mais hineinstreuend, alles übrige liefert die Natur ungefordert, die eine Palme giebt ihnen Sago, die andere Datteln, die dritte Cocosnüsse, die Yamswurzel liefert ihnen Brod, Wein die Ananas oder Ajave [...]. Der Mensch hier, will nichts als essen, hiezu braucht er blos den Mund zu öffnen.*[586]

Durch die Fortschrittsmythen des späten 19. und frühen 20. Jahrhunderts wurde die Interpretation jener farbenfrohen und romantischen Tropen zu einer Idee des *Primitiven* hin verschoben.[587] Bereits die Vorstellungen Dr. Vollmers zeigen eine Beschreibung der

---

[585] Vgl. Arnold, David (2002): „Illusory Riches": Representations of the tropical world, 1840–1950. In: Singapore Journal of Tropical Geography, Jg. 21, Nr. 1, http://onlinelibrary.wiley.com/doi/10.1111/1467-9493.00060/pdf (letzter Zugriff am 29.05.2015); Curtin, Philip D. (1990): The Environment beyond Europe and the European Theory of Empire. In: HAWAII: Journal of World History, Jg. 1, Nr. 2, S. 131–150.

[586] Dr. Vollmer (1828): Natur- und Sittengemälde der Tropenländer. München, S. 4f.

[587] Vgl. Borsó, Vittoria (2008): Exotische Topo-Grafien. In: Goethe Institut: (Hg.): Humboldt. Die Tropen in uns. München, S. 43–45, S. 43.

indigenen Bevölkerung, die keinerlei Gleichberechtigung zuließ oder auch nur für möglich hielt. Die Einheimischen werden von Beginn des Reiseberichts an als kindlich bzw. tierähnlich inszeniert. Die Ideologie einer zivilisatorischen und auch biologischen Überlegenheit der *weißen* KolonisatorInnen lässt sich aus der Mehrzahl der Reiseliteratur und wissenschaftlichen Abhandlungen jener Zeit ablesen.[588]

Im Kaiserreich legte sich jedoch spätestens mit Beginn der kolonialen Kriege ein Schatten über jene als paradiesisch imaginierten *Tropen*. Unberechenbare Gefahren und Krankheiten lauerten dort, wurde nun betont, die nicht bloß aus der unbändigen *tropischen* Natur resultieren sollten, sondern auch aus deren Bevölkerung.

Jene Ambivalenzen in der Imagination der Tropen teilte auch der Ehemann Beatrice von N.s. Zum einen unterstellt er eine *tropische Gefahr*, für welche besondere Ausrüstung notwendig sei, die Beatrice von N. jedoch nicht besitze, zum anderen verband er die *Tropen* mit einer Vorstellung, einem Ideal möglicherweise, von *Freiheit*, betonte er doch wiederholt Beatrice von N.s dahingehenden Drang.

Die Verschränkung von (einer Verheißung von) Freiheit und Gefahr, die von den Tropen ausgehen sollte bzw. mit ihnen assoziiert wurde, ist hier insb. auch vor dem Hintergrund der Weimarer Republik zu betrachten. Die ehemals deutschen Kolonien standen nach dem Ende des Ersten Weltkriegs nicht mehr unter deutscher Vormacht. Unter Rückgriff auf alte koloniale Raumbilder wurde die symbolische und auf okzidentalen Herrschaftsfantasien basierende *Idee der Tropen* umso wirkmächtiger.

---

[588] Vgl. Arnold: „Illusory Riches", a.a.O.

Auf dieser Folie sind auch die Gutachten des Arztes und des Psychiaters sowie die Einlassungen des Ehemanns zu verstehen, die in ihren Beschreibungen der Psychopathologie Beatrice von N.s auf jenes Tropenbild rekurrieren.

Tropen als Raum der Sexualität

Hinsichtlich möglicher Gefahren wird in der Gerichtsakte vornehmlich auf die Gefährdung der sexuellen Ordnung verwiesen. Hierbei schien die größte Bedrohung in Beatrice von N. selbst zu liegen. Ausgelöst durch das *tropische Umfeld* würde sie, so die Befürchtung, gänzlich ihren „Trieben" verfallen. Neben dem Ehemann waren auch beide Gutachter darin einig, dass das tropische Umfeld in direkter Weise auf die Handlungen Beatrice von N.s einwirken würde:

> *Sie ist den Anforderungen des praktischen Lebens infolge ihrer Triebhaftigkeit nicht gewachsen, und es ist anzunehmen, dass sie unter den besonderen Verhältnissen der Tropen versagen würde.*[589]

> *Nach meinen Erfahrungen wird der Aufenthalt in Afrika ihre krankhafte Veranlagung sehr steigern und kann unabsehbare Schädigungen und Gefahren herbeiführen.*[590]

Die „Triebhaftigkeit" Beatrice von N.s steht sinngemäß für ihre Sexualität.[591] Diese scheint intrinsischer Bestandteil ihres Körpers zu sein und bloß unter dem besorgten Einfluss ihres Ehemannes

---

[589] Gerichtsakte Beatrice von N. (1929): Psychiatrisches Gutachten, A Rep 324, 6381.

[590] Gerichtsakte Beatrice von N. (1929): Bescheinigung des Hausarztes, A Rep 324, 6381.

[591] Siehe Kapitel 4 dieser Arbeit.

kontrollierbar zu bleiben. Hierbei spielen außerdem Vorstellungen von Klasse und die entsprechenden Geschlechterordnungen eine wesentliche Rolle. Der bürgerliche *weiße* Mann, der auch in diesen Gutachten als Vernunftträger inszeniert wird, diente als kontrollierende Instanz gegenüber der in ihren *weiblichen* Körper eingeschriebenen Triebhaftigkeit seiner Frau. Bereits das Verlassen des ehelichen Umfelds wurde als hysterischer und triebgesteuerter Akt gelesen; das Eintreten in die Tropen sollte dessen Wirkung jedoch um ein Vielfaches verstärken.

Die Gutachter verbanden dabei an Sexualität geknüpfte Vorstellungen von Geisteskrankheit mit den zuvor beschriebenen kolonialen Fantasien über den *tropischen Überfluss*. Daran angelehnt (re-)produzieren sie Imaginationen eines tropischen Raumes, der gänzlich von Sexualität durchzogen und dies infektiös auf seine BewohnerInnen ausstrahlen soll. Diese Argumentation scheint zunächst vielleicht ungewöhnlich, da sich bereits zum Ende der *1820er*-Jahre eine Vorstellung kolonialer Ordnung etabliert hatte, die sich auf ein *Rasse*konzept jenseits territorialer Einflüsse bezog.[592] Der letzte wissenschaftliche Artikel zu individuellen – ansteckenden – Auswirkungen von klimatischen Bedingungen wurde 1885 vom Mediziner Rudolph Virchow verfasst.[593] Durch die vorangegangene Unterstellung einer Geistesstörung konnten die Gut-

---

[592] Vgl. Blome, Eva (2007): Das Eigene, das Andere und ihre Vermischung. Zur Rolle von Sexualität und Reproduktion im Rassendiskurs des 19. Jahrhunderts. In: Discussions 1 (2008) – Das Andere. Theorie, Repräsentation und Erfahrung im 19. Jahrhundert (4. Sommerkurs des Deutschen Historischen Instituts, 2007) – L'autre. Théorie, représentation, vécu au XIXe siècle (4ème université d'été pour jeunes chercheurs de l'Institut historique allemand, 2007), www.perspectivia.net (letzter Zugriff am 23.06.2016).
[593] Vgl. Virchow, Rudolf (1885): Acclimatisation. In: Verhandlungen der Berliner Gesellschaft für Anthropologie, Ethnologie und Urgeschichte Nr. 17, S. 202–214.

achter die rassifizierte Trennung jedoch aufheben. Der Verweis auf eine in der „Kranken" liegende Störung gab ihnen die Möglichkeit der Etablierung einer äußeren, territorialen Gefahr. Das tropische Klima als Auslöser sollte demnach *nicht* etwa einen *Trieb schaffen*, sondern lediglich eine bereits vorliegende *degenerative Belastung* zum *Ausbruch* bringen und *verstärken*.

Anknüpfend an eine spezifische Vorstellung der Tropen als Raum wurde im Rahmen kolonialer Diskurse Sexualität zu einem zentralen Aspekt der Betrachtung. Sexualität diente hierbei nicht zuletzt auch als hierarchisierender Faktor im Verhältnis zu den Kolonialisierten.

Den „fremden" Raum als effeminiert und sexualisiert darzustellen, stand in langer kolonialer Tradition. Ann McClintock prägte den Begriff der *porno-tropics*[594], um die kontinuierliche Weiblich-Machung und Sexualisierung südlicher Regionen durch europäische Forschungsreisende und Kolonisatoren zu fassen. Figurationen des Frauenkörpers fungierten den männlichen Reisenden als Allegorien fremder, zu erforschender und zu erobernder Gebiete. Analog ergab sich daraus auch jene „pornot/r/opische" Fantasie, welche die BewohnerInnen der so imaginierten Regionen, angelehnt ebenfalls an die Idee eines zu erforschenden Frauenkörpers, gänzlich sexualisierte. Der bereits beschriebene *tropische Überfluss* wurde verknüpft mit der Vorstellung einer exzessiven Sexualität der Einheimischen.[595]

Eine weitere These zur Sexualisierung der Tropenbilder stellte Michael Frank auf. An McClintock anschließend steht dabei die Wirkung jener *porno-tropics* auch auf die Körper der Forschungsrei-

---

[594] McClintock: Imperial Leather, a.a.O., S. 21ff.
[595] Vgl. ebd., S. 22f.

senden im Mittelpunkt. So beschrieben einige dieser Reisenden ihre Expeditionen u.a. auch als erotische Reisen. Die tropischen Landstriche selbst sollten dabei, so ihre Erzählungen, bestimmte körperliche Reaktionen in ihnen ausgelöst haben.[596]

Dass diese hypersexualisierten Vorstellungen auch in den 1930er-Jahren nicht unbedingt an einen menschlichen rassifizierten Körper gebunden sein mussten, zeigt sich besonders deutlich bei der Betrachtung der Akte über Beatrice von N. Das Verlassen des domestizierenden Vaterlandes zugunsten der als wild stilisierten und feminisierten Tropen würde, so wird darin unterstellt, das bereits in ihr angelegte Triebverhalten ausbrechen lassen bzw. verstärken.

(Bio-)Politiken des Auswanderns: Zur Produktivität auswandernder Frauen

Wie anhand des Falls Paula Karsten bereits dargelegt, spielte die Rolle der *weißen* Frau im Kontext biopolitischer Strategien für das europäische Kolonisationsprojekt eine nicht zu unterschätzende Rolle.[597] Die DKG bemühte sich bis in die 1930er-Jahre hinein

---

[596] Vgl. Frank, Michael C. (2006): Kulturelle Einflussangst. Inszenierungen der Grenze in der Reiseliteratur des 19 .Jahrhunderts. Bielefeld, S. 155.

[597] Unter „Biopolitik" werden an dieser Stelle die Techniken bzw. Technologien zur „Regulierung der Bevölkerung" gefasst. Die Arbeit der DKG zielte anreizend auf eine Einwanderung zur Bevölkerungsvermehrung (der rein *weißen* Bevölkerung) und die Herstellung bestimmter (Vor-)Herrschaften ab. Die disziplinarischen Machttechniken, die mit der Kolonialisierung außerdem einhergingen (beispielsweise in Form der – angestrebten – Entmündigung von Beatrice von N.) werden zwar auch als Teil der Biomacht/-politik gefasst, jedoch in Abgrenzung zu deren weniger mit Zwangscharakter verbundenen regulierend-regulativen Funktionalität gesetzt. Vgl. Foucault, Michel (1999): In Verteidigung der Gesellschaft. Vorlesungen am Collège de France 1975/76. Frankfurt/M., S. 294ff.

gezielt um die Einwanderung deutscher *weißer* Frauen in die (ehemaligen) Kolonien. Seit dem Ende des Ersten Weltkriegs dienten koloniale Frauen- und Mädchengruppen als Bewahrer kolonialer Fantasien. Koloniale Wissens- und Erinnerungsarbeit wurden innerhalb dieser Gruppe zentrale (Bildungs-)Themen. Auch sollte weiterhin personelle wie finanzielle Unterstützung für in den europäischen Kolonien lebende „Kolonialdeutsche" geleistet werden.[598]

Hintergrund jener biopolitischen Strategien war eine bereits im Kaiserreich unter Schlagworten wie *Rassenmoral* oder *Rassenehre* ausgetragene Debatte um das Sexualverhalten *weißer* Kolonialisten. Die zuvor zwar auch schon als moralische, aber private sexuelle Abweichung eingestuften sexuellen Beziehungen zwischen *weißen* Männern und kolonialisierten Frauen waren zunehmend Gegenstand öffentlichen Interesses geworden. Die wachsende Anzahl sogenannter „Mischehen" und nicht zuletzt die daraus resultierende Nachkommenschaft wurden als brisantes Problem betrachtet.[599]

Ein Verbot der „Mischehen" sollte insb. die *weiße* bürgerliche Sexualität regulieren. Die Nachkommen der bürgerlichen Familien

---

Während Foucault in *Der Wille zum Wissen* die *„regulierende[n] Kontrollen [einer] Bio-Politik der Bevölkerung"* neben den *„Machtprozeduren der Disziplinen: politische Anatomie des menschlichen Körpers"* noch als eine von zwei Hauptformen im Gesamtkomplex der „Bio-Macht" oder „Macht zum Leben" definiert hatte (vgl. Foucault: Der Wille zum Wissen, a.a.O., S. 166f., Hervorhebung im Original) verwendete er später „Biopolitik" und „Biomacht" synonym.

[598] Vgl. Heyn, Susanne (2009): „Gründet Jugendgruppen, denn die schaffen Freude!" Zur Geschichte kolonialer Mädchengruppen in Deutschland von 1926 bis 1933. In: Ariadne. Forum für Frauen- und Geschlechtergeschichte, Nr. 56 (2009), S. 16–23, S. 21.

[599] Vgl. Grosse, Pascal (2000): Kolonialismus, Eugenik und bürgerliche Gesellschaft in Deutschland 1850–1918. Frankfurt/M., S.157; Wildenthal, Lora (2001): German Women for Empire: 1884–1945. Durham, S. 120.

sollten *weiß* bleiben, ebenso sollte Reproduktionsarbeit weiterhin in der Verantwortung (wenn auch nicht unbedingt buchstäblich den Händen) *weißer* Frauen liegen. Grundlegend für diese Argumentation waren eugenische *Rasse*vorstellungen, die innerhalb jener Debatten auch die Sexualität des bürgerlichen *weißen* Mannes zu kontrollieren suchten.[600]

Die Mission der bürgerlichen *weißen* Frauen, die durch die DKG und ihr angeschlossene Organisationen in die (deutschen) Kolonien versandt wurden oder werden sollten, war es somit, durch Verehelichung mit den *weißen* bürgerlichen Männern regulierend auf diese einzuwirken.

> *Für uns bist Du das weiße Weib! Das Weib, das hier eine Mission zu erfüllen hat, das ein Wille, der über unser aller Schicksal schwebt, zwischen uns weiße Heiden hier draußen gesandt hat, um uns an die innere Schönheit und an die Reinheit des weißen Weibes und an die Heiligkeit und Unverletzlichkeit der Ehe glauben zu machen! Um uns der Lust in den Armen dieser schwarzen Weiber zu entreißen, um deiner und unserer Rasse die starken Männer zu erhalten, und ihre Kinder, darum musst du uns in dem Glauben erhalten, den wir in dich haben.*[601]

---

[600] Vgl. Dietrich, Anette (2007): Weiße Weiblichkeiten. Konstruktionen von „Rasse" und Geschlecht im deutschen Kolonialismus. Bielefeld, S. 217f. Zur Rolle der Eugenik in der psychiatrischen Wissenschaft siehe etwa S. 143ff. dieser Arbeit.

[601] Vgl. Küas, Richard (1911): Vom Baum der Erkenntnis. Deutscher Kolonialroman. Leipzig, S. 259f., zit. n. Blome, Eva (2009): Reinheit und Obsession. Die sexuelle Frage im deutschen Kolonialroman. In: Ariadne. Forum für Frauen- und Geschlechtergeschichte, Nr. 56 (2009), S. 44–49, S. 47f.

Der Kolonialromanautor Richard Küas, von dem dieses Zitat stammt, schloss sich damit der in den 1910er-Jahren nochmals erstarkten biopolitischen Debatte um die Rolle jener *Siedlerinnen* bei der Regulierung der bürgerlichen *weißen* Sexualität innerhalb der Kolonien an.

Der *weiße* Körper stellte sich in negativ differenzierender Abgrenzung von kolonialisierten Körpern her.[602] Wie auch bei Küas ersichtlich, wurde Schwarze Körperlichkeit dabei mit verschiedensten sexuellen Fantasien verknüpft, ja aufgeladen, während der *weiße* Körper hingegen als Träger der *Kultur* und des *zivilisatorischen Fortschritts* inszeniert wurde. Insbesondere der *weiße* bürgerliche *Frauen*körper wurde als Gegensatz bzw. auf der Negativfolie eines hypersexualisierten und tierähnlichen Schwarzen Körpers konstruiert.

Zusammenfassend kann gesagt werden: *Weiße* bürgerliche Frauen spielten eine tragende Rolle im *Rasse-* und Nationenverständnis. Der *weiße* Frauenkörper diente der Repräsentation bürgerlicher und heteronormativer Familienideale.[603] *Weiße* Frauen sollten durch ihre Auswanderung und über Heirat und Geburten nationalistische, rassistische Politiken stützen, regulierend auf die sexuellen Praktiken der *weißen* Männer in den (ehemaligen) Kolonien einwirken und das „Problem der Mischehe" lösen.

Die Beschreibungen Beatrice von N.s entwerfen allerdings einen jenen Figuren der bürgerlichen *weißen Siedlerin* gänzlich konträren Charakter.

Da sie in absoluter Abhängigkeit von ihren Affekten steht, ist zu befürchten, dass sie in den Tropen nicht nur ihre Stel-

---

[602] Vgl. Dietrich: Weiße Weiblichkeiten, a.a.O., S. 250ff.
[603] Vgl. Lorey: Der weiße Körper als feministischer Fetisch, a.a.O., S. 70ff.

lung, besonders auch den Eingeborenen gegenüber, nicht wird wahren können, sondern auch nicht imstande sein wird, sich eine Existenz zu schaffen. So besteht die Gefahr, dass sie der öffentlichen Fürsorge anheimfallen wird.[604]

Beatrice von N. war zum Zeitpunkt der geplanten Auswanderung verheiratet und bereits Mutter zweier Kinder. Sie konnte demnach nicht automatisch einen Beitrag zur kontrollierten Reproduktion *weißer* bürgerlicher *Siedler* und deren Moralvorstellungen leisten. So wurde ihr jegliche Produktivität abgesprochen. Aufgrund ihres angeblichen Scheiterns als Ehefrau und Mutter galt eine neue Familiengründung als eher unwahrscheinlich. Ihr Verlassen der Familie wurde letztlich als *triebgesteuerte* Handlung bewertet. Die *Heiligkeit und Unverletzlichkeit der Ehe* konnten nur schwerlich durch eine Frau aufrechterhalten und repräsentiert werden, die im Begriff war, diese aufzugeben und gegen ihre Rolle aufzubegehren.

Das Verhalten der Frau v.N. im vergangenen Jahr wie auch jetzt, wie sie beide Male ohne die geringste Rücksichtnahme auf ihre Kinder fortlief, zeugt überdies von tiefen moralischen und ethischen Defekten.[605]

Als Ehefrau aus bürgerlichem Haus wurde ihr auch jegliche wirtschaftliche Produktivität abgesprochen. Wie der Ehemann betont hatte, war „sie höchstens im Besitze von ca. 100.—RM"; etwaige Fähigkeiten, einen Arbeitsplatz zu finden und selbstständig Einkommen zu erzielen, wurden kategorisch geleugnet Durch ihre „moralische Devianz" konnte sie keinesfalls die Rolle als (Re-)Produzentin der *weißen* bürgerlichen Familie übernehmen, und für

---

[604] Vgl. Gerichtsakte Beatrice von N. (1929): Psychiatrisches Gutachten, A Rep 324, 6381.

[605] Vgl. Gerichtsakte Beatrice von N. (1929): Bescheinigung des Hausarztes, A Rep 324, 6381.

koloniale Wissens- und Erinnerungsarbeit schien sie daher ebenfalls nicht gefestigt genug. Auch war sie im wirtschaftlichen Sinne als bürgerliche Ehefrau ausgeschieden: Wie der Gutachter betonte, würde sie innerhalb kürzester Zeit der öffentlichen Fürsorge zur Last gefallen sein.

Die Gefährdung der nationalen Ordnung durch Auswanderung

Eine weitere *Gefahr* sah der psychiatrische Gutachter, wie bereits in dem Abschnitt zu „Tropen als Raum der Sexualität" angedeutet, in Beatrice von N.s Sexualität. Das Nicht-Bewahren-Können ihrer „Stellung gegenüber Eingeborenen" und ihre „Affekte" stehen hierbei sinnbildlich für die Bedrohung der moralisch-eugenischen *Rassenordnung* durch Beatrice von N. Der psychiatrische Gutachter schloss damit an einen spätestens seit Ende des 19. Jahrhunderts etablierten rassistischen Diskurs an, in dessen Zusammenhängen zunehmend auch die „Vermischung" der *Rassen* debattiert wurde.[606]

Bereits im 18. Jahrhundert war im Zuge der sogenannten „Nationenbildung" die Vorstellung einer „Rassenmischung" in kolonialen und nationalistischen Debatten als Problem dar- und hergestellt worden. Die Idee der „eigenen" *Rasse* war dabei stets auf der Negativfolie „anderer" bzw. „fremder" *Rassen* entworfen worden. Das Aufkommen der medizinischen, psychiatrischen und ethnologischen Wissenschaften erleichterte es, mit rassifizierten scheinbaren physiologischen, moralischen und intellektuellen Unterschieden zu argumentiert.[607] Der Zusammenschluss rassistischer und nationalistischer Ideen etablierte das Konzept eines *weißen*, übermächtigen

---

[606] Vgl. Geulen, Christian (2004): Wahlverwandte. Rassendiskurs und Nationalismus im späten 19. Jahrhundert. Hamburg.
[607] Vgl. Mosse, George L. (1990): Die Geschichte des Rassismus in Europa. Frankfurt/M.

Volkskörpers. Eine „Vermischung" der *Rassen* sollte dessen Vormachtstellung und *Reinheit* gefährden.[608] Personifiziert wurde diese Bedrohung in den Figuren von „Rassenbastarden" und „Mischlingen". Mit dem Ende der deutschen Kolonialzeit fanden diese Szenarien der „Mischung" und der damit einhergehenden behaupteten Entwertung des *weißen Volkskörpers* mitnichten ein Ende. Gerade in den späten 1910er- und den 1920er-Jahren, kurz vor der Verhandlung gegen Beatrice von N. also, erlebte die Debatte eine Hochkonjunktur, die durch das Erscheinen Schwarzer Besatzungssoldaten, deren Kinder mit *weißen* deutschen Frauen als „Rheinlandbastarde" bezeichnet bzw. diffamiert wurden, ausgelöst worden war. [609]

Der individuelle Körper von Beatrice von N. steht in den Gutachten symbolisch für den gesamten *Volkskörper*. Mögliche sexuelle Handlungen mit Schwarzen und deren mögliche Konsequenzen in Gestalt sogenannter „Mischlinge" werden als direkte Bedrohung der nationalstaatlichen Ordnung inszeniert. Die Entmündigung als Maßnahme, Beatrice von N. von sexuellen Beziehungen mit Schwarzen Männern abzuhalten, ist somit ein zentraler Aspekt der Gutachten. Die „Kranke" stellte durch ihre Handlungen nicht bloß die bürgerliche Ehe und ihre Rolle als Mutter und Ehefrau infrage, sondern bedrohte durch ihre (möglichen) Handlungen die sexuelle und nationale Ordnung der Weimarer Republik derart, dass eine Entmündigung unumgänglich schien.

---

[608] Vgl. Geulen, Christian (2004): Wahlverwandte. Rassendiskurs und Nationalismus im späten 19. Jahrhundert. Hamburg, S. 24.

[609] Vgl. Laak, Dirk van (2010): Im Tropenfieber. Deutschlands afrikanische Kolonien zwischen kollektivem Verlangen und Vergessen. In: Leonard, Jörn/Renner, Rolf G. (Hg.): Berlin. Koloniale Vergangenheiten – (post)imperiale Gegenwart. Studien des Frankreich-Zentrums der Albert-Ludwigs-Universität Freiburg, Band 19. Berlin, S. 87–99, S. 91.

> *Nach Aussagen des Hausarztes Dr. Hauer, des Ehemannes
> und mir vorgelegten Korrespondenzen handelt es sich bei
> der Frau Baronin [N.] um eine schwer psychopathische
> Persönlichkeit. Ich halte dies für sicher, obwohl ich sie
> nicht untersucht habe.[610]*

Eine persönliche Untersuchung Beatrice von N.s war für diese Diagnose nicht einmal nötig. Die von dem in tropischen Regionen freigesetzt werden sollenden Trieb ausgehende Bedrohung war derartig überwältigend, dass es gerechtfertigt schien, nötigenfalls auch in ihrer Abwesenheit zu handeln und, bliebe kein anderes Mittel, sie gegebenenfalls auch gegen ihren Willen als Entmündigte in die Republik zurückzuverschiffen.

10.3 Zusammenfassung

Paula Karsten, die Autorin eines Kolonialromans sowie vieler weiterer Veröffentlichungen, wurde im Zuge meiner Arbeit an dieser Dissertation eine Figur von besonderem Interesse. Denn sie hat, im Gegensatz zu den anderen entmündigten Frauen, Zeugnisse und damit eine Position/ierung jenseits institutionalisierter Gerichtsinterviews hinterlassen. Neben anderen konnten so auch ihre politischen Kämpfe einen Raum in der Analyse finden. Ein weiterer Grund für deren diesbezügliche Abweichung von der reinen Betrachtung psychiatrischer Aussageformationen innerhalb der Akten hin zu einer biografischen Nacherzählung ist, dass in Anbetracht der nach wie vor sehr wenigen Veröffentlichungen zu Frauen und deren Rolle im deutschen Kolonialismus mit Paula Karsten die Möglichkeit geboten worden war, die durchaus tragende Funktion

---

[610] Gerichtsakte Beatrice von N. (1929): Psychiatrisches Gutachten, A Rep 324, 6381.

weißer bürgerlicher Frauen in deutschen kolonialen Zusammenhängen zu beleuchten.

Die Abschnitte zu Beatrice von N. zeichnen demgegenüber ein
gänzlich andreres Bild. So diente ihre Figur als reine Projektionsfläche. Als Person war sie von den Gutachtern weder gesehen noch
befragt worden, bevor diese daran gingen, ihre Ausführungen zu
erstellen. Die aus dieser Arbeitsweise resultierenden Gutachten
verdeutlichen somit primär mannigfaltig aufgeladene koloniale
Diskurse *als Diskurse* (mit dabei durchaus möglichen handfesten
materiellen Konsequenzen).

11 Das Alter als Geisteskrankheit

Ich beantrage den Antrag auf Entmündigung zurückzuweisen. Ich fühle mich in der Lage meine Angelegenheiten selbst zu besorgen. Ich bin jedoch damit einverstanden, dass mir für meine Vermögensangelegenheiten ein Pfleger bestellt wird. Ich bin davon in Kenntnis gesetzt worden, dass ein solcher Pfleger nicht berechtigt sein würde, mich in einer Irrenanstalt zu internieren.[611]

Der alternde bzw. alte Körper wurde im19. Jahrhundert zu einem Gegenstand des Interesses der (psychiatrischen) Medizin. Mit der zunehmenden Medikalisierung abendländischer Gesellschaften schritt die Einteilung der Menschen in verschiedene Alters- und somit Effizienzkategorien voran.[612] Die Begründung für das Anführen der Kategorie des Alters in dieser Dissertation liegt im Folgenden vor allem im Nicht-Gesagten. Der alte Körper galt und gilt womöglich noch immer – ausgesprochen unausgesprochen – als gänzlich entsexualisiert – der männliche alte Körper als verweiblicht.

Das Alter als medizinische Kategorie etablierte sich gegen Ende des 19. Jahrhunderts. Mediziner bedienten sich insb. antiker Le-

---

[611] Gerichtsakte Bertha von M. (1930): Psychiatrisches Gutachten, A Rep 345, 1155.

[612] Zur Medikalisierung im 19. Jahrhundert s. Foucault, Michel (1973): Die Geburt der Klinik. Eine Archäologie des ärztlichen Blicks. München.

benskurven, um den sogenannten „Abbau" im Alter oder verschiedene „Verlust"-Kurven zu symbolisieren und zu theoretisieren. Hierbei spielten zunehmend Symbole der „Erschöpfung" oder des „Verlusts an Lebenskraft" eine Rolle. Das Alter wurde also aufgeladen mit der Vorstellung, es handle sich bei ihm um einen stetig voranschreitenden Sterbeprozess. In diesem Zusammenhang ist auch die Figur bzw. Diagnose der „Altersschwäche" anzusiedeln.[613]

Die Entstehung und Verwissenschaftlichung der Demografie (ebenfalls Ende des 19. Jahrhunderts) und die damit zusammenhängende biopolitische Kategorisierung der Menschen und ihrer Arbeits- und (Re-)Produktionskraft wird als Grundlage der ausgiebigen Medikalisierung auch des Alters verstanden. Insbesondere die (scheinbare) Ausbreitung sogenannter „Alterskrankheiten" kann in Verbindung gebracht werden mit der Etablierung eines öffentlichen Gesundheitssystems samt seiner Einrichtungen wie beispielsweise Krankenversicherungen und der damit einhergehenden Verlängerung und Erhaltung des produktiven Lebens.

In diesem Kapitel werden anhand der Entmündigungsakten von Therese C., Virginie W. und Bertha von M. verschiedene Analysen zur Thematisierung des Alter(n)s im Rahmen der Entmündigungsverfahren durchgeführt. So fand neben der dichotomen Differenzierung der Kategorien „jung" und „alt" durchaus auch ein Prozess der Unterscheidung zwischen „gesunden" und „krankhaften" Alter/n/sbildern statt.[614] Durch den sehr speziellen Blick auf die Entmündigungsakten ist die Untersuchung dabei weit davon entfernt,

---

[613] Vgl. Kondratowitz, Hans-Joachim Ehmer von (2000): „Alter" und „Krankheit". Die Dynamik der Diskurse und der Wandel ihrer historischen Aushandlungsformen. In: Ehmer, Josef/Gutschner, Peter (Hg.): Das Alter im Spiel der Generationen. Wien, Köln, Weimar, S. 109–192, S. 130ff.
[614] Vgl. ebd., S. 131ff.

Aussagen zur allgemeinen Lage der Alterspolitik in der Weimarer Republik zu treffen. Vielmehr wird die Verarbeitung psychiatrisch-medizinischer Alter/n/sforschung in der Entmündigungspraxis und die damit einhergehende Frage nach dem Alter als Äquivalent zur (Geistes-)Krankheit im bürgerlichen Recht ins Auge gefasst.

11.1 Die Etablierung der Wissenschaft des Alters

Im Jahr 1875 wurde ein einheitliches Register zur Erfassung demografischer Daten geschaffen, der Bezugsrahmen wurde hierbei stets an das jeweilige Gebiet des Deutschen Reiches angeglichen. Zuvor waren Ehe-, Sterbe- und Geburtsregister in den katholischen bzw. protestantischen Kirchen geführt worden.[615] In den Jahren zwischen 1875 und 1910 erfolgten im Fünfjahresrhythmus gesamtdeutsche Volkszählungen zur statistischen Erfassung und zur Erschaffung eines einheitlichen und messbaren *Volkskörpers*. Die bereits in den Landesämtern seit 1805 (Preußen) vertretenen Statistischen Ämter wurden durch das 1872 gebildete Kaiserliche Statistische Amt reichsweit vereint und ihre Daten generalisiert erfasst.

Die demografische Arbeit wurde im Reichsamt für Statistik der Weimarer Republik fortgeführt, jedoch ohne regelmäßige Volkszählungen.[616] In der Weimarer Republik waren Debatten um die demografische Entwicklung durch einen starken „Geburtenrückgang"[617] sowie damit verbundene Befürchtungen angesichts einer „alternden Gesellschaft" geprägt.

---

[615] Vgl. Ehmer, Josef (2013): Bevölkerungsgeschichte und Historische Demographie 1800–2010. Enzyklopädie deutscher Geschichte Band 71. Oldenburg, S. 3.

[616] Vgl. ebd., S. 5.

[617] Zu Geburtenkontrolle/ und -rückgang siehe S. 147ff. der vorliegenden Arbeit.

Die *Geriatrie* war Ende des 19., Anfang des 20. Jahrhunderts als spezielle Disziplin zur Erfassung des Alters als medizinischer Kategorie entstanden. Das Alter/n wurde dadurch als eine medizinisch und auch psychiatrisch relevante Kategorie konstruiert. Im Unterschied zu weiteren Gebieten von medizinischem Interesses galt das Alter jedoch nicht als heilbar und wurde somit diskursiv (auch in späteren kritischen Analysen) in den Bereich der sogenannten „chronischen Krankheiten" eingeordnet.

Der schottische Ökonom John Sinclair (1779–1843) kann als einer der ersten Demografen überhaupt bezeichnet werden. Er sammelte alle medizinischen Werke, die im Zusammenhang mit Krankheiten des Alters standen, und veröffentlichte diese in mehreren Bänden.[618] Der deutsche Mediziner Burkhard Seiler forderte nahezu zeitgleich in seiner 1799 erschienenen Dissertation eine genauere Untersuchung des Alters.[619] Menschen stürben nämlich eigentlich gar nicht aus Gründen des Alters selbst, sondern an Krankheiten. Die medizinische Analyse des Alters sollte dazu genutzt werden, diese besser verstehen und untersuchen zu können.[620] Der alte Körper sollte demnach zum Feld medizinischer Forschung werden.

In der Praxis geschah dies auch – vorwiegend in Armenhäusern und Irrenanstalten. Insbesondere der Psychiater Jean-Martin Charcot nutzte seine Stellung am *Hôpital de la Salpêtrière* in Paris u.a.

---

[618] Vgl. Moses, Simone (2005): Alt und krank. Ältere Patienten in der medizinischen Klinik der Universität Tübingen zur Zeit der Entstehung der Geriatrie 1800 bis 1914. Medizin, Gesellschaft und Geschichte 24. Wiesbaden, S. 35.

[619] Vgl. ebd.

[620] Vgl. Seiler, Burkhard Wilhelm (1799): Anatomia Corporis Humani Senilis Speciem. Erlangen.

auch zur Erforschung des Alters als Krankheitskategorie.[621] Die Disziplinierung des Körpers durch seine systematische Erfassung wurde zu einem von Charcots Hauptanliegen. Er unternahm etwa den Versuch, an (hauptsächlich) Frauenkörpern verschiedene Erscheinungen des Alters zu katalogisieren. Etwa 6000 als „arm" bzw. „krank" eingelieferte Patientinnen wurden hierbei zu seinem „Untersuchungsmaterial".[622]

In Deutschland verfasste der Arzt Carl Friedrich Canstatt umfassende medizinische Studien zum Alter und den damit einhergehenden körperlichen Prozessen. Canstatt arbeitete, angelehnt an die antiken Lebenskurven, mit einem Verständnis des Alters als einer Phase des Abbaus und des Sterbens. Er legte mit seinem Werk die Grundlage für spätere Altersforscher[Innen] und Mediziner[Innen] und deren Auffassungen, Methoden und Untersuchungsweisen.[623]

Der Begriff „Geriatrie" selbst stammt von dem us-amerikanischen Arzt Leo Nascher. Nascher verband demografische, soziale und medizinische Forschungsansätze zum Alter und prägte in seinem *Lehrbuch der Geriatrie* das Alter als spezifische Untersuchungs- und Forschungskategorie. Er forderte, angelehnt an die Pädiatrie – die ihrerseits die Kindheit als eigenständige medizinische Forschungskategorie etablierte –, mit der Geriatrie eine eigens auf das Alter/n spezialisierte medizinische Disziplin zu entwickeln.[624]

---

[621] Vgl. Charcot, Jean-Martin (1867): Leçons clinique sur les maladies des vieillards et les maladies chroniques. Paris.

[622] Vgl. Katz, Stephen (1996): Disciplining Old Age: The Formation of Knowledge at the Interface of Aging Studies and Women Studies. In: Woodward, Kathleen (Hg.): Figuring Age: Women, Bodies, Generations. Bloomington, S. 112–127.

[623] Vgl. Moses: Alt und krank, a.a.O., S. 36f.

[624] Vgl. Morley, John E. (2004): A Brief History of Geriatrics. In: Journal of Gerontology, Jg. 59, Nr. 11, S. 1132–1152.

Das Alter als soziale Konstruktion

Alter/n wurde und wird vor allem defizitär verstanden. Es gilt als
„das Andere" der Jugend, des Erwachsenen oder gar *des Normalen*.
Der Literaturwissenschaftler und Altersforscher Rüdiger Kunow
bezeichnete, angelehnt an Anca Cristofovici, das Alter als einen
Signifikant des Mangels.[625] Cristofovici selbst sagt, es sei eine Kategorie des Seins, die sich durch einen Mangel definiere: „Our cultural tradition understands age in terms of a binary system. Old age
is defined in relation to young and thus essentially by what it
lacks."[626]

Auch anhand der Akten lässt sich kein kalendarisches Alter fest-
machen, ab welchem eine Entmündigung wegen „Altersschwäche"
wahrscheinlicher geworden wäre. Es zeigt sich aber im Vergleich,
dass beispielsweise der 71-jährige Ehemann und Antragsteller in
der Entmündigungssache Virginie W. noch als „frisch" galt, was
nicht auf seine Gattin zutraf.

> *Herr W. selbst, 71 Jahre alt, früherer Großfabrikant in Bra-*
> *silien, fühlt sich noch körperlich und geistig frisch. Da er*
> *vor einigen Jahren an Herzbeschwerden litt, wolle er die*

---

[625] Vgl. Kunow, Rüdiger (2005): „Ins Graue". Zur kulturellen Konstruktion von
Altern und Alter. In: Hartung, Heike (Hg.): Alter und Geschlecht.
Repräsentationen, Geschichten und Theorien des Alter(n)s. Bielefeld, S. 21–
44, S. 33.
[626] Cristofovici, Anca (1999): Touching Surfaces: Photography, Aging and an
Aesthetics of Change. In: Woodward, Kathleen K. (Hg.): Figuring Age:
Women, Bodies, Generations. Bloomington, S. 268–293, S. 269.

*Entmündigung seiner Frau durchführen, um sie für den Fall
seines plötzlichen Ablebens finanziell zu sichern.*[627]

Das kalendarische Alter oder auch körperliche Abweichungen wie
ein Herzleiden spielten demnach in der Frage der Entmündigung
zunächst keine ausschlaggebende Rolle. Der Blick war auf die
„kognitiven Fähigkeiten" der zu Entmündigenden gerichtet.

‚Altersschwäche' und ‚Altersschwachsinn'

Unter kognitiven Fähigkeiten wird an dieser Stelle die Verknüpfung von Rationalität und Alltagserleben verstanden. Während der
Befragung der Frauen und auch in der Analyse ihres Verhaltens lag
der Fokus insb. auf ihrer „abnehmenden Vernunft".

*Diese Altersurteilsschwäche drückt sich auch aus in der
Beurteilung der eigenen körperlichen Leistungsfähigkeit,
der Meinung, sie hätte vom Krankenhaus sofort in ihre
Wohnung gekonnt. Es wäre schon gegangen. Auch jetzt
glaubt sie, ihre Wohnung alleine besorgen, instandehalten,
Feuer zu machen, für sich kochen zu können. Höchstens für
die gröberen Arbeiten und für Besorgungen brauche sie ein
Schulmädchen.*[628]

Die Betonung liegt in den Gutachten häufig auf einer angeblichen
Überschätzung der eigenen Fähigkeiten der Frauen. Damit spielte
deren Selbstpositionierung, wenn überhaupt, bloß insofern eine
Rolle, als damit die mangelnde Vernunft ihrer Handlungen zu untermauern war. Das Konzept einer *mangelnden Krankheitseinsicht*

---

[627] Gerichtsakte Virginie W. (1934): Psychiatrisches Gutachten, A Rep 345,
16632.

[628] Gerichtsakte Bertha von M. (1930): Psychiatrisches Gutachten, A Rep 345,
1155.

und einer dadurch erschwerten (Selbst-)Regierbarkeit, spielte auch hier eine explizite Rolle in der Beurteilung der Situation der Frauen.

Denn eine Krankheitseinsicht, ein objektives Urteil über die Grenzen der eigenen Leistungsfähigkeit, besteht in diesem Falle keineswegs. Glaubt doch Frau W. z.B. fest daran, demnächst wie in früheren Jahren ihre Pflichten als Hausfrau vollständig erfüllen zu können. Ebenso wird sie auch alle ihre sonstigen Handlungen und deren jeweiligen Nebenumstände irgendeiner Kritik nicht unterziehen, sondern sich ihren Entschliessungen wahllos den, im Augenblick am stärksten auf sie einwirkenden, Einflüssen unterwerfen, ohne überhaupt eine sachliche Erwägung anzustellen.[629]

Das Gutachten über Virginie W. arbeitet hier mit dem Begriff der Objektivität. Der asymmetrische Dualismus von Objektivität und Subjektivität spielte insb. bei der Frage der Krankheitseinsicht eine grundlegende Rolle. Durch die (Selbst-)Positionierung des psychiatrischen Blickes als neutral, wissenschaftlich und objektiv konnte die Selbsteinschätzung der eigenen Lebenssituation der betroffenen Frauen als subjektiv-irrational gänzlich delegitimiert werden. Der Objektivitätsanspruch der psychiatrischen Wissenschaft war dabei eng an einen androzentrischen Wissensbegriff gebunden, in dem das psychiatrische Wissen als rationaler Wert gegenüber dem „subjektiven" und „emotionalen" Charakter der weiblichen (Selbst-)Einschätzung grundsätzlich präferiert wurde.[630]

---

[629] Gerichtsakte Virginie W. (1934): Psychiatrisches Gutachten, A Rep 345, 16632.

[630] Zur Objektivität als Herrschaftsbegriff s. beispielsweise Hekman, Susan (1994): The Feminist Critique of Rationality. In: Polity Press (Hg.): The Polity Reader in Gender Studies. Cambridge, S. 50–61; Lloyd, Genevieve (1996): The Man of Reason. In: Garry, Ann/Pearsall, Marilyn (Hg.): Women,

Frau W. wird als „schutz-" und „rückhaltlos" beschrieben. Vollkommen eingenommen von ihrer augenblicklichen emotionalen Lage und „ohne sachliche Erwägung" solle sie zu Entscheidungen kommen, deren Wirkung sie rational nicht ein- bzw. abschätzen könne. Ihre Handlungen werden als instinkthaft und irrational markiert. In dem Gutachten über sie wird ihr Alter/n als ursächlich für ihre *Devianz* angeführt:

> *Frau W. wäre in früheren Jahren trotz anstrengender Tätigkeit als Pflegeschwester und später in der Führung des grossen Haushalts und den ungünstigen klimatischen Einflüssen in Brasilien niemals ernstlich krank gewesen. Im Gegenteil habe sich seine Frau durch ihre Sparsamkeit, ihren Fleiss, ihre Fixigkeit und Pünktlichkeit bei der Leitung des Haushalts ausgezeichnet. Ihr Gemütsleben mit einer heiteren Grundstimmung sei auch während der Schwangerschaften und den späteren Wechseljahren stets gleichmäßig gewesen. Erst seit einem Jahre etwa lasse ihr Gedächtnis merklich nach. Zuerst fiel angeblich eine ständige Vergesslichkeit auf, die im Haushalt und beim Umgang mit Personal zu dauernden Schwierigkeiten führte.*[631]

Der Gutachter zählte mit Virginie W.s Biografie die Eigenschaften einer, psychiatrisch gesehen, „geistig gesunden" Frau auf. So soll sie sparsam, fleißig, fix und pünktlich in ihrem Haushalt gewirkt haben. Das darin implizierte Frauenbild zeichnet eine ideale bürgerliche Frau und deren Wirken innerhalb des familiären Raums. Die Rolle der Frau war in der bürgerlichen Familie, und so auch im Falle Virginie W.s, hauptsächlich im Bereich der Reproduktionsar-

---

Knowledge, and Reality: Explorations in Feminist Philosophy. New York, S. 149–165.

[631] Gerichtsakte Virginie W. (1934): Psychiatrisches Gutachten, A Rep 345, 16632.

beit angesiedelt.[632] Sie sollte dabei nicht zuletzt auch ihren Ehemann entlasten. Virginie W. tat dies laut Gutachten durch ihre Sparsamkeit in finanzieller Hinsicht und durch ihren Fleiß im Bereich des Haushalts.

Durch ihre Situierung als Frau stand sie jedoch laut Gutachten in ständiger Gefahr, was ihre geistige Gesundheit anging. Der psychiatrische Gutachter griff auch hier auf ein Frauenbild zurück, das sich insb. durch eine angeblich natürliche weibliche Schwäche in körperlicher wie geistiger Hinsicht auszeichnete.[633]

Wie bereits im Kapitel zu Beatrice von N. beschrieben, galt der Frauenkörper ganz besonders auch durch den Eintritt in den tropischen Raum als noch zusätzlich gefährdet. Auch bei Virginie W. bediente sich der psychiatrische Gutachter eines exotisierenden Blickes auf kolonialisierte Räume und deren „klimatische Bedingungen" und deutete die Möglichkeit einer spezifischen Gefährlichkeit für die Frau Virginie W. an.[634]

Neben der räumlichen Bedrohung verwies der Gutachter auch auf Schwächen, welche im weiblichen Körper selbst und unabhängig von äußerlichen Einflüssen angelegt sein sollten. Schwangerschaften, die Periode oder auch die sogenannten „Wechseljahre" werden jedenfalls latent als bedrohlich beschrieben. Weiblichkeit wird innerhalb dieser Argumentation konsequent als schwach und emotional gesetzt. Virginie W.s vergeschlechtlichte Performanzen der

---

[632] Zur Rolle der bürgerlichen Frau s. Landweer, Hilge (1990): Das Märtyrerinnenmodell. Zur diskursiven Erzeugung weiblicher Identität. Pfaffenweiler.

[633] Zur Entstehungsgeschichte der „weiblichen Sonderanthropologie" s. Honegger: Die Ordnung der Geschlechter, a.a.O.

[634] Mehr zum Tropenbegriff und dessen Verwendung in der psychiatrischen Praxis findet man auf S. 222ff. dieser Arbeit.

Anpassung (Haushaltsführung, Sparsamkeit, Fleiß und die Unterordnung ihrer Bedürfnisse unter jene ihres Mannes) ließen sie jedoch für den Gutachter noch im Bereich der „natürlichen" Schwäche bleiben und platzierten sie – noch! – außerhalb des Pathologischen.

Erst der Eintritt in die Phase des Alters brachte den Antrag auf Entmündigung und die damit verbundene Pathologisierung mit sich. Denn mit diesem, so der objektivierte psychiatrische Blick, ließ Virginie W. nicht bloß in emotionaler Hinsicht (ihr „heiteres Gemüt" hatte sich offenbar verfinstert) nach, außerdem zeige sie immer weitere „Schwächen" in Bezug auf die Führung des Haushalts wie des Personals. Eine weitere Verwertung ihrer reproduktiven Arbeitskraft schien unter diesen Umständen nicht möglich, und ihr „Gemüt" wurde damit schließlich doch in den Bereich des Pathologischen versetzt.

Auch in den weiteren hier relevanten Gutachten spielt der Bereich des Häuslichen eine übergeordnete Rolle bei der Beurteilung des Geisteszustands der Frauen. So wurden der Zustand der Wohnung und deren Ordentlichkeit geprüft, etwa auch bei Therese C.:

> *In sinnloser Weise sind dort durch Frau C. zum großen Teil wertlose Gegenstände, wie altes Zeitungspapier, alte Kochtöpfe und dergl. derartig angehäuft worden, daß Fußboden, Kommode und Tisch z.T. mehr als fußhoch damit bedeckt sind.*[635]

Ebenfalls überprüft wurde die Beziehung zu nahen Angehörigen, was beispielsweise in der Akte über Bertha von M. nachzulesen ist:

---

[635] Gerichtsakte Therese C. (1921). Medizinisches Gutachten, A Rep 345, 1059.

Ebenso ist aus den Akten klar ersichtlich, in welche Schwierigkeiten sich Frau v.M. infolge dieser charakterologischen Altersveränderungen in früheren Jahren bis in die letzte Zeit hinein gebracht, vor allem sich ihrem natürlichen Lebenskreise, ihrer nächsten Familie entfremdet hat.[636]

Die Narration der Gutachten bedient sich jeweils der Idee eines an das Alter/n gekoppelten Abbaus. Der Zustand einer Wohnung oder Beziehungen zu Familienmitgliedern werden hierbei als für die Identität und Zurechnungsfähigkeit maßgebliche Eigenschaften betont, während dahingehende Veränderungen die Grenze zum Pathologischen überschreiten. Der Blick auf die äußeren Umstände blieb dabei durchaus marginal. Denn so konnte Frau C. etwa infolge eines Unfalls körperlich nicht mehr den bisherigen Anforderungen an ihre Leistungen entsprechen, und Bertha von M. hatte den Kontakt zu ihrem Sohn erst abgebrochen, nachdem dieser den Antrag auf ihre Entmündigung gestellt hatte. Diese jeweilige soziale Situation findet zwar am Rande der Gutachten Erwähnung, wurde jedoch nicht kausallogisch mit dem Verhalten der Frauen in einen Zusammenhang gebracht, sondern, wenn dies doch geschah, dann nur als Beleg ihrer Abweichung vom „normalen" Verhalten.

11.2 Die Altersheilkunde

Die Geriatrie als „Altersheilkunde" war in der Weimarer Republik eng verknüpft mit der psychiatrischen Wissenschaft. Die psychiatrische Wissenschaft dieser Zeit wiederum bediente sich eines Altersbildes, das, angelehnt an die Studien Charcots, vornehmlich den geistigen Zustand der Menschen als (potenziell) pathologisch ins Zentrum rückte. Das Alter galt und gilt innerhalb der psychiatri-

---

[636] Gerichtsakte Bertha von M. (1930): Psychiatrisches Gutachten, A Rep 345, 1155.

schen Wissenschaft als „Risikofaktor". Um das Alter als Kategorie zu fassen bzw. definieren zu können, wurde sich seit den Studien Charcots der „psychischen Ebene" zugewandt. Das Alter/n sollte sich demzufolge insb. in den Geistesfähigkeiten niederschlagen.

Die Vorstellung der (biologisierenden) Verortung geistiger Fähigkeiten im Bereich des Somatisch-Körperlichen war seit Beginn des 19. Jahrhunderts popularisiert worden. Das Gehirn war spätestens seit den Studien den Charité-Professors und Psychiaters Wilhelm Griesinger (1817–1868) als Sitz des Geistes und der Geisteskrankheit etabliert.[637] Die Nachfolger Griesingers, darunter etwa die Psychiater Carl Wernicke (1848–1905), Alois Alzheimer (1864–1915) und Carl Westphal (1863–1941), arbeiteten auch in den folgenden Jahren stetig an anatomischen Studien des Gehirns.[638] Der Psychiater Emil Kraepelin (1856–1926) und seine Schüler erstellten zudem ein immer ausdifferenzierteres Klassifikationssystem „geistiger Erkrankungen"[639] und, daran angelehnt, „Alterserkrankungen".[640]

So wandte sich auch in den Entmündigungsverfahren der Blick der psychiatrischen Analytiker verstärkt der Anatomie des Gehirns zu:

[Es] war bei den hier vorliegenden organischen Hirnveränderungen nach ärztlich-wissenschaftlichen Erfahrungen mit einer so wesentlichen Besserung des Zustandbildes und so-

---

637 Vgl. etwa Griesinger, Wilhelm (1845): Pathologie und Therapie der psychischen Krankheiten, für Ärzte und Studierende. Stuttgart.

638 Vgl. etwa Wernicke, Carl (1881–1883): Lehrbuch der Gehirnkrankheiten, Band I bis III. Berlin; Alzheimer, Alois (1907): Über eine eigenartige Erkrankung der Hirnrinde. In: Allgemeine Zeitschrift für Psychiatrie, Band 64, S. 146–148; Westphal, Carl (1892): Gesammelte Abhandlungen. 2 Bände. Herausgegeben von Alexander Karl Otto Westphal. Berlin.

639 Vgl. etwa Kraepelin, Emil (1899): Psychiatrie. Ein Lehrbuch für Studierende und Ärzte. Leipzig.

640 Vgl. Schott/Tölle: Die Geschichte der Psychiatrie, a.a.O., S. 116ff.

mit einer Hebung der intellektuellen Fähigkeiten von vorneherein auch nicht mehr zu rechnen. Obgleich vor langer Zeit, Z.B. in der Schule erworbenes Wissen im hohen Alter trotz eines erheblichen Abbaues der geistigen Persönlichkeit im Gedächtnis behalten bleibt, so ist doch der Erwerb weiterer Kenntnisse gerade bei den krankhaften Altersveränderungen des Gehirns fast vollständig unmöglich. Denn infolge des beim „Altersschwachsinn" eintretendem Schwundes des Hirngewebes und herdförmigen Unterganges des Nervengewebe sowie den durch die Hirnatreiosklerose bedingten, Circulationsstörungen leidet in erster Linie die Aufnahmefähigkeit der Gehirns für neue Eindrücke, so dass diese, wenn überhaupt, nur flüchtig und oberflächlich in der Erinnerung haften bleiben.[...] Dieser gleiche Mangel an geistiger Beweglichkeit, vor allem einer selbstständigen, kritischen Denkfähigkeit, kommt in dem vorliegendem Falle weiterhin in der auch heute noch ganz erheblichen Urteilsschwäche deutlich und in ganz charakteristischer Weise zum Ausdruck.[641]

Besonders hervorzuheben ist die in die Diagnostik eingeschriebene Symbolik des Gutachtens. Die sogenannte „ärztlich-wissenschaftliche" Erfahrung steht hierbei als unanfechtbare quasi-prophetische Bestimmung. Sie wird in der Ansammlung ärztlichen Fachvokabulars als ebenso *wahrhaftig* wie *rätselhaft* bekräftigt – der Adressat des Gutachtens war der vorsitzende Richter im Entmündigungsverfahren.

Die Idee eines stetigen Abbaus steht auch hier im Zentrum der Argumentation. So setzte der Gutachter weitestgehend unmarkier-

---

[641] Gerichtsakte Bertha von M. (1932): Zweites Psychiatrisches Gutachten, A Rep 345, 1155.

te/unbenannt bleibende Denkformen bzw. „intellektuelle Fähigkeiten" als Maßstab, von dem Bertha von M. im Alter abzuweichen drohe. Er bestimmte eine „geistige Persönlichkeit" als feststehende, quasi-identitäre Kategorie, deren Form sich als Folge einer (Geistes-)Schwäche irreversibel nachteilig und defizitär verändert habe. Die körperlichen und geistigen Transformationen werden in Begrifflichkeiten von „Schwund", „Untergang" und „Leid" prinzipiell als Verlust gefasst.

Die Symbolik der sogenannten „Urteilsschwäche" im Alter schlug sich auch in weiteren Gutachten nieder. Sie impliziere zum einen eine „Fehleinschätzung" sozialer Situationen, außerdem eine „Falschwahrnehmung" von Raum und Zeit sowie die Unfähigkeit, mit veränderten, vornehmlich finanziellen, Gegebenheiten umzugehen. Die Idee einer solchen Formation setzt zum einen den bereits diskutierten „neutralen" Blick des Gutachters voraus, zum anderen auch ein einigermaßen statisches Raum-Zeit-Modell, dessen Wahrnehmung und der Umgang damit in Abhängigkeit zur „Neutralität", also „Gesundheit", der/des BetrachterIn steht.

So wurden die Frauen im Zuge des Verfahrens in der Regel auch einer Prüfung unterzogen, welche vor allem geschlechtsspezifisches (darunter häufig auch eher männlich konnotiertes) und klassenspezifisches Wissen abfragte. Die Prüfungsinhalte waren dabei häufig angelehnt an gängiges (höheres) Schulwissen. Allerdings hatten viele der betroffenen Frauen (gerade die älteren unter ihnen!) seit Jahren keine Schule mehr betreten, sodass diese Prüfungen häufig nicht bestanden werden konnten. Von Interesse waren neben Fragen aus dem Bereich Kunst und Kultur auch aktuelle Lebensmittelpreise und komplexe Rechenaufgaben.

Einfache Rechenaufgaben [...] rechnete Frau W. richtig, versagte jedoch auch bei anderen Aufgaben gelegentlich.

[...] Ueber die Dauer des Weltkrieges war Frau W. nicht unterrichtet, auch nicht über den Zeitpunkt des Todes der früheren Kaiserin. Von berühmten Feldherren im Kriege konnte sie nur Hindenburg nennen. Der Name des jetzigen Reichskanzlers und das Aussehen der Flagge waren ihr nicht gegenwärtig. Die Einwohnerzahl Berlins schätzte sie auf 1 1/2 Millionen. Einen einfachen Text konnte Frau W. fliessend lesen, aber später nur einige unbedeutende Einzelheiten der Erzählung angeben. Auf Bildern dargestellte Begebenheiten erkannte sie sofort richtig. Nach kurzer Zeit jedoch hatte Frau W. diese Bilder schon vollständig vergessen. Ebenso wußte sie die zuvor gelösten Rechenaufgaben nicht mehr. Im Gegenteil glaubte Frau W. überhaupt nicht mit Zahlen, sondern nur den Altersunterschied zwischen ihrem Manne und ihr selbst ausgerechnet zu haben.[642]

Der Schwerpunkt des Gutachtens liegt an dieser Stelle auf der Gedächtnisleistung Virginie W.s. Insbesondere Formen der Erinnerung standen und stehen auch heute noch im Zentrum bei der Diagnostik von Geistesstörungen des Alters. Das Gedächtnis galt und gilt als grundlegender Faktor der persönlichen Identität.

Es gilt als elementarer Wertmaßstab des Wissens. Bereits John Locke hatte in seinem Essay *Concerning Humane Understanding* aus dem Jahr 1690 die Identität einer Person durch ihr Gedächtnis zu erklären versucht.[643] Demnach sollten alle Erinnerungen, die ein Mensch im Laufe seines Lebens sammelt, zu seiner Identität werden. Ein Verlust der Erinnerungen würde somit der betreffenden Person ihre Identität nehmen. Im Gegensatz zur (psychiatrischen)

---

[642] Gerichtsakte Virginie W. (1934): Psychiatrisches Gutachten, A Rep 345, 16632.

[643] Locke, John (1690): An Essay concerning Humane Understanding. London.

Wissenschaft der Weimarer Republik hatte Locke Identität jedoch noch nicht in den Körper des Menschen eingeschrieben. Freud und Jung lehnten zwar ihre Theorien zum Unbewussten an jene Lockes an, hielten jedoch gerade die Erinnerungen, an die sich nicht *bewusst* erinnert würde, für essentiell für die Ausbildung einer Identität.[644]

Im Zuge des Kolonialismus und der Etablierung der psychiatrischen Wissenschaften wurden Gedächtnis und Identität zunehmend somatisiert. Neben Abhandlungen zum kollektiven Gedächtnis und daran anknüpfenden Thesen zu kollektiver Identität, die im Rahmen des anwachsenden Nationalismus zu lesen sind,[645] wurde das Vergessen im Alter zu einer in den Körper eingeschriebenen Form des Verlustes von Identität und Mündigkeit. Der Verlust der persönlichen Erinnerung wurde insb. durch die neueren Studien zur Funktionsweise des Gehirns zu einer Angelegenheit auch der physisch-physiologischen Verfasstheit des menschlichen Körpers.. Dementsprechend liegt auch der Schwerpunkt der Narrationen der Gutachten auf den Erinnerungsformen bzw. dem Vergessen der Frauen.

11.3 Der Querulantenwahn im Alter

Die Diagnose der *Querulanz* oder des *Querulantenwahns* wurde besonders „älteren" männlichen Patienten psychiatrischer Kliniken

---

[644] Vgl. Freud, Sigmund (1975): Sigmund Freud Studienausgabe. 10 Bände. Bd. III: Psychologie des Unbewußten. Frankfurt/M.; Jung, Carl Gustav (1916): Psychoanalysis. In: ders.: Collected Papers on Analytical Psychology, S. 224.

[645] Vgl. Giesen, Bernhard (2008): Europäische Identität und intellektueller Diskurs. Eine historische Perspektive. In: Gerd, Albert/Sigmund, Steffen/Bienfait, Agathe/Stachura, Mateusz (Hg.): Soziale Konstellation und historische Perspektive. Festschrift für M. Rainer Lepsius. Wiesbaden, S. 323–340.

der Weimarer Republik gestellt.[646] Darunter war zu verstehen das Verhalten von:

Psychopathen, die auf ein unangenehmes Erlebnis zu querulieren anfangen, dabei sich allmählich immer mehr in eine krankhafte Reaktion hineinsteigern, immer unsinnigere Eingaben machen, völlig kritiklos, keiner Belehrung zugänglich sind, harmlose Erlebnisse in wahnhafter Weise umdeuten, Beschuldigungen gegen alle aussprechen, die sie in ihrer falschen Meinung nicht unterstützen.[647]

Die Frage nach dem Umgang mit Personen, denen jener *Querulantenwahn* unterstellt wurde, fand insb. im Umfeld der Fragen um das Gebiet der Geisteskrankheit und Gerichtsbarkeit großes Interesse. Es wurde etwa verlangt, solche Personen zu entmündigen, die durch ihr „krankhaftes Gefühl", es könne ihnen Unrecht geschehen sein, die Gerichte „störten".[648] Interessanterweise sah sich gerade eine um die Jahrhundertwende aufgekommene Bewegung von PsychiatriegegnerInnen relativ häufig dem Verdacht des *Querulantenwahns* ausgesetzt, oft nach Beschwerden über die psychiatrische Praxis und Forschung.[649] Der *Querulantenwahn* selbst galt mehr als

---

[646] Kolle, Kurt (1931): Über Querulanten: eine klinische Studie. In: Archiv für Psychiatrie, Jg. 95, Nr. 1, S. 24–100, S. 56f.
Bis heute wird im ICD der „Querulantenwahn" unter dem Schlüssel F 22.8 als „sonstige wahnhafte Störung" als Erscheinung des Alters verhandelt. Vgl. Hien, Peter/Pilgrim, Ralf Roger/Neubart, Rainer (2013): Moderne Geriatrie und Akutmedizin. Geriatrisch-internistische Strategien in Notaufnahme und Klinik. Berlin, Heidelberg, S. 176.
[647] Strassmann, Georg (1929): Die gerichtsärztliche Behandlung der Querulanten. In: Deutsche Zeitschrift für die gesamte gerichtliche Medizin, Jg. 13, Nr. 1, S. 146–158, S. 153.
[648] Vgl. ebd.
[649] Vgl. Nolte: Gelebte Hysterie, a.a.O., S. 104ff.

ein Symptom des „Schwachsinns", der „Degeneration" und/oder eben auch der „Senilität" als als eine eigenständige Diagnose.[650]

Um in der Weimarer Republik zu einer dahingehenden Diagnose (für bzw. zum Nachteil jemand anderens) zu kommen, brauchte es zum einen die finanziellen Möglichkeiten und den sozialen Status, Klagen zu erheben und Gerichtsverfahren in Gang zu setzen, zum anderen die damit verbundene rechtliche Anerkennung als KlägerIn. Der *Querulantenwahn* taucht in den von mir untersuchten Entmündigungsakten hauptsächlich bei unverheirateten, geschiedenen oder auch verwitweten Frauenauf, deren Zugriff auf das Familieneinkommen als eher beschränkt galt. Die Diagnose zeigte sich auch in der Akte über Therese C. als nützliches Mittel zur Verhinderung weiterer Geldausgaben:

Vorallem fällt die querulantische Art auf, in der sie immer wieder dieselben Beschwerden bei jeder Gelegenheit zwischenwirft; sie steht wie unter dem Banne einer überwertigen Verfolgungsidee und lässt sich zu Schimpfworten und zu Verdächtigungen hinreissen, die sich auch auf solche Personen erstrecken, die mit dem verhassten Sohn in Beziehung stehen. Diese Verfolgungen erwecken ganz den Eindruck eines krankhaften Wahnes. Dazu kommt das ständige Bestreiten ihrer mehrfach bewiesenen Sammelsucht wertloser Gegenstände, ihre Vergesslichkeit für Tatsachen wie z.B. für die Besuche der zwei Ärzte, ihre Unorientiertheit über ihre Vermögensverhältnisse, über das Tagesdatum, ihre Verständnislosigkeit für das Mietsverhältnis zu Dr. E. u.a., was alles nur als Erscheinung von Altersschwachsinn zu deuten ist. [...] Aus diesen Gründen ist die zu Entmündi-

---

[650] Vgl. Strassmann: Die gerichtsärztliche Behandlung der Querulanten, a.a.O., S. 153.

gende durch Altersschwachsinn mit querulantischem Charakter in ihrer Geistestätigkeit doch als soweit beeinträchtigt zu betrachten, dass ihr die volle Geschäftsfähigkeit nicht mehr zugesprochen werden kann.[651]

In dem Gutachten über Therese C. zeigt sich deutlich die Verwobenheit von Alter, Querulanz und sozialer wie finanzieller Situation. Die Grundargumente für die Entmündigung bilden sich u.a. angesichts eines offenbar verlorengegangenen (möglicherweise auch bislang nicht vorhandenen) Verständnisses für finanzielle Angelegenheiten. Therese C. sammele auf der einen Seite „wertlose Gegenstände", auf der anderen Seite überblicke sie den Wert einer Hausvermietung nicht. Mehrfach wurde im Rahmen des Entmündigungsverfahrens auch die Sorge um das Vermögen von Therese C. betont. Dabei war weniger die Frage zentral, ob das vorhandene Geld ausreichen würde, ihre eigenen Bedürfnisse zu erfüllen, sondern es war vielmehr wichtig, ob ihr Sohn ein entsprechendes Erbe zu erwarten habe.

Ihr mehrfach betonter „Hass auf ihren Sohn" wurde zum weiteren Kriterium ihrer Alters- und Querulanz-Diagnose. An verschiedenen Stellen des Gutachtens werden der Streit um die Erbschaft, das durch den Sohn eingeleitete Entmündigungsverfahren sowie der scheinbar erzwungene Umzug zur Familie des Sohnes zum Thema ihrer „querulantischen Beschwerden". Hierbei zeigt sich vor allem eine Dissonanz zwischen der Figur der fürsorglichen, besorgten Mutter und der gealterten, querulantischen Frau.[652]

Zusammenfassend lässt sich zunächst feststellen, dass auch bei Therese C. das Zusammenspiel einer durch ihre Verwitwung ge-

---

[651] Gerichtsakte Therese C. (1921). Medizinisches Gutachten, A Rep 345, 1059.
[652] Zur Figur der Mutter siehe Kapitel 8 dieser Arbeit.

wonnenen Autonomie und deren finanzieller Basis mit ihren sozialen (Nicht-)Möglichkeiten des Klagens über das Verhalten ihres Sohnes als Grundlage für die Diagnose der Querulanz dienten.

Eng verknüpft wird der *querulantische Charakter* im Gutachten mit dem des „Altersschwachsinns". „Alter" bezeichnet jedoch auch an dieser Stelle kein klares kalendarisches Datum.

11.4 Zusammenfassung

Die Unterbringung alter Menschen in Hospitalen und Anstalten, deren Ziel vornehmlich die Verwahrung „unheilbar Kranker" darstellte, war bis ins frühe 20. Jahrhundert hinein gängige Praxis.[653] Die Verbindung von Alter, chronischer Krankheit und Geisteskrankheit entstand somit nicht erst mit der zunehmenden Medikalisierung der Gesellschaft. So sind nicht bloß die Praxen des gesellschaftlichen Ausschlusses alter Menschen parallel zu dem der sogenannten „chronisch geistig Erkrankten" zu lesen, sondern auch die Wissensfelder, in denen sie jeweils situiert wurden, befinden sich in quasi intimer Nähe zueinander.

Alter/n als (nicht allein in den untersuchten Akten) relevante Kategorie materialisierte sich in verschiedenen Variationen der Betrachtung der Psyche, der Physis sowie auch der jeweiligen Lebenssituation älterer Menschen. Die Entmündigung betraf auch an dieser Stelle nur einen bestimmten Personenkreis, in den Fällen meiner Untersuchung zunächst freilich Frauen. Tatsächlich entmündigt wurden jedoch nur diejenigen Frauen, denen durch das Alter an-

---

[653] Vgl. Lachmund, Jens/Stollberg, Gunnar (1995): Patientenwelten. Krankheit und Medizin vom späten 18. bis zum frühen 20. Jahrhundert im Spiegel von Autobiographien. Opladen, S. 152.

geblich ein materieller Verlust drohte, sowie solche, deren Erbe noch vor ihrem Tod bewahrt und/oder aufgeteilt werden sollte.

> *Für die Geldverhältnisse, die er mit ihr zu besprechen hatte, zeigte sie geringes Interesse und nur ein sehr bedingtes Verständnis. Sie zeigte auch keine Einsicht für die Notwendigkeit ihren Aufwand einzuschränken, wiederholte ununterbrochen, dass sie aus dem Hause des Sohnes fortwolle, weil ihr das Zusammenleben unerträglich sei, dass sie aber in Nikolassee wieder selbst wirtschaften wolle. Auf den Einwand, was werden soll, wenn sie bald mittellos dastände, hatte sie nur die Antwort, dann gehe sie ins Wasser, dann hänge sie sich auf. Sie berief sich auf Freunde, die sie unterstützen würden, sie wolle nicht länger im Gefängnis sitzen.[654]*

> *Lange Zeit hindurch habe sie Bettler, die sich unter falschem Namen teilweise als angebliche Künstler melden liessen, mit recht erheblichen Geldbeträgen unterstützt. Deren Anträgen hätte Frau W. vollkommen unkritisch gegenüber gestanden, deren Schilderungen ohne weiteres Glauben geschenkt und deren Bitten erfüllt.[655]*

Anhand der vorliegenden Gutachten konnte kein Zeitraum ausgemacht werden und auch kein spezifisches Alter, ab dem die betroffenen Frauen als „alt" galten. Jedoch zeigte sich in Bezug auf den Antrag auf Entmündigung und dessen Begründung eine Kombination aus finanziellen „Sorgen" der AntragstellerInnen, in der Regel die künftigen ErbInnen, sowie der Weigerung der „alten" Frauen, weiter in Heilanstalten zu verweilen.

---

[654] Gerichtsakte Therese C. (1921). Medizinisches Gutachten, A Rep 345, 1059.
[655] Gerichtsakte Virginie W. (1934): Psychiatrisches Gutachten, A Rep 345, 16632.

Das Verständnis des „Alter/n/s" hing hierbei eng mit dem der Gerontologie bzw. Geriatrie (als Wissenschaft des Alters) zusammen. So fand zwar die finanzielle Situation der zu Entmündigenden durchaus auch ihren Raum in der psychiatrischen Gutachterpraxis, jedoch lag der Schwerpunkt definitiv eher auf der Untersuchung des Physis und Psyche als auf der sozialen Situation, wenn es daran ging, die Grauen als (geistes-)krank zu verorten.

In den Gutachten über die entmündigten Frauen findet sich hinter unterschiedlichen Formulierungen die Idee eines „irreparablen", „schicksalhaften" Zustandes. Dies steht synonym zu der Idee des Alters als chronischer Erkrankung.

> *Denn wenn Frau W. entsprechend der Vielseitigkeit des Krankheitsbildes auch bei einem flüchtigen Eindruck gelegentlich den Anschein geistiger Gesundheit erwecken kann, so handelt es sich in der Tatsache bei ihr doch um eine Frau, deren Geisteszustand bereits tiefgehende und grösstenteils irreparable Störungen aufweist.* [656]

> *[D]ie Erkrankung [nimmt] nunmehr ihren schicksalmässigen Verlauf, der entsprechend dem fortschreitenden Charakter der organischen Hirnveränderung naturgemäss im Laufe der Jahre immer mehr zu einem weiteren Abbau der geistigen Leistungsfähigkeiten führen wird.* [657]

Ein weiterer Aspekt der Setzung des Altes als chronische und fortschreitende Krankheit ist außerdem die damit verbundene Idee eines „Abbaus im Alter". Die enge Verwobenheit der Diskurse um sogenannte „chronische Krankheiten"/„Behinderung" und Alter zeigt sich vorrangig in ihrem starken Aufgeladensein mit Körper-

---

[656] Ebd.
[657] Ebd.

lichkeit. So war der körperliche Zustand der Frauen vor Gericht ein fallübergreifendes Thema. Auch in dem Gutachten über Bertha von M. wird explizit von einem „Abbau ihrer Fähigkeiten" gesprochen. Der psychiatrischen Diagnosefindung geht die Idee einer stabilen Persönlichkeit mit stabiler, wenn nicht statischer Befähigung voran. Veränderung wird mit Abbau gleichgesetzt, durch den Rekurs auf bzw. die Interpretation von antiken Lebenskurven essentialisiert und pathologisiert.

Neben der Disziplinierung des Körpers durch medizinische und in diesem Falle auch demografische Praxen ist insb. auch das in den Gutachten Nicht-Erwähnte hervorzuheben. Gerade im Zusammenhang mit den Akten der jüngeren entmündigten Frauen fällt das gänzliche Ausblenden der Sexualität und die damit einhergehende Entsexualisierung des Alters auf. Die sogenannte „Menopause" wurde als Endpunkt der weiblichen Sexualität definiert. Feminität sollte sich jedoch, wie sich gezeigt hat, noch in den Pathologisierungen auch des alten Körpers leitmotivisch fortsetzen. Interessant wäre an dieser Stelle die Betrachtung der Akten über ältere *Männer*, wurde und wird männliches Alter/n doch häufig als ein Effeminieren des männlichen Körpers beschrieben.[658] Durch den allgemeinen (in das Alter/n eingeschriebenen) Abbau löse sich neben

---

[658] Einen Überblick zum aktuellen Forschungsstand zu Männlichkeit und Altern findet man beispielsweise bei Backes, Gertrut M. (2005): Alter(n) und Geschlecht: ein Thema mit Zukunft. In: Politik und Zeitgeschichte, Nr. 49/50 (2005), http://www.bpb.de/apuz/28645/altern-und-geschlecht-ein-thema-mit-zukunft?p=all(letzter Zugriff am 25.06.2016); Estes, Carroll L./Biggs, Simon/Phillipson, Chris (Hg.) (2003): Social Theory, Social Policy and Ageing: A Critical Introduction. Maidenhead.
Auch die *Zeitschrift für Geriatrie und Gerontologie* widmete sich 2006 mit dem Schwerpunktthema *Geschlecht und Altern* u.a. Fragen der Männlichkeit im Alter, insb. im deutschsprachigem Raum: Zeitschrift für Geriatrie und Gerontologie, Jg. 39, Nr. 1 (2006).

der Sexualität auch die geschlechtliche Differenz auf, geschaffen werde ein weniger agiler, kränkelnder und somit femininer Körper und ein dementsprechender Geist.

12 Schlussbetrachtungen

12.1 Zusammenfassung mit Hinblick auf die Forschungsfragen

Im Folgenden werde ich die einzelnen Kapitel zusammenfassen und in Zusammenhang miteinander stellen. Offene Forschungsfragen werden thematisiert und mögliche Anschlüsse an weitere Forschungsfelder vorgestellt.

Die Arbeit befasste sich mit Bedeutung(en) des Begriffes der *Geisteskrankheit* in Entmündigungsverfahren und fokussierte dabei psychiatrische Gutachten und die Diskurse, derer sich zur Erfassung der *Geisteskrankheit* in den Verfahren bedient wurde. In der Analyse wurde die Verbindung vergeschlechtlichter Identität(en) mit *Wahnsinn* zentriert und ein besonderes Augenmerk auf die Rolle der Sexualität in den Gutachten gelegt.

Alle in der Dissertation besprochenen Themen wurden den Akten über die betroffenen Frauen entnommen. Die angesprochenen diskursiven Felder sind jedoch nicht als abgeschlossene Einheiten zu verstehen. Viele Topoi sind diskurs- und aktenübergreifend, wurden jedoch im Zuge der Dissertation bloß beispielhaft vertieft. Es gab niemals nur einen Grund, der zur Entmündigung führte, noch die eine spezielle, bevorzugt gewählte Diagnose. Meistens beinhalten die Gutachten eine Ansammlung unterschiedlichster Gründe. Orientiert wurde sich im Rahmen meiner Analyse jedoch nicht an klassischen psychiatrischen Diagnosen, sondern vielmehr an der Frage, ob eine Person bestimmte soziale Konventionen in derartiger Weise gebrochen hatte, dass sie künftig nicht mehr autonom auftreten sollte. Dieser Ansatz verdeutlicht auch nochmals den Unterschied zur bisherigen patientInnenorientierten Forschung bzw. der bisherigen Forschung zur Psychiatriegeschichte allgemein.[659] Denn die Gutachter beriefen sich zwar zur Herstellung ihrer Autorität auf die medizinisch-psychiatrische Wissenschaft, in ihren Gutachten jedoch argumentierten sie größtenteils selbst auf einer gesellschaftspolitischen Ebene.

Nicht zu unterschätzen ist die Rolle des psychiatrischen Gutachtens in der Gerichtsverhandlung. So waren die Gutachter Zeugen und Richter und nicht selten auch Ankläger in einer Person. Häufig entsprachen die Argumentationen der eigentlichen Richter ihren Aussagen. Sie gaben demnach die judikative Rolle wenigstens teilweise an die psychiatrische Wissenschaft ab.

Unter Rekurs auf Foucault handelt es sich bei den psychiatrischen Gutachten aus den Entmündigungsakten um Veridiktionspraktiken im Rahmen gouvernementaler Machtverhältnisse.[660] Die An- und Übernahme verschiedener Rollen durch die Psychiater bis hin zur Übernahme der eigentlichen Entscheidungsinstanz zog allerdings weitaus mehr nach sich als die Macht der Psychiatrie, darüber zu entscheiden, wer gesellschaftlich voll handlungsfähig partizipieren durfte und wer nicht. Als Ort der Verschaltung der gouvernementalen Regierungspraxis mit der diskursiven Ebene war das Gericht nicht nur Ort normativer, sondern auch ontologischer Machtausübung. Die Konstituierung des „gesunden" weiblichen, bürgerlichen und *weißen* Körpers, der primär ein Reproduktionskörper war, keine eigentliche Sexualität hatte und für spezifische Pathologien anfällig sein sollte, fand nicht zuletzt in diesen Gerichtssälen und

---

[659] Zu patientInnenorientierter Forschung s. Ankele; Alltag und Aneignung, a.a.O., und Nolte: Gelebte Hysterie, a.a.O.

[660] Vgl. Foucault, Michel (2004): Sicherheit, Territorium, Bevölkerung. Geschichte der Gouvernementalität I. Vorlesungen am Collège de France 1977/1978. Frankfurt/M.

auf der Negativfolie der *Wahnsinnigen* statt. Sanktioniert wurde nicht ausschließlich, nicht hauptsächlich und auch nicht eigentlich unerwünschtes Verhalten, sondern vielmehr unerwünschte Subjektivierung. Volle gesellschaftliche Partizipation war denjenigen weiblichen Subjekten vorbehalten, die ein Selbst erworben hatten und performieren konnten, das eine ontologische Kategorie „Frau" affirmierte, welche ihrerseits das Produkt u.a. psychiatrischer Machtausübung war.[661]

Nach einer Einführung in die methodischen und rechtlichen Grundlagen untersuchte die Arbeit in acht Analysekapiteln Begründungen, die zur Legitimation der rechtlichen Entmündigung herangezogen wurden. Ausgehend von dem – für Foucaults historische Untersuchungen konstitutiven – Charakter von Macht(-beziehungen) als produktiv, wurden Diskurse betrachtet, derer sich in den Gutachten zur Erfassung bzw. in der Dar- und Herstellung des Konzepts der *Geisteskrankheit* im Kontext juristischen Verfahren bedient wurde.

Das erste Analysekapitel der Dissertation befasste sich mit dem Thema der *Nymphomanie* – des „Zuviels" an Sexualität – in verschiedenen psychiatrischen Gutachten aus den Entmündigungsverfahren. Das Kapitel ermöglichte einen Überblick über die unterschiedlichen Argumentationsstränge der Gutachter und führte in eine Reihe diskursiver Felder ein, die in den darauffolgenden Kapiteln nochmals vertieft wurden. Die angebliche körperliche Schwäche der Frau, das Bedrohungsszenario, das durch die *neue Frau* der Weimarer Republik ausgelöst wurde, und verschiedene Figurationen sexueller Devianz wurden dabei veranschaulicht, sodass insb.

---

[661] Vgl. Butler: Gender Trouble, a.a.O.; dies. (2006): Hass spricht. Zur Politik des Performativen. Frankfurt/M.

die Norm/alis/ierung bürgerlicher, weiblicher Sexualität im Zentrum des ersten Kapitels stand. Der scheinbare Widerspruch, der darin bestand, dass Frauen von psychiatrisch-psychologischer Seite einerseits keine eigene Sexualität zugebilligt wurde, während andererseits spezifische sexuelle Praktiken Anlass der Zu- und Einschreibung von Pathologien waren[662], wurde im Zuge des Kapitels bearbeitet. Tatsächlich wurde innerhalb der Verfahren implizit-explizit „gesunde" weibliche Subjektivität konstruiert, und zwar ausschließlich in Abgrenzung vom – auszugrenzenden – „Pathologischen". So wurde insb. das Ideal der bürgerlichen Frau anhand ihrer Devianzen gezeichnet. Von ihren sexuellen Bedürfnissen über sexuelle Praktiken bis hin zur Selbst-Thematisierung ihrer Sexualität wurde alles genauestens erfasst. Der Körper der bürgerlichen Frau stand dabei in seiner Funktionalität als Reproduktionskörper im Vordergrund. Es sollte staatlich reguliert bzw. kontrolliert werden, wer Kinder zeugen durfte und wie Mutterschaft regelkonform abzulaufen habe. Dies ist auch vor dem Hintergrund der eugenischen und kolonialrassistischen Diskurse jener Zeit zu verstehen.

Das nächste Kapitel untersuchte eine spezifische Form der sexuellen *Abweichung*, Homosexualität. Hierbei wurde aufgezeigt, wie sich durch die Pathologisierung weiblicher Homosexualität eine Ausdehnung der Strafverfolgung durch den Paragrafen 175 auf Frauen vermeiden ließ. Die Vorstellung eines daraus resultierenden größeren Freiraums für weibliche Homosexualität im Vergleich zur männlichen erwies sich allerdings als widerlegbar. Es zeigte sich in der Analyse der Akten, dass in keinem der Entmündigungsgutachten Homosexualität als alleinstehende Diagnose Verwendung fand. Die homosexuelle Frau wurde als das *unmögliche Subjekt* thematisiert, das tatsächlich Zuschreibungen und Modelle rund um die

---

[662] Vgl. Foucault: Der Wille zum Wissen, a.a.O.

weibliche Sexualität nicht bloß infrage stellte, sondern ihnen als gelebte Evidenz vehement entgegenstand.

Eng verknüpft mit den Diskursen um Nymphomanie und Homosexualität, wurde im dritten Kapitel die Entmündigung von Prostituierten besprochen. Dafür wurden zunächst juristische sowie auch psychiatrische/sexualwissenschaftliche Hintergründe aufgearbeitet, vor denen jene Entmündigungen stattfinden konnten. Es wurde aufgeführt, inwieweit sich Fragen und Auseinandersetzungen um eine Pathologisierung oder Kriminalisierung der Prostituierten in den Entmündigungsverfahren niederschlugen und welchen Argumentationslinien im Rahmen der Gutachten gefolgt wurde. Hierbei wurde, den Konzepten der Gutachten folgend, zum einen der Frauenkörper als *viraler Körper* theoretisiert, der die Prostitution diskursiv zu einer Infektionskrankheit deklarierte, zum anderen wurde der Frage nach moralischen Diagnosen im Zusammenhang mit Prostitution nachgegangen.

Das daran anknüpfende Kapitel zur sexuellen/sexualisierten Gewalt führte auf, wie das Benennen erlebter sexualisierter Übergriffe zu einer Kriminalisierung und, wie auch anhand der Entmündigungsverfahren deutlich wurde, Pathologisierung der betroffenen Frauen führte. Sexualisierte Gewalt stellte sich dabei als *Alltagspraxis* heraus, deren Problematisierung und/oder Benennung zu Sanktionen führte. Wie bereits die vorangegangenen Kapitel befasste sich auch dieses mit sexuellen Devianzen: Devianzen, die durch psychiatrische Begutachtungen als solche festgelegt, wenn nicht hergestellt wurden und die im Umkehrschluss die bürgerliche „Normal"-Sexualität definierten.

Das fünfte Analysekapitel wandte sich dann der Figur der bürgerlichen Mutter zu. Hierbei wurden verschiedene Formen *pathologischer Mutterschaft* dargestellt. Zunächst wurde auf die Problematik der Zwangsabtreibungen und Zwangssterilisationen eingegangen und die Rolle, die Entmündigungsverfahren in diesen Zusammenhängen zukam, betrachtet. Außerdem wurden die Argumentationsmuster, derer sich bedient wurde, aufgeführt und in Zusammenhang mit *eugenischen* und *rassehygienischen* Diskursen aus der Zeit der Weimarer Republik gebracht. Darauffolgend wurde die pathologische Mutter in Gestalt der Kindsmörderin analysiert. Dabei wurde der Frage nachgegangen, wie und mit welchen Argumenten versucht wurde, das *unerklärbare* Verhalten mordender Mütter vor Gericht erklärbar zu machen. Es wurden verschiedene Narrative um die Figur der Kindsmörderin dargestellt und die Praxis untersucht, nicht mehr die Straftat, sondern vielmehr die Täterin selbst in den Fokus der Gerichtsverfahren zu stellen. Die letzte Figur der pathologischen Mutter in dieser Arbeit war jene der *bösen Stiefmutter*. Es wurde ein Verfahren vorgestellt, dessen Wendung durchaus überraschte. Denn nicht die eigentlich zu begutachtende Person, sondern vielmehr deren antragstellende Stiefmutter wurde für das psychiatrische Gutachten zum Problem. Hier verdeutlichten sich zum einen klassenspezifische Entmündigungsgründe, zum anderen auch klassische (bürgerliche) Frauenfiguren jener Zeit. Das verwendete Gutachten zeigte die Rolle des psychiatrischen Gutachters als Ankläger und zugleich Richter auf.

Das sechste Analysekapitel der Dissertation befasste sich mit der bürgerlichen Ehe bzw. der Scheidung einer solchen. Zunächst wurden die rechtlichen Rahmenbedingungen geklärt, unter denen eine Scheidung in der Weimarer Republik möglich war. Es wurde aufgeführt, in welchen Kontexten der Begriff der *Geisteskrankheit* auch abseits der Entmündigungsverfahren auftauchte, und mithilfe eines Gutachtens wurde klar gemacht, inwiefern sich dieser Begriff, je nach juristischem Auslegungszusammenhang, auch ausdifferenzieren konnte. Darüber hinaus wurde der Tatsache nachgegangen, dass fast ausschließlich bürgerliche Frauen entmündigt wurden. Denn gerade anhand der Scheidungen verdeutlichten sich Verteilungskämpfe um Erbe, Unterhalt oder Eigentum. Es zeigte sich, dass hier gerade auch klassenspezifische Verhaltensweisen ein großes Thema waren, das etwa bezüglich der Wahl möglicher SexualpartnerInnen, der Sprache der Entmündigten oder ihrer Kleidung aufgeworfen wurde.

Mit den Auswirkungen kolonialer Diskurse auf die psychiatrische Praxis und speziell die Entmündigungsverfahren befasste sich das siebte Analysekapitel. Darin wurden zwei sehr unterschiedliche Positionen von Frauen im Macht-Wissens-Komplex deutscher Kolonialdiskurse vorgestellt. Erstens die autonome, ledige und aristokratische Frau, die sich aktiv in diesem Feld zu engagieren suchte, zum anderen die Figur der passiven, als sexuell deviant gedachten, *Trieben* und *Tropen* ausgelieferten Frau, die an Diskurse aus dem vorangegangenem Kapitel zu Nymphomanie angeknüpft war. Mit ihren Akten wurde in die bislang nach wie vor noch lückenhaft aufgearbeitete deutsche Kolonialgeschichte eingeführt und der Verbindung kolonialer Diskurse mit der psychiatrischen Wissenschaft nachgegangen.

Das letzte analytische Kapitel schließlich befasste sich mit dem *Alter/n* als Kategorie in der Erfassung der *Geisteskrankheit*. Alter/n wurde hierbei als eine pathologische, gänzlich entsexualisierte und dennoch vergeschlechtlichte und vergeschlechtlichende Kategorie ins Auge gefasst. Zunächst wurde dafür in die Etablierung des Alters als wissenschaftliche Kategorie und Krankheit eingeführt. Darauffolgend wurden die Narrative verschiedener psychiatrischer Gutachten untersucht und in Zusammenhang mit diskursiven Vorstellungen des alten (Frauen-)Körpers gebracht. Alter/n spielte in den Entmündigungsverfahren eine nicht zu unterschätzende Rolle. Denn an dieser Stelle zeigte sich im Speziellen, wie die kapitalistische Logik in die Strukturen des Gerichts und nicht zuletzt auch in die psychiatrische Wissenschaft eingriff. Der alte Körper galt als unproduktiver Körper zwar als nicht mehr brauchbar, jedoch befanden sich seine Trägerinnen (im Falle der Entmündigungen) im Besitz von Eigentum und Geldanlagen.

12.2 Anschlussmöglichkeiten

Im Gegensatz zum englischsprachigen Raum findet man in Deutschland bis auf die aufgeführten Arbeiten kaum Forschungsliteratur zur rechtlichen Entmündigung. Den archivierten Gerichtsakten aus über hundert Jahren wurde bislang keine Beachtung geschenkt, sodass die nun vorliegende Untersuchung zunächst für sich allein im Feld poststrukturalistischer qualitativer Forschung zur Rechtsgeschichte steht. Jedoch zeigte sich im Zuge dieser Arbeit eine Vielzahl an Forschungsfeldern, an die sie Anschluss findet.

Angefangen mit der Analyse der Zusammenhänge von Wahnsinn und weiblicher Sexualität, zeigten sich insb. in der Forschung zur Geschichte der Homosexualität deutliche Lücken.[663] So führt diese Arbeit in ein für dieses Feld vollkommen neues Thema ein, nämlich die juristischen Verfolgung homosexueller Frauen. Diese wurden zwar nicht durch einen Strafrechtsparagrafen mit Sanktionen belegt, standen jedoch auch – und das, wie diese Arbeit zeigt, ganz konkret wegen ihrer Sexualität– vor (dem Entmündigungs-) Gericht.

---

[663] Vgl. Carri, Christiane (2015): „Als erstes Symptom einer gewissen psychischen Abwegigkeit ist bei ihr selbst ihre homosexuelle Einstellung zu nennen" – Diskurse um weibliche Homosexualität aus einem Entmündigungsgutachten der Weimarer Republik. In: Invertito. Jahrbuch für die Geschichte der Homosexualitäten, Nr. 17, S. 48–67.

Die Analyse der Entmündigungsakten zeigt eine Reihe weiterer Themenfelder auf, die an die bisherige Homosexuellenforschung anschlussfähig sind, und bestätigte außerdem die These, dass das Feld homosexueller Geschichte und Geschichtsschreibung besonders im Bereich der Frauengeschichtsforschung einen nicht unerheblichen Nachholbedarf hat.

Eine weitere große Forschungslücke, die sich im Zuge dieser Arbeit auftat, hängt mit der deutschen Kolonialgeschichte zusammen. Zwar gibt es inzwischen einen wachsenden Korpus diesbezüglicher (akademischer) Literatur, generell wird sich aber nach wie vor kaum mit diesem Kapitel deutscher Geschichte befasst, das immerhin den ersten Genozid des 20. Jahrhunderts beinhaltet. Noch weniger häufig finden sich Arbeiten zur Rolle *weißer* Frauen im Kolonialismus, geschweige denn solche, die sich mit der Verknüpfung der (deutschen) Kolonialgeschichte und der psychiatrischen Wissenschaft befassen. Dies ist durchaus verwunderlich, auch in Anbetracht der Tatsache, dass – wie bereits in der Arbeit aufgeführt – maßgebliche Bereiche der *Rassentheorie*, die als Legitimationsgrundlage für die Kolonialisierung großer Teile der Welt diente, im Rahmen dieser Wissenschaft ausgearbeitet wurden.

Die Arbeit führte auf, welche Handlungsmöglichkeiten *weiße* Frauen in den deutschen Kolonien und den nördlichen Metropolen hatten und welche deutlichen Grenzen ihnen gesetzt wurden. Es konnte an verschiedenen Stellen Einblick in die Verwobenheit kolonialer Diskurse mit jenen der Psychiatrie und auch Psychoanalyse gewonnen werden.

Weitere Anschlussmöglichkeiten für die Arbeit zeigten sich in der in Deutschland ebenfalls bislang kaum etablierten Kritischen Altersforschung. Poststrukturalistisch informiert, wurde hier der Konstruktionscharakter auch heute noch gängiger Diagnosen wie der

der *Demenz* untersucht. Während in der positivistischen Forschung Alter/n noch als biologisch determiniert verstanden wird, führte diese Arbeit insb. eine differenzierte Herangehensweise an das *Alter als soziale Kategorie* vor Augen und schließt sich dadurch dem noch sehr jungen Feld der poststrukturalistischen Altersforschung an.[664]

Zuletzt führte die Arbeit schließlich auch in einen vollkommen neuen Bereich der Psychiatriegeschichte ein, denn sie stellt eine Erweiterung deren Analyse auf Zusammenhänge mit rechtlichen Verfahren dar. Zwar gibt es Arbeiten, die sich mit dem Strafrecht befassen[665], das gesamte Bürgerliche Recht samt dem Bürgerlichen Gesetzbuch jedoch blieb bislang gänzlich ausgeblendet. Die Arbeit konnte Ergebnisse bisheriger Forschungen zu psychiatrischen Gutachten im Strafrecht aufgreifen und erweitern und deutlich machen, dass psychiatrischen Gutachten eine tragende Rolle bei der Auslegung des Bürgerlichen Rechts zukam.

Die bisherige starke Fokussierung auf das Strafrecht zeigte ihre Schwächen gerade auch bei der Bearbeitung des Themas der sexualisierten Gewalt. Denn es wurde, was bereits Tanja Hommen in ihrer Arbeit vermutet hatte, ein Großteil der sexualisierten Übergriffe nicht polizeilich erfasst oder in einem Strafverfahren aufgearbeitet.[666] Doch es schien bereits die Thematisierung solcher Gewalterfahrungen im privaten Bereich juristische Konsequenzen in Form der Entmündigung mit sich bringen zu können, was diese Arbeit außerdem zeigte. Die Deklarierung der Opfer als *geisteskranke* „Falschbeschuldigerinnen" wurde bereits in vorangegangenen Arbeiten thematisiert, welche diese Arbeit durch die Analyse

---

[664] Vgl. Kunow: „Ins Graue", a.a.O.

[665] Vgl. zum Beispiel Foucault: Die Anormalen, a.a.O.; Müller: Verbrechensbekämpfung im Anstaltsstaat, a.a.O.

[666] Vgl. Hommen: Sittlichkeitsverbrechen, a.a.O.

ihrer materiellen Konsequenzen erweitert. Auch das Kapitel zur Prostitution führte nochmals deutlich auf, inwiefern sich Fragen aus dem Strafrecht in das Bürgerliche Recht übersetzen konnten, wodurch sich scheinbare „Gesetzeslücken" – in diesem Fall die Kriminalisierung von Prostituierten – umgehen ließen.

Die Kapitel zu Mutterschaft und der bürgerlichen Ehe zeigten, dass insb. in den Scheidungsverfahren und der Frage nach dem Sorgerecht die Rolle der Gutachten ausschlaggebend für den Verlauf der Verfahren war. Gerade hier erwies sich auch die Unterschiedlichkeit der jeweiligen Argumentationen, derer sich, je nach Verfahrensform, bedient wurde. Die bisherige Forschung zum Strafrecht verstehe ich dabei als Beginn der Erforschung der Rolle psychiatrischer Gutachten im Recht, die diese Arbeit mit der Perspektive auf die Entmündigung begonnen hat, um das Bürgerliche Recht zu erweitern.

Insgesamt war die bisherige feministische Forschung zu Wahnsinn und Weiblichkeit stark an den Meistererzählungen konservativer Geschichtsforschung orientiert oder bemühte sich um psychologisierende, zeitgenössische Perspektiven auf damalige Diagnosebegriffe. Poststrukturalistische Analysen der Kategorien Geschlecht und Wahnsinn blieben, wie Anette Schlichter bereits 2000 festgehalten hatte, weitestgehend aus.[667] Zwar findet man vor allem in der Literaturwissenschaft eine Vielzahl von Arbeiten zum Thema der Vergeschlechtlichung des Wahnsinns, eine explizite Auseinandersetzung mit der Rolle der psychiatrischen Wissenschaft fand jedoch auch hier nur vereinzelt statt. Die Arbeiten von Karen Nolte und Monika Ankele gehören zu den wenigen im deutschsprachigen

---

[667] Vgl. Schlichter: Die Figur der verrückten Frau, a.a.O.

Raum, die das tun.[668] Jedoch zeigte sich gerade die diskursanalytische Untersuchung psychiatrischer Gutachten als ein sehr produktives Unterfangen, das durchaus auch auf zeitgenössische Gutachten ausgedehnt werden kann.

12.3 Anschließende Forschungsfragen

Die vorliegende Dissertation ist die erste und bislang einzige Arbeit, die sich konkret mit den Inhalten von Entmündigungsakten auseinandersetzt und einen Überblick über die Verfahren gegen Frauen im Berlin des Kaiserreichs und der Weimarer Republik schafft. Durch die nur sehr wenigen erhaltenen Akten aus der Zeit des Kaiserreichs liegt ihr Fokus vor allem auf der Weimarer Republik. Doch auch die Akten aus dieser Zeit sind nicht vollständig erhalten, sodass eine Quantifizierbarkeit der Aussagen nicht möglich ist.

Die Arbeit befasste sich zunächst also mit der Frage, welche Diskurse innerhalb der psychiatrischen Gutachten mobilisiert wurden, um den Status als Geisteskranke für Frauen im Entmündigungsrecht zur Anwendung bringen zu können. Im Folgenden kann ich bloß einige wenige Hinweise für künftige Forschungen geben, da ein vollkommen unbearbeitetes Aktenarchiv mehr Fragen aufwirft, als ich an dieser Stelle aufschreiben kann.

Aus den Ergebnissen dieser ersten Erfassung lässt sich eine Vielzahl von Fragestellungen für künftige Forschungen auf dem Gebiet der Geschichte des Rechts, der Psychiatriegeschichte, aber auch der Geschlechterforschung ziehen. Die Frage nach statistischen Daten begegnete mir im Zuge des Dissertationsverfahrens sehr häufig, so

---

[668] Vgl. Ankele: Alltag und Aneignung, a.a.O., und Nolte: Gelebte Hysterie, a.a.O.

dass eine zukünftige Arbeit auf Basis qualitativer Daten durchaus auch quantitative Fragestellungen entwickeln könnte. Da bloß ein Prozent aller Akten des ursprünglichen Bestands im Berliner Landesarchiv erhalten ist, wäre eine städteübergreifende Studie dafür jedoch notwendig.

Allgemein wäre auch die Frage nach regionalen Unterschieden in Bezug auf Entmündigungsverfahren interessant. So bezogen sich nicht selten Argumentationen der psychiatrischen Gutachten auch auf die städtische Umgebung, und es scheinen auch einige Themen, insb. die mit sexuellen Devianzen verbundenen, konkret die städtischen Räume betroffen zu haben. Eine Betrachtung ländlicher Gegenden könnte Aufschlüsse geben.

Auch sehr häufig begegnete mir im Verlauf meiner Arbeit die Frage nach den Akten über entmündigte Männer. Ein Vergleich der Argumentationen der psychiatrischen Gutachten nach Geschlecht oder auch eine allgemeine Betrachtung der Entmündigungsgründe wäre an dieser Stelle interessant. Auch wurden die Akten von Trans*Frauen im Zuge der Arbeit leider aus Zeitgründen ausgeschlossen, da diese mit großer Wahrscheinlichkeit unter den Akten der Männer einsortiert worden sind, also unter dem bürgerlichen männlichen (Geburts-)Namen, was ihr Auffinden verzögert.

Eine Frage, die mich besonders bewegte, aber der ich mich leider nicht weiter widmen konnte, ist die nach dem Fortgang der Biografien bzw. Leben der Frauen im Hinblick auf den aufkommenden Nationalsozialismus und insb. die Aktion T4. Ich frag/t/e mich, was mit den Frauen nach der Entmündigung geschah. Welche von ihnen kamen in psychiatrische Anstalten? Wurden welche ermordet, und wenn ja, wer? Welche Auswege gab es vielleicht auch? In einigen der Akten befinden sich kurze Notizen über den Verbleib der Frauen, in den meisten allerdings nicht.

An diese Fragen anschließend und auch abschließend möchte ich sagen, dass die Bearbeitung der Entmündigungsakten auch grundsätzliche ethische Fragen mit sich bringt. Durch die poststrukturalistisch-diskursanalytische Perspektive und ihre Fragestellung begründet, wurden im Lauf der Arbeit an dieser Dissertation vor allem die Aussagen der sprechenden und handelnden Figuren in Gestalt von Richtern und Psychiatern aufgenommen. Die entmündigten Frauen selbst blieben, bis auf wenige Ausnahmen, stumm. Die Arbeit hatte dabei nicht den Anspruch, biografische oder repräsentationspolitisch relevante Figuren zu zeichnen. Dennoch: Jedes der verfassten Gutachten und jede getroffene psychiatrische Aussage stellte einen hierarchischen und letztendlich gewaltvollen Akt gegenüber einer als passiv inszenierten – und materialisierten – Angeklagten dar. Keine Entmündigung war von der von ihr betroffenen Person angestrebt worden. Im Gegenteil, einige Akten enthalten Hilferufe der Entmündigten, aus der psychiatrischen Behandlung entlassen zu werden, andere Beschwerden über die Unterbringung und Berichte über Misshandlungen durch das psychiatrische Personal. Vermutlich wurden auch nicht wenige der Frauen in der auf die Weimarer Republik folgenden Zeit des Nationalsozialismus ermordet. Eine Schwierigkeit, die sich während der Bearbeitung der Akten auftat, lag also auch darin, nicht zu vergessen, dass hinter jedem erhaltenen Schriftstück ein Leben stand.

Quellen- und Literaturverzeichnis

Literaturverzeichnis

Ackerknecht, Erwin (1985): Kurze Geschichte der Psychiatrie. Stuttgart.

Aitken, Robbie/Rosenhaft, Eve (2013): Black Germany: The Making and Unmaking of a Diaspora Community, 1884–1960. Cambridge.

Alt, Peter-André (2010): Ästhetik des Bösen. München.

Alter, Peter (1993): Einleitung. In: ders. (Hg.): Im Banne der Metropolen. Berlin und London in den zwanziger Jahren. Göttingen, S. 7–20.

Ankele, Monika (2009): Alltag und Aneignung in Psychiatrien um 1900 – Selbstzeugnisse von Frauen aus der Sammlung Prinzhorn. Wien.

Arnold, David (2002): „Illusory Riches": Representations of the tropical world, 1840–1950. In: Singapore Journal of Tropical Geography, Jg. 21, Nr. 1,
http://onlinelibrary.wiley.com/doi/10.1111/1467-9493.00060/pdf. (letzter Zugriff am 29.05.2015).

Ayim, May (2001): Die afro-deutsche Minderheit. In: Arndt, Susan (Hg.): Afrika-Bilder. Studien zu Rassismus in Deutschland. Münster, S. 71–86.

Backes, Gertrut M. (2005): Alter(n) und Geschlecht: ein Thema mit Zukunft. In: Politik und Zeitgeschichte, Nr. 49/50 (2005), http://www.bpb.de/apuz/28645/altern-und-geschlecht-ein-thema-mit-zukunft?p=all(letzter Zugriff am 25.06.2016).

Barham, Peter (1997): Closing the Asylum: The Mental Patient in Modern Society. London.

Bartlett, Peter (2008): Blackstone's Guide to The Mental Capacity Act 2005. Oxford.

Bartlett, Peter/Sandland, Ralph (2013): Mental Health Law: Policy and Practice. Oxford.

Becker, Peter (2002): Verderbnis und Entartung. Göttingen.

Bhabha, Homi (1983): The Other Question: Stereotype and Colonial Discourse. In: Screen, Jg. 24, Nr. 6, S. 18–36.

Blasius Dirk (1987): Ehescheidung in Deutschland 1794–1945. Kritische Studien zur Geschichtswissenschaft 74. Göttingen.

Blasius Dirk (1988): Bürgerliche Rechtsgleichheit und die Ungleichheit der Geschlechter. Das Scheidungsrecht im historischen Vergleich. In: Frevert, Ute (Hg.): Bürgerinnen und Bürger. Kritische Studien zur Geschichtswissenschaft 77. Göttingen, S. 67–84.

Blome, Eva (2007): Das Eigene, das Andere und ihre Vermischung. Zur Rolle von Sexualität und Reproduktion im Rassendiskurs des 19. Jahrhunderts. In: Discussions 1 (2008) – Das Andere. Theorie, Repräsentation und Erfahrung im 19. Jahrhundert (4. Sommerkurs des Deutschen Historischen Instituts, 2007) – L'autre. Théorie, représentation, vécu au XIXe siècle (4ème université d'été pour jeunes chercheurs de l'Institut historique allemand, 2007), www.perspectivia.net (letzter Zugriff am 23.06.2016).

Blome, Eva (2009): Reinheit und Obsession. Die sexuelle Frage im deutschen Kolonialroman. In: Ariadne. Forum für Frauen- und Geschlechtergeschichte, Nr. 56 (2009), S. 44–49.

Bock, Gisela (1986): Zwangssterilisation im Nationalsozialismus. Studien zur Rassenpolitik und Frauenpolitik. Opladen.

Bock, Gisela (1988): Geschichte, Frauengeschichte, Geschlechtergeschichte. In: Geschichte und Gesellschaft, Jg. 14, Nr. 3, S. 364–391.

Bock, Gisela/Duden, Barbara (1977): Arbeit aus Liebe – Liebe als Arbeit. Zur Entstehung der Hausarbeit im Kapitalismus. In: Frauen und Wissenschaft. Beiträge zur Berliner Sommeruniversität 1976. Berlin, S. 118–199.

Borck, Cornelius/Schäfer, Armin (Hg.) (2015): Das Psychiatrische Aufschreibesystem. Paderborn.

Borck, Cornelius/Schäfer, Armin (2015): Das Psychiatrische Aufschreibesystem. In: dies. (Hg.): Das Psychiatrische Aufschreibesystem. Paderborn, S. 7–28.

Borsó, Vittoria (2008): Exotische Topo-Grafien. In: Goethe Institut (Hg.): Humboldt. Die Tropen in uns. München, S. 43–45.

Bowersox, Jeffrey (2008): Kolonial-Lehrling wider Willen: Bernhard Epassi in Deutschland 1896–1901. In: Heyden, Ulrich van der (Hg.): Unbekannte Biographien: Afrikaner im deutschsprachigen Raum vom 18. Jahrhundert bis zum Ende des Zweites Weltkrieges. Berlin.

Brandt, Kerstin (2000): Engel oder Megäre. Figurationen einer Neuen Frau bei Marieluise Fleißer und Irmgard Keun. In: Müller,

Maria/Vedder, Ulrike (Hg.): Reflexive Naivität. Zum Werk Marieluise Fleißers. Geschlechterdifferenz und Literatur 11. Berlin, S. 16–34.

Brandt, Kerstin (2003): Sentiment und Sachlichkeit: der Roman der Neuen Frau in der Weimarer Republik. Köln, Weimar, Wien.

Braun, Christina von (1994): Nicht Ich – Logik Lüge Libido. Frankfurt/M.

Breckman, Warren J. (1991): Disciplining Consumption. The Debate about Luxury in Wilhelmine Germany 1890–1914. In: Journal of Social History, Jg. 24, Nr. 3, S. 485–505.

Brittnacher, Hans Richard (1994): Ästhetik des Horrors. Gespenster, Vampire, Teufel und künstliche Menschen in der phantastischen Literatur. Frankfurt/M.

Bruns, Claudia (2008): Politik des Eros – der Männerbund in Wissenschaft, Politik und Jugendkultur (1880–1934). Köln, Weimar.

Bruns, Claudia (2010): Vertreibt der weibliche Zugang zum Logos den Eros? Zu einer erstaunlich aktuellen Debatte unter Studentinnen der 1920er Jahre. In: dies./Auga, Ulrike/Harders, Levke/Jähnert, Gabriele (Hg.): Das Geschlecht der Wissenschaften. Zur Geschichte von Akademikerinnen im 19. und 20. Jahrhundert. Frankfurt/M., New York, S. 43–74.

Bruns, Claudia (2011): Kontroversen zwischen Freud, Blüher und Hirschfeld. Zur Pathologisierung und Rassisierung des effeminierten Homosexuellen. In: dies./Auga, Ulrike/Dornhof, Dorothea/Jähnert, Gabriele (Hg.): Dämonen, Vamps und Hysterikerinnen. Geschlechter- und Rassenfigurationen in Wissen, Medien und Alltag um 1900. Bielefeld, S. 161–183.

Buchen, Sylvia (2005): Neue Geschlechterkonstruktionen und (queere) subkulturelle Strömungen in der Weimarer Republik. In: Degele, Nina/Penkwitt, Meike (Hg.): Queering Gender – Queering Society. Freiburger FrauenStudien, Band 17. Freiburg, S. 203–224.

Butler, Judith (1990): Gender Trouble. Feminism and the Subversion of Identity. London, New York.

Butler, Judith (1994): Against Proper Objects. In: Differences: A Journal of Feminist Cultural Studies, Jg. 6, Nr. 2/3, S. 1–26.

Butler, Judith (2006). Hass spricht. Zur Politik des Performativen. Frankfurt/M.

Carri, Christiane (2015): „Als erstes Symptom einer gewissen psychischen Abwegigkeit ist bei ihr selbst ihre homosexuelle Einstellung zu nennen" – Diskurse um weibliche Homosexualität aus einem Entmündigungsgutachten der Weimarer Republik. In: Invertito. Jahrbuch für die Geschichte der Homosexualitäten, Nr. 17, S. 48-67.

Castel, Robert (1982): Die psychiatrische Ordnung. Das goldene Zeitalter des Irrenwesens. Berlin.

Chesler, Phyllis (1972): Frauen – das verrückte Geschlecht? Wien.

Connell, Raewyn [Robert W.] (1999): Der gemachte Mann: Konstruktion und Krise von Männlichkeiten. Opladen.

Cooper, David Graham (1980): Psychiatrie und Anti-Psychiatrie. Frankfurt/M.

Cordes, Oda (2012): Frauen als Wegbereiter des Rechts. Die ersten deutschen Juristinnen und ihre Reformforderungen in der Weimarer Republik. Hamburg.

Crefeld, Wolf (2006): Vom bürgerlichen Tod der Entmündigung und der Rechtsfürsorge psychisch beeinträchtigter Menschen. Die wechselvolle Geschichte eines Rechtsinstituts. In: Soziale Arbeit, Jg. 25, Nr. 7/8, S. 246–253.

Cristofovici, Anca (1999): Touching Surfaces: Photography, Aging and an Aesthetics of Change. In: Woodward, Kathleen K. (Hg.): Figuring Age: Women, Bodies, Generations. Bloomington, S. 268–293.

Curtin, Philip D. (1990): The Environment beyond Europe and the European Theory of Empire. In: HAWAII: Journal of World History, Jg. 1, Nr. 2, S. 131–150.

Czelk, Andrea/Duncker, Arne/Meder, Stephan (Hg.) (2010): Die Rechtsstellung der Frau um 1900. Eine kommentierte Quellensammlung. Köln, Weimar, Wien.

Dienel, Christiane: Das 20. Jahrhundert. Frauenbewegung, Klassenjustiz und das Recht auf Selbstbestimmung der Frau. In: Jütte, Robert (Hg.): Geschichte der Abtreibung von der Antike bis zur Gegenwart. München, S. 140–168.

Dietrich, Anette (2007): Weiße Weiblichkeiten. Konstruktionen von „Rasse" und Geschlecht im deutschen Kolonialismus. Bielefeld.

Dietze, Gabriele/Dornhof, Dorothea (Hg.) (2014): Metropolenzauber. Sexuelle Moderne und urbaner Wahn. Kulturen des Wahnsinns (1870–1930), Band 2. Wien, Köln, Weimar.

Doane, Mary Ann (1999): Dark Continents: Epistemologies of Racial and Sexual Difference in Psychoanalysis and the Cinema. In: Evans, Jessica/Hall, Stuart (Hg.): Visual Culture: The Reader. London, S. 448–456.

Dörner, Klaus (1984): Bürger und Irre. Frankfurt/M.

Duda, Sibylle/Pusch, Luise (Hg.) (1992–1998): WahnsinnsFrauen I–III. Frankfurt/M.

Duden, Barbara (1993): Die Frau ohne Unterleib: Zu Judith Butlers Entkörperung. Ein Zeitdokument. In: Feministische Studien, Jg. 11, Nr. 2, S. 24–33.

Ehmer, Josef (2013): Bevölkerungsgeschichte und Historische Demographie 1800–2010. Enzyklopädie deutscher Geschichte Band 71. Oldenburg.

Eitz, Thorsten/Engelhardt, Isabelle (2015): Diskursgeschichte der Weimarer Republik, Band 2. Hildesheim.

Estes, Carroll L./Biggs, Simon/Phillipson, Chris (Hg.) (2003): Social Theory, Social Policy and Ageing: A Critical Introduction. Maidenhead.

Farge, Arlette (2011): Der Geschmack des Archivs. Göttingen.

Fee, Elizabeth (1986): Critiques of Modern Science: The Relationship of Feminism to Other Radical Epistemologies. In: Bleier, Ruth (Hg.): Feminist Approaches to Science. New York, S. 42–56.

Fennell, Phil (2011): Mental Health: Law and Practice. Bristol.

Flügge, Sibylla (2007): Vom Züchtigungsrecht zum Gewaltschutz-gesetz: Rechtforderungen der neuen Frauenbewegung zum Schutz vor Gewalt in der Ehe. In: Opfermann, Susanne (Hg.): Unrechtser-fahrungen. Geschlechtergerechtigkeit in Gesellschaft, Recht und Literatur. Königstein/Ts., S. 111–136.

Foucault, Michel (1969):Wahnsinn und Gesellschaft: Eine Ge-schichte des Wahns im Zeitalter der Vernunft. Frankfurt/M.

Foucault, Michel (1973): Die Geburt der Klinik. Eine Archäologie des ärztlichen Blicks. München.

Foucault, Michel (1976): Überwachen und Strafen. Die Geburt des Gefängnisses. Frankfurt/M.

Foucault, Michel (1978): Ein Spiel um die Psychoanalyse. Ge-spräch mit Angehörigen des Departement de Psychoanalyse der Universität Paris/Vincennes. In: ders.: Dispositive der Macht. Über Sexualität, Wissen und Wahrheit. Berlin, S. 118–175.

Foucault, Michel (1988): Archäologie des Wissens. Frankfurt/M.

Foucault, Michel (1989): Die Sorge um sich. Sexualität und Wahr-heit 3. Frankfurt/M.

Foucault, Michel (1997): Sexualität und Wahrheit, Band. 1: Der Wille zum Wissen. Frankfurt/M.

Foucault, Michel (1999): In Verteidigung der Gesellschaft. Vorle-sungen am Collège de France 1975/76. Frankfurt/M.

Foucault, Michel (2004): Sicherheit, Territorium, Bevölkerung. Geschichte der Gouvernementalität I. Vorlesungen am Collège de France 1977/1978. Frankfurt/M.

Foucault, Michel (2007): Die Anormalen – Vorlesungen am Collège de France 1974/1975. Frankfurt/M.

Foucault, Michel (2015): Die Macht der Psychiatrie – Vorlesungen am Collège de France 1973–1974. Frankfurt/M.

Frank, Michael C. (2006): Kulturelle Einflussangst. Inszenierungen der Grenze in der Reiseliteratur des 19. Jahrhunderts. Bielefeld.

Freund-Widder, Michaela (2000): Frauen unter Kontrolle – Prostitution und ihre staatliche Bekämpfung in Hamburg vom Ende des Kaiserreichs bis zu den Anfängen der Bundesrepublik. Münster.

Geulen, Christian (2004): Wahlverwandte. Rassendiskurs und Nationalismus im späten 19. Jahrhundert. Hamburg.

Giesen, Bernhard (2008): Europäische Identität und intellektueller Diskurs. Eine historische Perspektive. In: Gerd, Albert/Sigmund, Steffen/Bienfait, Agathe/Stachura, Mateusz (Hg.): Soziale Konstellation und historische Perspektive. Festschrift für M. Rainer Lepsius. Wiesbaden, S. 323–340.

Gippert Wolfgang (2009): Frauen und Kolonialismus. Einblicke in deutschsprachige Forschungsfelder. In: Ariadne. Forum für Frauen- und Geschlechtergeschichte, Nr. 56 (2009), S. 6–13.

Gleß, Sabine (1999): Die Reglementierung von Prostitution in Deutschland. Kriminologische und sanktionenrechtliche Forschungen, Band 10. Berlin.

Gofman, Erving (1973): Asyle. Über die soziale Situation psychiatrischer Patienten und anderer Insassen. Frankfurt/M.

Gostin, Lawrence O./McHale, Jean/Fennell, Philip/McKay, Ronald D./ Bartlett, Peter (Hg.) (2010): Principles of Mental Health Law and Policy. Oxford.

Grenz, Sabine/Lücke, Martin (Hg.) (2006): Verhandlungen im Zwielicht. Momente der Prostitution in Gegenwart und Geschichte. Bielefeld.

Griesebner, Andrea (2003): Geschlecht als soziale und als analytische Kategorie. Debatten der letzten drei Jahrzehnte. In: Gehmacher, Johanna/Mesner, Maria (Hg.): Frauen- und Geschlechtergeschichte. Positionen/Perspektiven. (Querschnitte 14) Innsbruck, Wien, München, Bozen, S. 37–52.

Groneman, Carol (2001): Nymphomanie: die Geschichte einer Obsession. Frankfurt/M.

Grosse, Pascal (2000): Kolonialismus, Eugenik und bürgerliche Gesellschaft in Deutschland 1850–1918. Frankfurt/M.

Grossmann, Atina (1986): *Girlkultur* or Thoroughly Rationalized Female. A New Woman in Weimar Germany? In: Friedlander, Judith/Wiesen-Cook, Blanche/Kessler-Harris, Alice/Smith-Rosenberg, Carroll (Hg.): Women in Culture and Politics. A Century of Change. Bloomington, S. 62–80.

Grossmann, Atina (1995): Reforming Sex. The German Movement for Birth Control and Abortion Reform 1920–1950. New York.

Ha, Kien Nghi/Lauré al-Samarai, Nicola/Mysorekar, Sheila (2007): Einleitung. In: dies. (Hg.): re/visionen. Postkoloniale Perspektiven von People of Color auf Rassismus, Kulturpolitik und Widerstand in Deutschland. Münster, S. 9–21.

Hacker, Hanna (1987): Frauen und Freundinnen: Studien zur „weiblichen Homosexualität" am Beispiel Österreich 1870–1938. Weinheim und Basel.

Hagemann, Karen (1990): Frauenalltag und Männerpolitik. Alltagsleben und gesellschaftliches Handeln von Arbeiterfrauen in der Weimarer Republik. Bonn.

Hale, Brenda (Hg.) (2011): Mental Health Law. London.

Haraway, Donna J. (1988): Situated Knowledges: The Science Question in Feminism and the Privilege of Partial Perspective. In: Feminist Studies, Jg. 14, Nr. 3, S. 575–599.

Harding, Sandra (1986): The Science Question in Feminism. Ithaca.

Harten, Hans-Christian/Neirich, Uwe/Schwerendt, Matthias (2006): Rassenhygiene als Erziehungsideologie des Dritten Reiches. Biobibliographisches Handbuch. Edition Bildung und Wissenschaft, Band 10. Berlin.

Hattenhauer, Hans (2002): Thibaut und Savigny. Ihre programmatischen Schriften. München.

Hausen, Karin (1990): Wie männlich ist die Wissenschaft? Frankfurt/M.

Hausen, Karin (2012): Geschlechtergeschichte als Gesellschaftsgeschichte. Kritische Studien zur Geschichtswissenschaft Band 202. Göttingen.

Hekman, Susan (1994): The Feminist Critique of Rationality. In: Polity Press (Hg.): The Polity Reader in Gender Studies. Cambridge, S. 50–61

Helbing, Franz (1910): Das Geschlechtsleben der neuesten Zeit. Berlin.

Herzog, Dagmar (2005): Die Politisierung der Lust: Sexualität in der deutschen Geschichte des 20. Jahrhunderts. München.

Hess, Volker (2015): Die Buchhaltung des Wahnsinns. In: Borck, Cornelius/Schäfer, Armin (Hg.): Das Psychiatrische Aufschreibesystem. Paderborn, S. 55–76.

Heyn, Susanne (2009): „Gründet Jugendgruppen, denn die schaffen Freude!" Zur Geschichte kolonialer Mädchengruppen in Deutschland von 1926 bis 1933. In: Ariadne. Forum für Frauen- und Geschlechtergeschichte, Nr. 56 (2009), S. 16–23.

Hien, Peter/Pilgrim, Ralf Roger/Neubart, Rainer (2013): Moderne Geriatrie und Akutmedizin. Geriatrisch-internistische Strategien in Notaufnahme und Klinik. Berlin, Heidelberg.

Hommen, Tanja (1999): Sittlichkeitsverbrechen: sexuelle Gewalt im Kaiserreich. Frankfurt/M., New York.

Honegger, Claudia (1992): Die Ordnung der Geschlechter: die Wissenschaften vom Menschen und das Weib 1750–1850. Frankfurt/M.

Hopf, Caroline (1997): Frauenbewegung und Pädagogik: Gertrud Bäumer zum Beispiel. Rieden.

Irigaray, Luce (1985): Speculum of the Other Woman. Ithaca.

Jacob, Rebecca/Gunn, Michael/Holland, Anthony (2013): Mental Capacity Legislation: Principles and Practice. London.

Kappeler, Florian (2011): Das fremde Geschlecht der Irren und der Tiere. Ethnologie, Psychiatrie, Zoologie und Texte Robert Musils. In: Könemann, Sophia/Stähr, Anne (Hg.): Das Geschlecht der Anderen. Figuren der Alterität: Kriminologie, Psychiatrie, Ethnologie und Zoologie. Bielefeld, S. 187–208.

Katz, Stephen (1996): Disciplining Old Age: The Formation of Knowledge at the Interface of Aging Studies and Women Studies. In: Woodward, Kathleen (Hg.): Figuring Age: Women, Bodies, Generations. Bloomington, S. 112–127.

Kerner, Ina (2009): Differenzen und Macht. Zur Anatomie von Rassismus und Sexismus. Frankfurt/M., New York.

Kessemeier, Gesa (2000): Sportlich, sachlich, männlich. Das Bild der ‚Neuen Frau‘ in den Zwanziger Jahren. Zur Konstruktion geschlechtsspezifischer Körperbilder in der Mode der Jahre 1920 bis 1929. Dortmund.

Klautke, Egbert (2004): Rassenhygiene, Sozialpolitik und Sexualität. Ehe- und Sexualberatung in Deutschland 1918–1945. In: Bruns, Claudia/Walter, Tilmann (Hg.): Von Lust und Schmerz. Eine Historische Anthropologie der Sexualität. Köln, S. 293–312.

Kößler, Reinhard/Melber, Henning (2004): Völkermord und Gedenken. Der Genozid an den Herero und Nama in Deutsch-Südwestafrika 1904–1908. In: Brumlik, Micha/Wojak, Irmtrud (Hg.): Völkermord und Kriegsverbrechen in der ersten Hälfte des 20. Jahrhunderts. Frankfurt/M., New York, S. 37–76.

Kokula, Ilse (1981): Weibliche Homosexualität um 1900 in zeitgenössischen Dokumenten. München.

Kondratowitz, Hans-Joachim Ehmer von (2000): „Alter" und „Krankheit". Die Dynamik der Diskurse und der Wandel ihrer historischen Aushandlungsformen. In: Ehmer, Josef/Gutschner, Peter (Hg.): Das Alter im Spiel der Generationen. Wien, Köln, Weimar, S. 109–192.

Kontos, Sylvia/Walser, Karin (1979): Weil nur zählt, was Geld einbringt: Probleme der Hausfrauenarbeit. Gelnhausen.

Kossek, Brigitte (2012): Begehren, Fantasie, Fetisch: postkoloniale Theorie und die Psychoanalyse (Sigmund Freund und Jacques Lacan). In: Reuter, Julia/Karentzos, Alexandra (Hg.): Schlüsselwerke der Postcolonial Studies. Wiesbaden, S. 51–67.

Krafft, Sybille (1996): Zucht und Unzucht. Prostitution und Sittenpolizei im München der Jahrhundertwende, Band 2. München.

Krakauer, Siegfried (1977): Das Ornament der Masse. Frankfurt/M.

Krüger, Gesine (1999): Kriegsbewältigung und Geschichtsbewußtsein. Realität, Deutung und Verarbeitung des deutschen Kolonialkriegs in Namibia 1904 bis 1907. Göttingen.

Kühl, Richard (2009): Georg Merzbach. In: Sigusch, Volkmar/Grau, Günther (Hg.): Personenlexikon der Sexualforschung. Frankfurt/M., S. 249–297.

Kunow, Rüdiger (2005): „Ins Graue". Zur kulturellen Konstruktion von Altern und Alter. In: Hartung, Heike (Hg.): Alter und Geschlecht. Repräsentationen, Geschichten und Theorien des Alter(n)s. Bielefeld, S. 21–44

Laak, Dirk van (2010): Im Tropenfieber. Deutschlands afrikanische Kolonien zwischen kollektivem Verlangen und Vergessen. In: Leonard, Jörn/Renner, Rolf G. (Hg.): Berlin. Koloniale Vergangenheiten – (post)imperiale Gegenwart. Studien des Frankreich-Zentrums der Albert-Ludwigs-Universität Freiburg, Band 19. Berlin, S. 87–99.

Lachmund, Jens/Stollberg, Gunnar (1995): Patientenwelten. Krankheit und Medizin vom späten 18. bis zum frühen 20. Jahrhundert im Spiegel von Autobiographien. Opladen.

Laing, Ronald D. (1987): Das geteilte Selbst: Eine existenzielle Studie über geistige Gesundheit und Wahnsinn. München.

Lamott, Franziska (2001): Die vermessene Frau: Hysterien um 1900. München.

Landweer, Hilge (1990): Das Märtyrerinnenmodell. Zur diskursiven Erzeugung weiblicher Identität. Pfaffenweiler.

Landwehr, Achim (2001): Geschichte des Sagbaren. Einführung in die Historische Diskursanalyse. Tübingen.

Landwehr, Achim (2008): Historische Diskursanalyse. Frankfurt/M.

Laqueur, Thomas (1990): Making Sex: Body and Gender from the Greeks to Freud. Harvard.

Laukötter, Anja (2007): Von der Kultur zur „Rasse" – vom Objekt zum Körper? Völkerkundemuseen und ihre Wissenschaften zu Beginn des 20. Jahrhunderts. Bielefeld.

Lee, Hyunseon (2013): Vor Gericht. Kindsmord im Sturm und Drang. In: dies./Maurer Queipo, Isabel (Hg.): Mörderinnen. Künstlerische und mediale Inszenierungen weiblicher Verbrechen. Bielefeld, S. 89–110.

LeFrançois, Brenda A./Menzies, Robert/Reaume, Geoffrey (2013): Mad Matters. A Critical Reader in Canadian Mad Studies. Lancaster.

Leigh, Carol (2004): Unrepentant Whore: The Collected Work of Scarlot Harlot. San Francisco.

Lengwiler, Martin (2008): In kleinen Schritten. Der Wandel von Männlichkeiten im 20. Jahrhundert. In: L'Homme. Europäische Zeitschrift für feministische Geschichtswissenschaft, Jg. 19, Nr. 2, S. 75–94.

Liebs Elke (1993): „Spieglein, Spieglein an der Wand". Mutter-Mythen/Märchen-Mütter/Tochter-Märchen. Brüder Grimm. Marienkind, Frau Trude, Schneewittchen, Die Gänsemagd, Frau Holle, Schneeweißchen und Rosenrot. In: dies./Kraft, Helga (Hg.): Mütter – Töchter – Frauen: Weiblichkeitsbilder in der Literatur. Stuttgart, Weimar, S. 115–149.

Lloyd, Genevieve (1996): The Man of Reason. In: Garry, Ann/Pearsall, Marilyn (Hg.): Women, Knowledge, and Reality: Explorations in Feminist Philosophy. New York, S. 149–165.

Loosen, Livia (2014): Deutsche Frauen in den Südsee-Kolonien des Kaiserreichs. Alltag und Beziehungen zur indigenen Bevölkerung, 1884–1919. Bielefeld.

Lorey, Isabell (2006): Der weiße Körper als feministischer Fetisch. Konsequenzen aus der Ausblendung des deutschen Kolonialismus.

In: Tißberger, Martina; Dietze, Gabriele; Hrzán, Daniela; Husmann-Kastein, Jana (Hg.): Weiß – Weißsein – Whiteness. Kritische Studien zu Gender und Rassismus. Frankfurt/M. u.a., S. 61–83.

Lundt, Bea (2001): Frauen- und Geschlechtergeschichte. In: Goertz, Hans-Jürgen (Hg.): Geschichte. Hamburg, S. 579–597.

Mamozai, Martha (1989): Schwarze Frau, weiße Herrin. Frauenleben in deutschen Kolonien. Reinbek bei Hamburg.

Manz, Ulrike (2007): Bürgerliche Frauenbewegung und Eugenik in der Weimarer Republik. Frankfurt/M.

Martin, Biddy (1996): Sexuelle Praxis und der Wandel lesbischer Identitäten. In: Hark, Sabine (Hg.): Grenzen lesbischer Identitäten. Berlin, S. 38–72.

Masson, Jeffrey Moussaieff (1984): Was hat man dir, du armes Kind, getan? Sigmund Freuds Unterdrückung der Verführungstheorie. Hamburg.

McClintock, Ann (1995): Imperial Leather. Race, Gender and Sexuality in the Colonial Contest. New York.

Melber, Henning (1992): Der Weißheit letzter Schluß. Rassismus und kolonialer Blick. Frankfurt/M.

Michalik, Kerstin (1994): Vom „Kindsmord" zur Kindstötung. In: Feministische Studien, Jg. 12, Nr. 1, S. 44–55.

Michels, Stefanie (2009): Weiße Frauen in Afrika. Grenzwächterinnen und Grenzüberschreiterinnen im postkolonialen Haushalt. In: Ariadne. Forum für Frauen- und Geschlechtergeschichte, Nr. 56 (2009), S. 24–30.

Morley, John E. (2004): A Brief History of Geriatrics. In: Journal of Gerontology, Jg. 59, Nr. 11, S. 1132–1152.

Moses, Simone (2005): Alt und krank. Ältere Patienten in der medizinischen Klinik der Universität Tübingen zur Zeit der Entstehung der Geriatrie 1800 bis 1914. Medizin, Gesellschaft und Geschichte 24. Wiesbaden.

Mosse, Georg L. (1985): Nationalismus und Sexualität – Bürgerliche Moral und Sexuelle Normen. München, Wien.

Mosse, George L. (1990): Die Geschichte des Rassismus in Europa. Frankfurt/M.

Mosse, George L. (2006): The Image of Man: The Creation of Modern Masculinity. New York.

Müller, Christian (2004): Verbrechensbekämpfung im Anstaltsstaat: Psychiatrie, Kriminologie und Strafrechtsreform in Deutschland 1871–1933. Kritische Studien zur Geschichtswissenschaft, Band 160. Göttingen.

Münkel, Daniela/Seegers, Lu (2008): Einleitung: Medien und Imagepolitik im 20. Jahrhundert. In: dies. (Hg.): Medien und Imagepolitik im 20. Jahrhundert. Deutschland, Europa, USA. Frankfurt/M., S. 9–23.

Mütting, Christina (2010): Sexuelle Nötigung; Vergewaltigung (§ 177 StGB). Reformdiskussion und Gesetzgebung seit 1870. Juristische Zeitgeschichte, Abteilung 3: Beiträge zur modernen deutschen Strafgesetzgebung. Materialien zu einem historischen Kommentar, Band 37. Berlin, New York.

Nave-Herz, Rosemarie (1988): Die Geschichte der Frauenbewegung in Deutschland. Bonn.

Nolte, Karen (2003): Gelebte Hysterie. Erfahrung, Eigensinn und psychiatrische Diskurse im Anstaltsalltag um 1900. Frankfurt/M., New York.

Opitz-Belakhal, Claudia (2010): Von der Frauengeschichte zur Geschlechtergeschichte. In: dies.: Geschlechtergeschichte. Frankfurt/M., S. 10–38.

Peukert, Detlev (1978): Die Weimarer Republik. Krisenjahre der Klassischen Moderne. Frankfurt/M.

Pohl, Rolf (2012): Sexuelle Gewalt als Angriff auf die weibliche Subjektposition. In: Gender Initiativkolleg (Hg.): Gewalt und Handlungsmacht. Queer_feministische Perspektiven. Frankfurt/M., S. 113–124.

Pretzel, Andreas (2005): Sexualreform im Spannungsfeld weltanschaulicher Voraussetzungen und sozialpolitischer Auseinandersetzungen. In: ders./Ferdinand, Ursula/Seek, Andreas (Hg.): Verqueere Wissenschaft. Geschlecht, Sexualität, Gesellschaft. Berliner Schriften zur Sexualwissenschaft und Sexualpolitik, Band 1. Münster, S. 229–244.

Rauscher, Thomas (2008): Familienrecht. Heidelberg, München, Landsberg, Berlin.

Repgen, Tilman (2001): Die soziale Aufgabe des Privatrechts. Jus Privatum 60. Tübingen.

Riedel, Tanja-Carina (2008): Gleiches Recht für Frau und Mann – die bürgerliche Frauenbewegung und die Entstehung des BGB. Köln, Weimar, Wien.

Rosenstein, Doris (1989): Irmgard Keun: Das Erzählwerk der dreißiger Jahre. Frankfurt/M., Berlin, New York, Paris.

Rotzoll, Maike/Fuchs, Petra/Richter, Paul/Hohendorf, Gerrit (2010): Die nationalsozialistische „Euthanasieaktion T4". Historische Forschung, individuelle Lebensgeschichten und Erinnerungskultur. In: Der Nervenarzt, Jg. 81, Nr. 11, S. 1326–1332.

Rowbotham, Sheila (1973): Hidden from History. London.

Russel, Denise (1995): Women, Madness and Medicine. London.

Sabisch, Katja (2007): Das Weib als Versuchsperson. Medizinische Menschenexperimente im 19. Jahrhundert am Beispiel der Syphilisforschung. Bielefeld.

Said, Edward (1981): Orientalismus. Frankfurt/M.

Schader, Heike (2004): Virile, Vamps und wilde Veilchen. Sexualität, Begehren und Erotik in den Zeitschriften homosexueller Frauen im Berlin der 1920er Jahre. Königstein/Ts.

Schäfer, Christian (2006): Juristische Zeitgeschichte. Abteilung 3: Beiträge zur modernen deutschen Strafgesetzgebung. Materialien zu einem historischen Kommentar. „Widernatürliche Unzucht" (§§ 175, 175a, 175b, 182 a.F. StGB). Reformdiskussion und Gesetzgebung seit 1945. Berlin.

Schaps, Regina (1992): Hysterie und Weiblichkeit: Wissenschaftsmythen über die Frau. Frankfurt/M.

Schleicher, Barbara (2005): Geschichtliche Körper – mächtige Wahrheiten. Über das Projekt „Körper-Geschichte" und den Versuch seiner Konkretion am Beispiel der Menstruation. Darmstädter Studien zur Pädagogik und Bildungstheorie, Band 5. Göttingen.

Schlichter, Anette (2000): Die Figur der verrückten Frau – Weiblicher Wahnsinn als Kategorie der feministischen Repräsentationskritik. Tübingen.

Schlichter, Anette (2003): Critical Madness, Enunciative Excess: The Figure of the Madwoman in Postmodern Feminist Texts. In: Cultural Studies <=> Critical Methodologies, Jg. 3, Nr. 3, August 2003, S. 308–329.

Schmidt, Torsten (1998): Die Entmündigung von den Anfängen des BGB bis zu Ihrer Ablösung durch das Institut der Betreuung. Frankfurt/M., Berlin, Bern, New York, Paris, Wien.

Schoppmann, Claudia (2007): Rahmenbedingungen und Anfänge der Organisierung seit 1900. Vom Kaiserreich bis zum Ende des zweiten Weltkrieges – Eine Einführung. In: Dennert, Gabriele/Leidinger, Christiane/Rauchut, Franziska (Hg.): In Bewegung bleiben. 100 Jahre Politik, Kultur und Geschichte von Lesben. Berlin, S. 12–26.

Schott, Heinz/Tölle, Rainer (2005): Geschichte der Psychiatrie: Krankheitslehren, Irrwege, Behandlungsformen. München

Schubert, Michael (2001): Der schwarze Fremde . Das Bild des Schwarzafrikaners in der parlamentarischen und publizistischen Kolonialdiskussion in Deutschland von den 1870er bis in die 1930er Jahre. Stuttgart.

Schubert, Werner (1966): Vorschriften des BGB über Besitz und Eigentumsübertragung. Berlin.

Schulte, Regina (1994): Sperrbezirke. Tugendhaftigkeit und Prostitution in der bürgerlichen Welt. Hamburg.

Schütze, Yvonne (1988): Mutterliebe – Vaterliebe. Elternrollen in der bürgerlichen Familie des 19. Jahrhunderts. In: Frevert, Ute (Hg.): Bürgerinnen und Bürger. Geschlechterverhältnisse im 19. Jahrhundert. Kritische Studien zur Geschichtswissenschaft 77. Göttingen, S. 17–48.

Scott, Joan W. (1988): Gender and the Politics of History. New York.

Scott, Joan W. (1991): The Evidence of Experience. In: Critical Inquiry, Jg. 17, Nr. 4, S. 773–797.

Scott, Joan W. (2001): Die Zukunft von gender. Fantasien zur Jahrtausendwende. In: Honegger, Claudia/Arni, Caroline (Hg.): Gender – die Tücken einer Kategorie: Joan Scott. Geschichte und Politik. Zürich, S. 39–63.

Shorter, Edward (1999): Geschichte der Psychiatrie. Berlin.

Showalter, Elaine (1985): The Female Malady – Women, Madness, and English Culture, 1830–1980. New York.

Szasz, Thomas (2013): Geisteskrankheit – ein moderner Mythos: Grundlagen einer Theorie des persönlichen Verhaltens. Heidelberg.

Taylor, Frederick (2013): Inflation. Der Untergang des Geldes in der Weimarer Republik und die Geburt des deutschen Traumas. München

Uhl, Karsten (2007): Die Bedeutung der Kategorie Geschlecht für den Wandel des Strafdenkens im 19. Jahrhundert. In: Schauz, Désirée/Freitag, Sabine (Hg.): Verbrecher im Visier der Experten. Kriminalpolitik zwischen Wissenschaft und Praxis im 19. und frühen 20. Jahrhundert. Wissenschaft, Politik und Gesellschaft 2. Stuttgart, S. 101–116.

Usborne, Cornelia: Abtreibung: Mord, Therapie oder weibliches Selbstbestimmungsrecht? Der Paragraph 218 im medizinischen Diskurs der Weimarer Republik. In: Geyer-Kordesch, Johanna/Kuhn, Annette (Hg.): Frauenkörper, Medizin, Sexualität. Düsseldorf, S. 192–236.

Walgenbach, Katharina (2005): „Die weiße Frau als Trägerin deutscher Kultur". Koloniale Diskurse über Geschlecht, „Rasse" und Klasse im Kaiserreich. Frankfurt/M., New York.

Westmarland, Nicole (2001): The Quantitative/Qualitative Debate and Feminist Research: A Subjective View of Objectivity. In: Forum Qualitative Social Research. Sozialforschung, Jg. 2, Nr. 1, Februar 2001.

Wetzel, Jürgen (Hg.) (2003): Das Landesarchiv Berlin und seine Bestände. Schriftenreihe des Landesarchivs Berlin, Band 1, Teil 1–3. Grundlegend überarbeitete Auflage. Berlin.

Wildenthal, Lora (2001): German Women for Empire 1884–1945. Durham.

Zeller, Joachim/Zimmerer, Jürgen (Hg.) (2003): Völkermord in Deutsch-Südwestafrika. Der Kolonialkrieg (1904–1908) in Namibia und seine Folgen. Berlin.

Quellenverzeichnis

Alzheimer, Alois (1907): Über eine eigenartige Erkrankung der Hirnrinde. In: Allgemeine Zeitschrift für Psychiatrie, Band 64, S. 146–148.

Back, Georg (1910): Sexuelle Verirrungen des Menschen und der Natur. Zweiter Teil. Berlin.

Basile, Giambattista (2000): Das Märchen der Märchen. Das Pentamerone. Herausgegeben von Rudolf Schenda. München.

Battisti, Bartolomeo de (1819): Abhandlung von den Krankheiten des schönen Geschlechtes. Wien.

Bayerisches Statistisches Landesamt (Hg.) (1937): 50 Jahre Frauenkriminalität 1882–1932. Heft 124 der Beiträge zur Statistik Bayerns. München.

Bechstein, Ludwig (1966): Deutsches Märchenbuch – Sämtliche Märchen. Herausgegeben von Walter Scherf. Darmstadt.

Beseler, Georg (1843): Volksrecht und Juristenrecht. Leipzig.

Bilz, Friedrich Eduard (1888): Das neue Heilverfahren. Lehrbuch der naturgemäßen Heilweise und Gesundheitspflege. Dresden.

Binding, Karl/Hoche, Alfred (1920): Die Freigabe der Vernichtung lebensunwerten Lebens. Ihr Maß und ihre Form. Leipzig.

Birnbaum, Karl (1915): Die sexuellen Falschbeschuldigungen der Hysterischen. In: Archiv für Kriminal-Anthropologie und Kriminalistik, Jg. 1, Heft 1–2, S. 1–39.

Birnbaum, Karl/Nitsche, Paul/Vokastner, Willi (1929): Handbuch der Geisteskrankheiten, Band IV: Allgemeiner Teil IV. Herausgegeben von Oswald Bumke. Berlin.

Bleuler, Eugen (1911): Dementia praecox oder Gruppe der Schizophrenien. Leipzig, Wien.

Bleuler, Eugen (1955): Lehrbuch der Psychiatrie. Neunte Auflage. Umgearbeitet von Manfred Bleuler. Berlin, Göttingen, Heidelberg.

Bloch, Iwan (1909): Das Sexualleben unserer Zeit in seinen Beziehungen zur modernen Kultur. Berlin.

Bloch, Iwan (1912): Handbuch der gesamten Sexualwissenschaft in Einzeldarstellungen, Die Prostitution, Band 1. Berlin.

Bresler, Johannes (1907): Die Pathologische Anschuldigung. Beitrag zur Reform des § 164 des Strafgesetzbuchs und des § 56 der Strafprozessordnung. Halle/S.

Busch, Dietrich Wilhelm Heinrich (1843): Das Geschlechtsleben des Weibes in physiologischer, pathologischer und therapeutischer Hinsicht, 4. Band: Von den Geschlechtskrankheiten des Weibes und deren Behandlung, Specielle Pathologie und Therapie der Krankheiten der weiblichen Geburtsorgane. Von den Krankheiten der Geschlechtsverrichtung des Weibes. Leipzig.

Charcot, Jean-Martin (1867): Leçons clinique sur les maladies des vieillards et les maladies chroniques. Paris.

Christ, Anton (1842): Über deutsche Nationalgesetzgebung. Leipzig.

Cimbal, Walter (1913): Taschenbuch zur Untersuchung nervöser und psychischer Krankheiten. Eine Anleitung für Mediziner und Juristen insbesondere für beamtete Ärzte. Zweite Auflage. Berlin.

Darwin, Charles (1859): On the Origin of Species by Means of Natural Selection, Or the Preservation of Favoured Races in the Struggle for Life. London.

Delbrück, Anton (1891): Die pathologische Lüge und die psychisch abnormen Schwindler: Eine Untersuchung über den allmählichen Übergang eines normalen psychologischen Vorgangs in ein pathologisches Symptom für Ärzte und Juristen. Stuttgart.

Deutsches Kolonial-Lexikon (1920): Band II. Online abrufbar unter http://www.ub.bildarchiv-dkg.uni-frankfurt.de/Bildprojekt/Lexikon/Standardframeseite.php (letzter Zugriff am 23.06.2016).

Elberskirchen, Johanna (um 1904): Was hat der Mann aus Weib, Kind und sich gemacht? REVOLUTION und Erlösung des Weibes. Was ist Homosexualität. Wiederabdruck in: Kokula, Ilse (1981): Weibliche Homosexualität um 1900 in zeitgenössischen Dokumenten. München, S. 212–217.

Ferrero, Guglielmo/Lombroso, Cesare (1894): Das Weib als Verbrecherin und Prostituierte. Anthropologische Studien. Gegründet auf eine Darstellung der Biologie und Psychologie des normalen Weibes. Hamburg.

Fleisch, Carl-Bernhard (1808):Handbuch über die Krankheiten der Kinder und über die medizinisch-physische Erziehung derselben bis zu den Jahren der Mannbarkeit, 4. Band. Leipzig.

Forel, August (1923): Die sexuelle Frage. Eine naturwissenschaftliche, psychologische und hygienische Studie nebst Lösungsversuchen wichtiger sozialer Aufgaben der Zukunft. Fünfzehnte, unveränderte Auflage. München.

Freud, Sigmund (1986): Briefe an Fließ (1887–1904). Frankfurt/M.

Freud, Sigmund (1975): Studienausgabe. 10 Bände. Bd. III: Psychologie des Unbewußten. Frankfurt/M.

Freud, Sigmund (2009): Die Frage der Laienanalyse. Unterredung mit einem Unparteiischen. In: ders.: Abriss der Psychoanalyse. Frankfurt/M., S. 195–277.

Gerling, Reinhard (1921): Satyriasis, Nymphomanie und sexuelle Hyperästhesie. Weibtolle Männer – Mannstolle Weiber. Ein Beitrag zur richtigen Beurteilung unverständlicher Zustände. II. Auflage. Oranienburg.

G. Fü. (1927): Worte an meine Mitschwestern. In: Liebende Frauen. Frauenliebe, Jg. 2, Nr. 34, S. 3.

Griesinger, Wilhelm (1845): Pathologie und Therapie der psychischen Krankheiten, für Ärzte und Studierende. Stuttgart .

Grimm, Jacob und Wilhelm (2016): Kinder und Hausmärchen. Ausgabe letzter Hand. Herausgegeben von Karl Maria Guth. Berlin.

Grohmann, Johann Christian August (1818): Psychologie der Verbrecher aus Geisteskrankheiten oder Desorganisationen. In: Nasse, Friedrich (Hg.): Zeitschrift für psychische Aerzte, 1818–1822, 1. Band, Heft 2.

Hammer, Wilhelm (1907): Dirnentum (Prostitution). Wissenschaftliche Übersicht zur Bedeutung der Sittengeschichte in unserer Zeit. Psychologie unserer Zeit. Heft 7. Berlin/Leipzig.

Havelock Ellis, Henry (1895): Verbrecher und Verbrechen. Mit 7 Tafeln und Text-Illustrationen. Autorisierte, und vielfach verbesserte, deutsche Ausgabe von Dr. Hans Kurella. Leipzig.

Havelock Ellis, Henry (1913): The Sexual Impulse in Women. In: ders.: Analysis of the Sexual Impulse, Love and Pain, The Sexual Impulse in Women. Studies in the Psychology of Sex, Band 3, S. 189–256.

Hirsch, Max (1921): Die Fruchtabtreibung. Ihre Ursachen, ihre volkshygienische Bedeutung und die Mittel zu ihrer Bekämpfung. Stuttgart.

Hirschfeld, Magnus (1903): Ursachen und Wesen des Uranismus. Jahrbuch für sexuelle Zwischenstufen, Jg. 5. Leipzig.

Hirschfeld, Magnus (1984): Die Homosexualität des Mannes und des Weibes. Berlin, New York.

Dr. Jahrmärker und Dr. Wedemeyer (1908): Zur Praxis der Entmündigung wegen Geisteskrankheit und Geistesschwäche. Nach einem am 26. November 1907 in der forensisch medizinischen Vereinigung gehaltenen Vortrage der Privatdozenten Gerichtsassessor Dr. Wedemeyer und Oberarzt Dr. Jahrmärker. Marburg.

Jessner, Samuel (1924): Körperliche und seelische Liebe. Gemeinverständliche wissenschaftliche Vorträge über das Geschlechtsleben. Leipzig.

Jung, Carl Gustav (1916): Psychoanalysis. In: ders.: Collected Papers on Analytical Psychology, S. 224.

Kalmus, Ernst (1924): Über Pseudologia phantastica und ihre forensische Bedeutung. In: Deutsche Zeitschrift für die gesamte gerichtliche Medizin, Jg. 4, Nr.1, S. 425–441.

„Karen" (1927): Gedanken über den Vortrag: Was zieht das Weib zum Weibe? In: Liebende Frauen. Frauenliebe. Jg. 2, Nr. 43, S. 3.

„Karen" (1929): Wesensschau. Ein Vortrag von Dr. A. Kronfeld. In: Liebende Frauen. Frauenliebe, Jg. 4, Nr. 23, S. 2.

Karsten, Paula (1897): Kamerun in Berlin und deutsche Briefe von Kamerun. In: Globus: Illustrierte Zeitschrift für Länder- und Völkerkunde, Nr. 72 (1897), S. 97–99.

Karsten, Paula (1899): Indische Zigeuner. In: Deutsche Rundschrift für Geographie und Statistik, Jg. 22, Nr. 1, S. 6–19.

Karsten, Paula (1903): „Wer ist mein Nächster?" – Negertypen aus Deutschwestafrika. Berlin.

Karsten, Paula (1925): Biochemie. Gesundes Leben durch die Volksbiochemie. Berlin.

Kolle, Kurt (1931): Über Querulanten: eine klinische Studie. In: Archiv für Psychiatrie, Jg. 95, Nr. 1, S. 24–100.

Kraepelin, Emil (1899): Psychiatrie. Ein Lehrbuch für Studierende und Ärzte. Leipzig.

Krafft-Ebing, Richard Freiherr von (1898): Psychopathia Sexualis mit besonderer Berücksichtigung der conträren Sexualempfindung. 10. Auflage. Stuttgart.

Krille, Hans (1931): Weibliche Kriminalität und Ehe (Kriminalistische Abhandlungen). Leipzig.

Küas, Richard (1911): Vom Baum der Erkenntnis. Deutscher Kolonialroman. Leipzig.

Laker, Carl (1889): Ueber eine besondere Form von verkehrter Richtung („Perversion") des weiblichen Geschlechtstriebes. In: Archiv für Gynäkologie, Jg. 34, Nr. 2, S. 293–300.

Locke, John (1690): An Essay concerning Humane Understanding. London.

Lombroso, Cesare (1887): Der Verbrecher in anthropologischer, ärztlicher und juristischer Beziehung. Hamburg.

Miehe, Wilhelm (1895): Ueber den Einfluss der Kasernierung der Prostituierten auf die Ausbreitung der Syphilis. In: Archiv für Dermatologie und Syphilis, Jg. 32, Nr. 1, S. 91–148.

Dr. Moeli (1903): Die Geisteskrankheit in zivilrechtlicher Hinsicht. In: Gerichtliche Medizin. Zwölf Vorträge. Abdrucke aus dem Klinischen Jahrbuch 1903. Jena, S.117–198.

Moll, Albert (1919): Berühmte Homosexuelle. Leipzig.

Morel, Bénédict Augustin (1857): Traité Des Dégénérescences Physiques, Intellectuelles Et Morales De L'espèce Humaine Et Des Causes Qui Produisent Ces Variétés Maladives: Atlas De XII Planches. London, New York.

Näcke, Paul (1902): Über die sogenannte „Moral Insanity". Wiesbaden.

Pinkus, Felix (1911): Beiträge zur Statistik der Berliner Prostitution. In: Archiv für Dermatologie und Syphilis, Jg. 10, Nr. 1, S. 143–150.

Placzek, Siegfried (1922): Das Geschlechtsleben des Menschen. Ein Grundriss für Studierende, Ärzte und Juristen. Leipzig.

Prichard, James Cowles (1835): A Treatise on Insanity and Other Disorders Affecting the Mind. London.

Roellig, Ruth-Margarete (1928): Berlins Lesbische Frauen. 2. Auflage. Leipzig.

Roggensack, Walter (1935): Die Kriminalität der Frau; insbesondere die Kuppelei. Bonn.

Rohleder, Hermann (1923): Vorlesungen über das gesamte Geschlechtsleben des Menschen, 1. Band: Das normale, anormale und paradoxe Geschlechtsleben. Berlin. S.326.

Rousseau, Jean-Jacques (1762): Émile ou De l'éducation. La Haye.

Rümelin, Max (1912): Die Geisteskrankheit im Rechtsgeschäftsverkehr – Rede gehalten bei der akademischen Preisverleihung am 28. November 1912 von Prof. Dr. Max Rümelin. Tübingen.

Sacher-Masoch, Leopold (1870): Venus im Pelz.Berlin.

Savigny, Carl Friedrich von (1814): Vom Beruf unserer Zeit für Gesetzgebung und Rechtswissenschaft. Heidelberg.

Schmitz, Käthe (1937): Die Kriminalität der Frau. Bochum-Langendreer.

Schuppe, Franz (1914): Die staatliche Überwachung der Prostitution. Zum Handgebrauch für preußische Polizei- und Verwaltungsbeamte. Berlin.

Seiler, Burkhard Wilhelm (1799): Anatomia Corporis Humani Senilis Speciem. Erlangen.

Spencer, Herbert (1873): Social Statics, or The Conditions essential to Happiness specified, and the First of them Developed. London.

Stanley, Henry Morton (1878): Through the dark continent, or the sources of the Nile, around the great lakes of Equatorial Africa and down the Livingstone river to the Atlantic Ocean. London.

Stolper, Paul (1900): Guder's Gerichtliche Medizin. Leipzig.

Strassmann, Georg (1929): Die gerichtsärztliche Behandlung der Querulanten. In: Deutsche Zeitschrift für die gesamte gerichtliche Medizin, Jg. 13, Nr. 1, S. 146–158.

Thibaut, Anton Friedrich Justus (1814): Über die Nothwendigkeit eines allgemeinen Bürgerlichen Rechts für Deutschland. Heidelberg.

Tutschek, Lorenz (1847): Ethnologische Skizzen aus Tumale in Centralafrika. In: Das Ausland. Wochenschrift für Länder- und Völkerkunde, Nr. 263, S. 1049–1050.

Virchow, Rudolf (1885): Acclimatisation. In: Verhandlungen der Berliner Gesellschaft für Anthropologie, Ethnologie und Urgeschichte Nr. 17, S. 202–214.

Vokastner, Willi (1929): Forensische Beurteilung. In: ders./Birnbaum, Karl/Nitsche, Paul: Handbuch der Geisteskrankheiten, Band IV: Allgemeiner Teil IV. Herausgegeben von Oswald Bumke. Berlin, S. 123–389.

Dr. Vollmer (1828): Natur- und Sittengemälde der Tropenländer. München.

Weininger, Otto (1932): Geschlecht und Charakter. Eine prinzipielle Untersuchung. Berlin.

Wernicke, Carl (1881–1883): Lehrbuch der Gehirnkrankheiten, Band I bis III. Berlin.

Westphal, Carl (1869): Die Konträre Sexualempfindung: Symptom eines neuropathologischen (psychopathischen) Zustandes. In: Archiv für Psychiatrie und Nervenkrankheiten, 2. Band, Heft 1. Berlin, S. 73–108.

Westphal, Carl (1892): Gesammelte Abhandlungen. 2 Bände. Herausgegeben von Alexander Karl Otto Westphal. Berlin.

Wulffen, Erich (1910): Encyklopädie der modernen Kriminalistik. Sammlungen von Einzelwerken berufener Fachmänner. Herausgegeben von Dr. Paul Langenscheidt, Band VIII: Der Sexualverbrecher. Berlin.

Wulffen, Erich (1923): Das Weib als Sexualverbrecherin. Ein Handbuch für Juristen, Verwaltungsbeamte und Ärzte. Berlin.

Zeit und Streitschriften zur Sittlichkeitsfrage. Nr. 11–21 (1914–1927). Berlin, Leipzig.

Untersuchte Entmündigungsakten aus den Verfahren gegen:

Anna F. (1932): A Rep 342, 6718.

Anna K. (1928): A Rep 342, 6454.

Beatrice von N. (1929): A Rep 324, 6381.

Bertha von M. (1930): A Rep 345, 1155.

Charlotte R. (1920): A Rep 342, 6450.

Dorothea L. (1932): A Rep 342, 6673.

Eliese F. (1930): A Rep 342, 6409.

Elisabeth Z. (1933): A Rep 349, 2460.

Ella M. (1930): A Rep 349, 9458.

Frieda H (1929): A Rep 345, 18579.

Hanneliese E. (1921): A Rep 345, 1021

Henriette P.(1930): A Rep 342, 6474.

Ida H. (1934): A Rep 345, 16617.

Ilse H. (1930): A Rep 342, 6373.

Ilse P. (1929): A Rep 345, 1085.

Lina F. (1930): A Rep 349, 9471.

Margarete H. (1931): A Rep 342, 6484.

Margarete J. (1927): A Rep 345, 18562.

Margarethe P. (1930): A Rep 349, 9459.

Maria R. (1927): A Rep 345, 18583.

Martha K. (1920): A Rep 345, 1046.

Martha S. (1915): A Rep 345, 968.

Melitta von der H. (1930): A Rep 342, 6372.

Paula Karsten (1929): A Rep 342, 6465.

Therese C. (1921): A Rep 345, 1059.

Virginie W. (1934): A Rep 345, 16632.